EINFACH ALLES ÜBERLEBEN

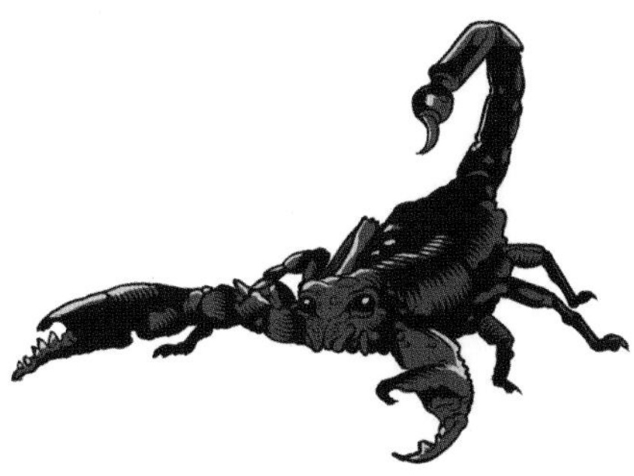

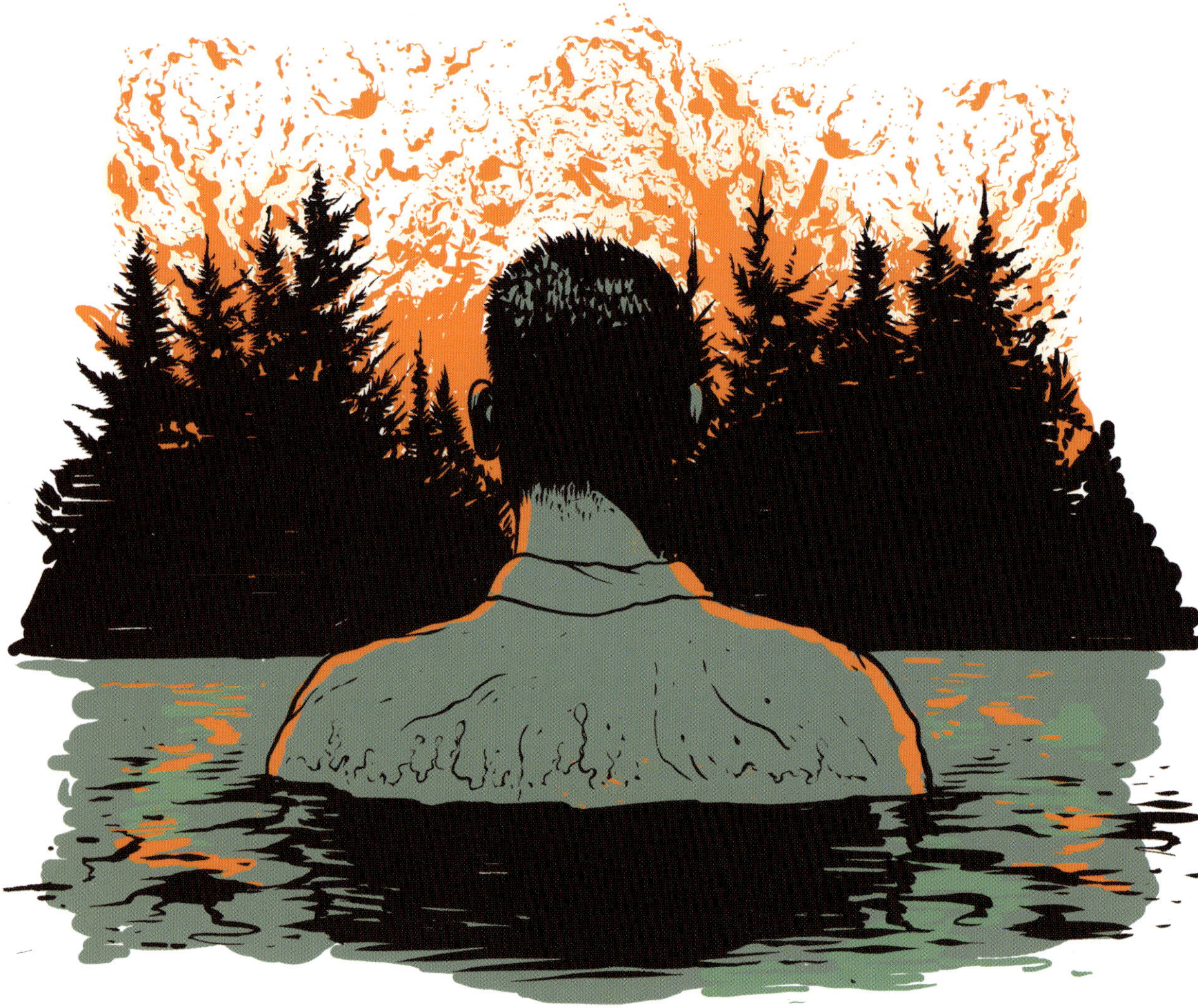

Tim MacWelch

und das Team von Outdoor Life

EINFACH ALLES ÜBERLEBEN

Vom Bärenangriff bis zum Weltuntergang

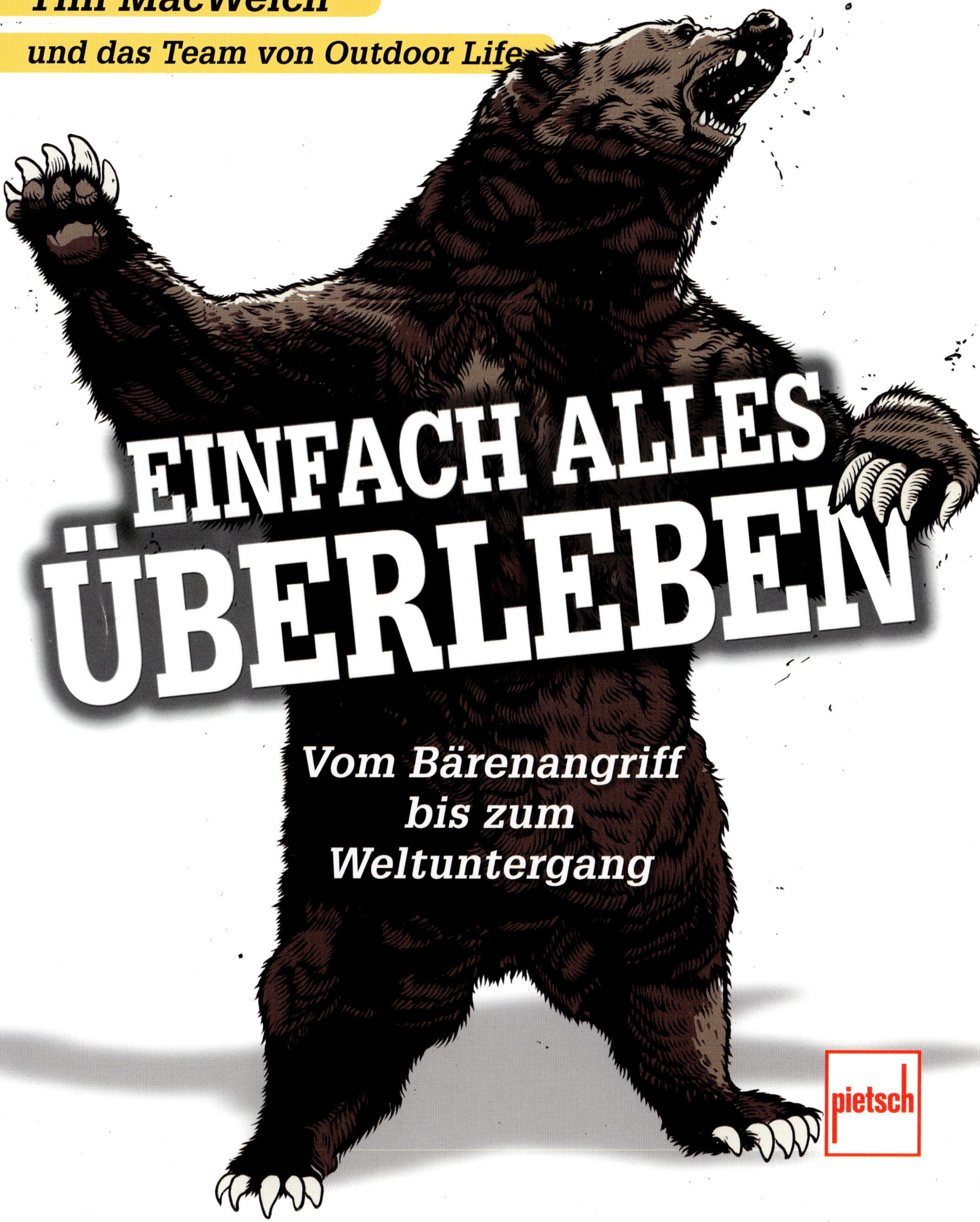

pietsch

INHALT

DAS UNERWARTETE

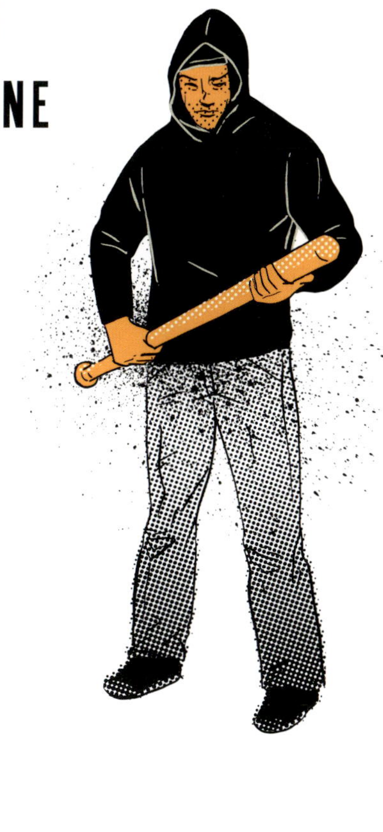

DAS UNVORHERSEHBARE

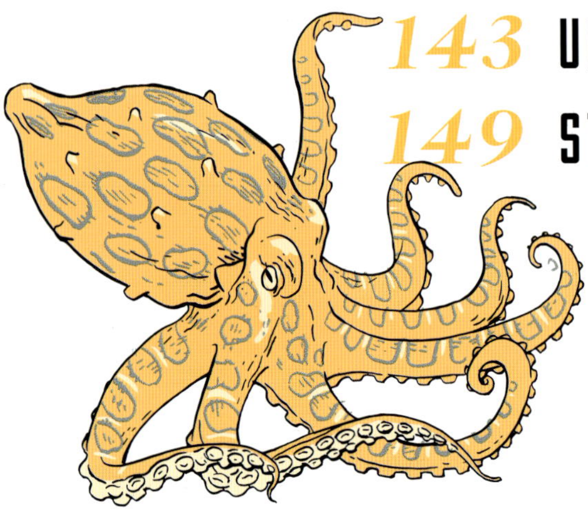

DAS UNDENKBARE

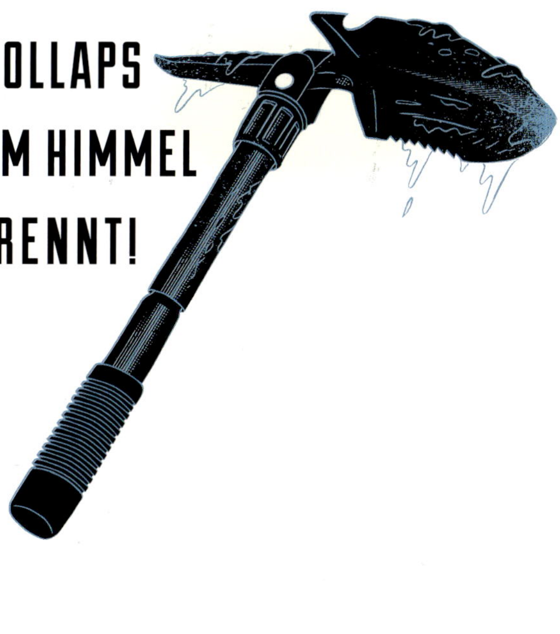

DIE MATRIX

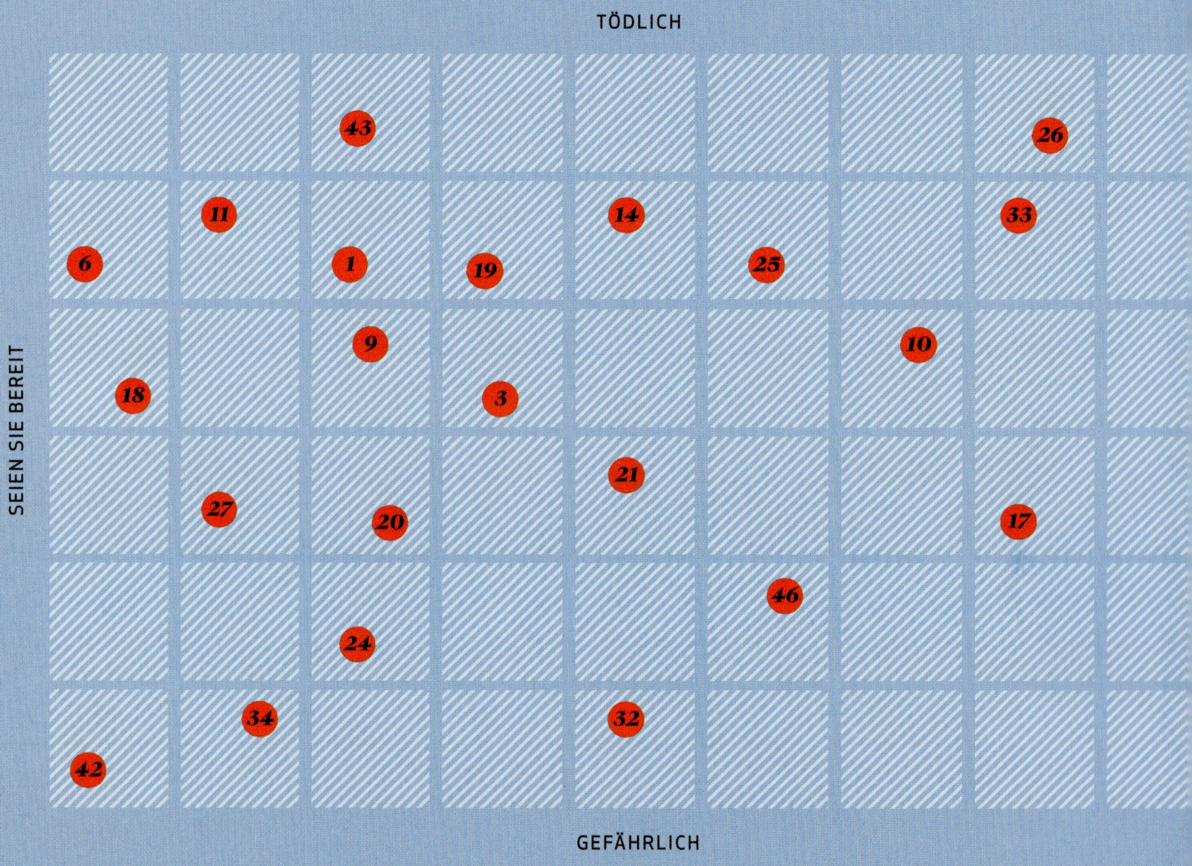

1 ANGRIFFE VON TIEREN
2 ASTEROIDENEINSCHLAG
3 LAWINE
4 BIOLOGISCHER ANSCHLAG
5 AUTOBOMBE
6 AUTOUNFALL
7 VERSCHOLLEN
8 SOZIALER KOLLAPS
9 DEHYDRIERUNG
10 SCHWERE STURMFRONT
11 ERTRINKEN
12 ERDBEBEN
13 ELEKTROMAGNETISCHER IMPULS
14 STURZFLUT
15 GAMMASTRAHLENAUSBRUCH
16 STROMAUSFALL
17 EINBRUCH
18 HAUSBRAND
19 HURRIKAN
20 HYPOTHERMIE
21 INDUSTRIEUNFALL
22 KIDNAPPING
23 FESTSITZEN IM AUSLAND
24 IM WALD VERIRRT

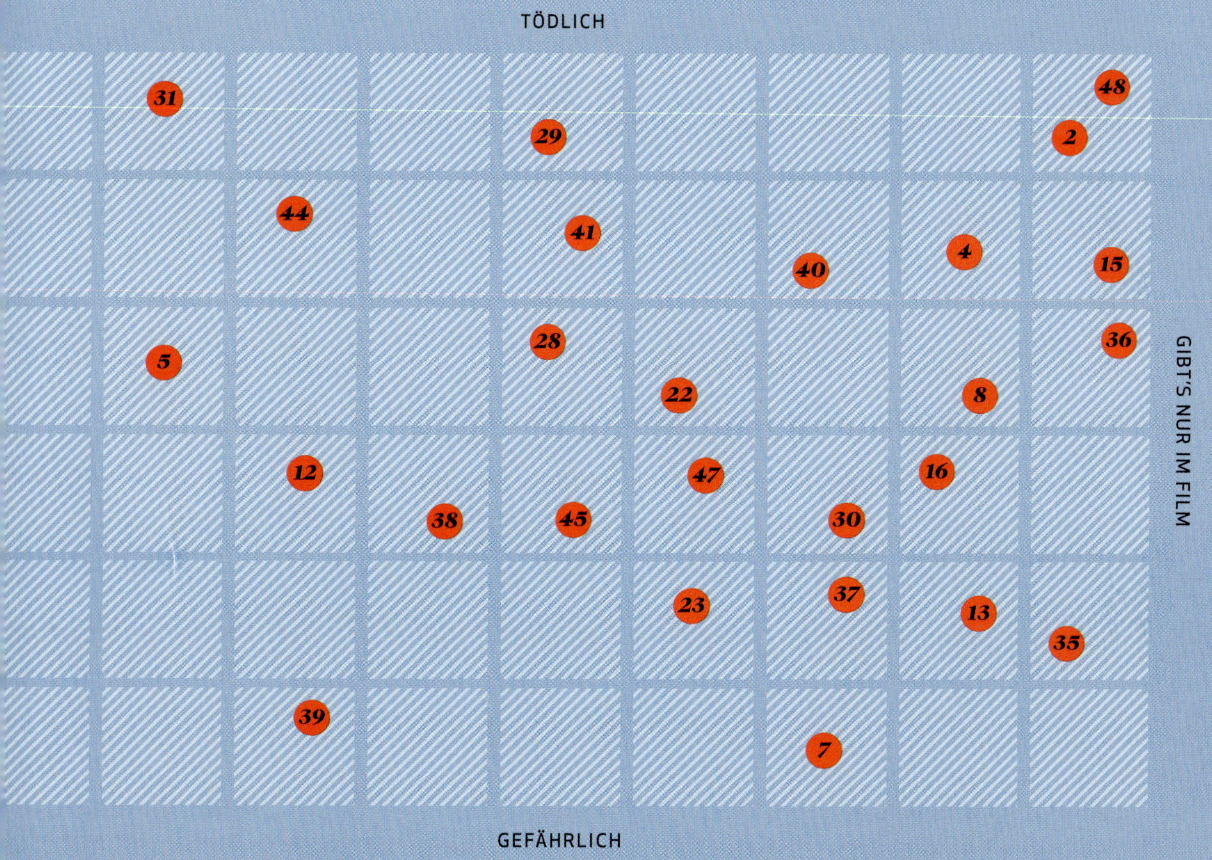

- 25 AUF HOHER SEE VERSCHOLLEN
- 26 ERDRUTSCH
- 27 ÜBERFALL
- 28 ATOMARER UNFALL
- 29 PANDEMIE
- 30 PIRATEN
- 31 FLUGZEUGABSTURZ
- 32 FELSRUTSCH
- 33 HAIANGRIFF
- 34 SCHNEESTURM
- 35 SONNENERUPTION
- 36 KRANKHEIT AUS DEM ALL
- 37 STALKER
- 38 STAMPEDE
- 39 STRASSENUNRUHEN
- 40 SELBSTMORDANSCHLAG
- 41 TERRORANSCHLAG
- 42 GEWITTER
- 43 TORNADO
- 44 TSUNAMI
- 45 VULKANAUSBRUCH
- 46 BUSCHFEUER
- 47 SCHIESSEREI AM ARBEITSPLATZ
- 48 ZOMBIE-APOKALYPSE

GOTT BEWAHRE!

Gerade pflücken Sie noch Blaubeeren, im nächsten Moment werden Sie schon von einem Grizzly ins Gebüsch gezerrt. Oder Sie befinden sich auf 10.000 Meter Flughöhe und überlegen gerade, was Sie trinken möchten, als es plötzlich einen fürchterlichen Ruck gibt, gefolgt von Schreien und Dunkelheit. Oder Ihr neuer Kumpel zieht Sie mit nach draußen, wo schon ein Auto mit laufendem Motor auf Sie wartet. Was tun Sie dann?

Jedes dieser Szenarien erscheint äußerst unwahrscheinlich. Aber dennoch passieren solche Dinge Jahr für Jahr Leuten wie Ihnen – und wie sie das Ganze überstehen, sagt eine Menge über ihre physische und mentale Vorbereitung aus. Der Zweck dieses Buches ist es, diesen Prozess anzustoßen: Sie daran zu erinnern, dass überall um Sie herum Chaos herrscht, und Sie mit den nötigen Fähigkeiten auszustatten, damit Sie am Leben bleiben.

In dieser Welt voller Gefahren gibt es keinen besseren Wegweiser als Tim MacWelch. Tim ist einer der führenden Survival-Experten in den USA. Er bringt den besten Soldaten bei, wie sie wochenlang von Pilzen und Moosen leben können. Würde man ihn in der Wildnis aussetzen, käme Tim nach einem Jahr wohlgenährt zurück, mit einem Wolfspelz als Mantel und einer Bärenklaue als Zahnstocher. Tim ist der Mann, den Sie in Ihrer Nähe haben sollten, wenn Ihr Auto von der Straße abkommt, der

Strom ausfällt oder die Chemiefabrik am Ende der Straße anfängt, merkwürdige Dämpfe abzusondern.

Aber das Besondere daran: Tim ist der netteste Kerl, den Sie je treffen werden. Er ist lustig und klug und knuddelt gern kleine Tiere. Er ist einfach einer von uns. Aber er weiß, dass das Schlimmste passieren kann, und deswegen hat er sich selbst und vielen anderen die gezielten, folgerichtigen und dabei oft einfachen Schritte beigebracht, die es braucht, um alles zu überleben.

Tims vernünftige Ratschläge werden von den tollen Illustrationen von Tim McDonagh begleitet. Sie werden in Versuchung kommen, weiter diese herrlichen Kunstwerke anzustarren, während Ihr Schiff sinkt, Terroristen das Gebäude stürmen oder die Sturmsirene heult. Geben Sie dieser Versuchung nicht nach, sondern kämpfen Sie, verteidigen Sie sich, halten Sie durch. Überleben Sie. Das kann schwierig sein, schmerzhaft, beängstigend. Aber es ist immer noch viel besser als die Alternative.

ANDREW MCKEAN
Chefredakteur Outdoor Life

SIE SCHAFFEN DAS!

Ich glaube daran, dass man alles überleben kann, wenn man nur richtig vorbereitet ist. Dabei geht es nicht darum, das neueste Survival-Kit zu haben oder in unzähligen Weltuntergangsvorbereitungskursen zu sitzen. Es geht um die Fähigkeiten, Kenntnisse und Einstellung, die jeder haben sollte. Diese lebensrettende Kombination beinhaltet eine scharfe Aufmerksamkeit in allen Situationen, die Bereitschaft zu Improvisation und Anpassung, das Wissen darüber, welche grundlegenden Survival-Vorräte in jedem Haushalt vorhanden sein sollten, und die mentale Stärke, um durchzuhalten, wenn es hart auf hart kommt. Die Welt kann ein gefährlicher Ort sein, und nicht immer sehen wir die Gefahr kommen. Deswegen müssen Sie wissen, wie Sie reagieren sollten. Im Kern geht es beim Überleben nur darum, auf die vorhandene Gefahr richtig zu reagieren. Treffen Sie die richtige Entscheidung, so wird es nicht Ihr letzter Tag auf Erden sein. Aber treffen Sie die falsche Entscheidung, dann sind Sie auf dem besten Weg, die Ausschüttung Ihrer Lebensversicherung anzustoßen – und falls Ihr Abgang spektakulär genug ist, sind Sie vielleicht reif für den Darwin Award.

Die in diesem Buch beschriebenen Survival-Situationen reichen von Vorfällen, die Ihnen sehr wahrscheinlich irgendwann in Ihrem im Leben passieren können, bis hin zu Dingen, die Sie wahrscheinlich niemals zu Gesicht bekommen werden. Diese Anordnung ist Absicht, denn sie beinhaltet bereits einen wichtigen Lehrsatz: Gehen Sie die größte Gefahr als erstes an. Das ist so eine Art Mantra meiner Survival-Kurse, und die Botschaft dahinter ist sehr simpel: Beseitigen Sie erst die größte Gefahr für Ihr Überleben, und dann kümmern Sie sich um alles Weitere. Das bedeutet, dass Sie (schnell und korrekt) herausfinden müssen, was Sie am schnellsten umbringen würde, und diese Gefahr effektiv bannen. Danach kümmern Sie sich um die zweitgrößte Gefahr, und so weiter. Fahren Sie damit fort, bis alle unmittelbaren Gefahren entschärft sind, und Ihr Überleben ist so gut wie gesichert.

Natürlich kann Ihnen das Schicksal jederzeit ein Bein stellen, oder Sie landen in einer Situation, die in diesem Buch nicht vorkommt. Aber Sie werden sich anpassen können, egal was passiert, und mit dem Grundlagenwissen, das Sie hier für eine große Zahl aller möglichen Notfälle bekommen, können Sie wirklich das meiste überleben, was Mensch und Natur für Sie bereit halten.

TIM MACWELCH

SEIEN SIE VORBEREITET

ÜBERLEBEN HEISST VOR ALLEM, VORBEREITET ZU SEIN UND DIE RICHTIGEN ENTSCHEIDUNGEN ZU TREFFEN. DAS BEINHALTET TRAINING, WISSEN, FÄHIGKEITEN UND VORRÄTE. HIER FINDEN SIE DIE ABSOLUTEN SURVIVAL-BASICS: GRUNDLEGENDE FÄHIGKEITEN UND AUSRÜSTUNG FÜRS ÜBERLEBEN.

Das Wichtigste, um eine Situation zu überleben, ist die Vorbereitung. Wenn ein Gramm Vorsorge ein Pfund Behandlung ersetzt, dann ersetzt ein Gramm Vorbereitung auch ein Pfund Survival. Aber auf was genau sollen wir uns vorbereiten?

Das Jüngste Gericht ist relativ weit entfernt, und in der Wildnis verirrt man sich auch nicht täglich; es ist also sinnvoll, sich in erster Linie auf die Dinge vorzubereiten, die Sie und Ihre Familie mit höherer Wahrscheinlichkeit treffen können. Obwohl Verbrechensprävention, Vorbereitung auf Naturkatastrophen und Brandschutzübungen weniger spannend sind als Zombie-Apokalypsen-Training, stehen bei ersteren die Chancen höher, sie tatsächlich einmal zu brauchen. Zum Glück sind die Vorbereitungen für die meisten alltäglichen Notfälle ziemlich einfach.

Sprechen Sie mit Ihrer Familie über das Thema Survival und bereiten Sie einen Plan vor, was Sie tun, wenn die Katastrophe Sie an unterschiedlichen Orten ereilt. Jetzt – und nicht während oder nach dem Notfall – ist die Zeit, um abzusprechen, wie Sie klarkommen wollen und wo Sie sich treffen, vor allem wenn Mama und Papa bei der Arbeit sind, Susie im Kindergarten und Bobby in der Schule. Grundlegende und alltägliche Survival-Fähigkeiten durchzuführen ist nicht schwer, aber verlangt ein bisschen Anstrengung. Nehmen Sie sich Zeit, um mit Ihren Kindern über die Gefahren zu sprechen, die von Fremden ausgehen, und erklären Sie, warum es so wichtig ist, immer abzuschließen. Informieren Sie Ihre Familie über Evakuierungsrouten und unterschiedliche Möglichkeiten, in einer Notsituation die Stadt zu verlassen. Beschaffen Sie sich grundlegende Notfallvorräte, wie in diesem Buch ausgeführt. Erhöhen Sie die Sicherheitsvorkehrungen bei sich zu Hause und machen Sie zwei Mal im Jahr eine Brandschutzübung, wenn es an der Zeit ist, die Batterien in den Rauchmeldern auszutauschen.

Bringen Sie vor allem jüngeren Familienmitgliedern bei, an Ort und Stelle zu bleiben, wenn sie sich beim Campen oder Wandern verirren. Es ist viel einfacher, sie zu finden, wenn sie sich nicht bewegen. Geben Sie ihnen zu ihren Outdoor-Aktivitäten eine Trillerpfeife und eine starke, immer einsatzbereite Taschenlampe mit. Diese werden es ihnen ermöglichen, Notsignale zu geben und Ruhe zu bewahren, wenn es dunkel wird, bevor sie gefunden werden.

Das sind alles recht simple Maßnahmen, und es kann sogar Spaß machen, sie zu trainieren. Wenn alle Familienmitglieder im Notfall richtig reagieren, haben Sie höchstwahrscheinlich überhaupt keine Probleme.

WAS SIE IMMER BEI SICH TRAGEN SOLLTEN Es ist sinnvoll, eine Reihe von Dingen immer bei sich zu tragen, sogenannte *everyday carry items* (EDC). Das ist eine Survival-Basisausstattung, die in einer Tasche oder einem Beutel immer mitgeführt werden kann. Sie entspricht nicht dem Fluchtrucksack (*bug-out bag*) oder dem Survival-Kit, das Sie vielleicht besitzen, aber die Basisausstattung kann diese größeren Sets gut ergänzen. Das EDC-Kit ist auch Ihr Plan B für den Fall, dass Ihr großes Survival-Set nicht greifbar ist.

HANDY Im Idealfall verfügt Ihr Mobiltelefon über einige Extras wie eine Taschenlampe, eine Kompassfunktion und verschiedene Survival-Apps.

SCHLÜSSELBUND Ihr Schlüsselbund kann alle möglichen kleinen Helfer beinhalten. Ein Funkenschläger, eine Mini-Taschenlampe, eine Rolle Schnur, Pfefferspray und eine Menge anderer kleiner Dinge können es sich bei Ihren Schlüsseln gemütlich machen.

TASCHENMESSER Ein einfaches, aber stabiles klappbares Messer ist für viele Survival-Aufgaben unverzichtbar.

SCHUSSWAFFEN Je nach Gesetzeslage können kleine Handfeuerwaffen am Körper getragen werden, immer in einem sicheren Holster.

TASCHENLAMPE Eine Taschenlampe kann viele Zwecke erfüllen, angefangen natürlich von der Beleuchtung über das Signalgeben bis hin zur Selbstverteidigung, wenn Sie Ihren Gegner damit blenden. Stellen Sie sicher, dass Sie immer ein (oder mehrere) Exemplare mit vollen Batterien zur Hand haben.

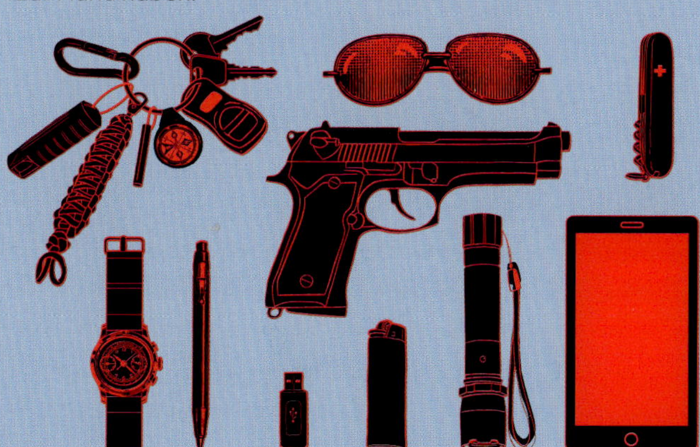

GUT ZU WISSEN

ALLZEIT BEREIT

Wie Philip K. Dick einst sagte: Nur weil Du paranoid bist, heißt das ja nicht, dass sie nicht hinter Dir her sind. In diesem Sinne kann man auch sagen, dass für die in diesem Buch behandelten Situationen gilt: Eine vernünftige und angemessene Vorbereitung hat noch keinem geschadet.

Sie wollen zwar kein Leben in Furcht und Paranoia führen, aber Sie sollten trotzdem allzeit bereit sein, blitzschnell in den Survival-Modus zu wechseln.

Das gelingt Ihnen, indem Sie die Dinge um sich herum aufmerksam beobachten, die Nachrichten verfolgen, sich Survival-Fähigkeiten und eine Ausrüstung beschaffen, sich auf wahrscheinliche (und nicht ganz so wahrscheinliche) Notfälle vorbereiten und immer weiter dazulernen, zum Beispiel mit Büchern wie diesem hier, in Survival-Kursen und im Kontakt mit Gleichgesinnten.

IHR FLUCHTRUCKSACK (auch als *bug-out bag*, BOB, bezeichnet) ist eine Zusammenstellung verschiedener Dinge, die Sie zum Überleben brauchen, wenn Sie ohne Vorwarnung von zu Hause fliehen müssen, ohne zu wissen, ob Sie Wasser, Essen oder eine Unterkunft finden. Der Fluchtrucksack ist eine Art Überlebensversicherung für alle möglichen Notfälle und Katastrophen. Es gibt zwar keine allgemein anerkannte Standardausstattung, aber mit einem Grundstock an Gegenständen (ähnlich denen, die beim Trekking verwendet werden) können Sie einen Fluchtrucksack für viele Situationen zusammenstellen. Die meisten verwenden einen Rucksack oder eine Sporttasche, die grundlegende Survival-Artikel und einige unersetzbare Dinge enthalten sollte. Füllen Sie Ihren Fluchtrucksack mit den folgenden Gegenständen, am besten verpackt in Ziploc-Beutel zum Schutz vor Feuchtigkeit.

UNTERSCHLUPF Packen Sie ein kleines Zelt und einen Schlafsack oder eine Plane und eine Decke ein.

WASSER Einige Liter Trinkwasser und Wasserreinigungstabletten, um weiteres Wasser trinkbar zu machen.

ESSEN Packen Sie hochkalorische Nahrung ein, die nicht gekocht werden muss, beispielsweise Eiweißriegel, Erdnussbutter, Studentenfutter und andere Dinge aus dem Vorrat.

ERSTE HILFE Erste-Hilfe- und Hygieneausrüstung, siehe S. 17.

FEUER Werkzeug zum Feuermachen.

KOCHEN Einen kleinen Topf, um Wasser zu erhitzen oder Nahrung zu kochen.

WERKZEUG Einfaches Grundwerkzeug wie Messer, Klebeband, Seil etc.

KLEIDUNG Der Jahreszeit angepasste Ersatzkleidung.

LICHT Eine Taschenlampe mit extra Batterien.

BARGELD Im Notfall gilt meistens: Nur Bares ist Wahres.

DATEN Ein Datenträger, der Sicherungskopien Ihrer wichtigen Dokumente enthält. Beispielsweise ein USB-Stick mit Ihren Bankdaten, Versicherungsdokumenten, dem Testament sowie Familienfotos und -videos.

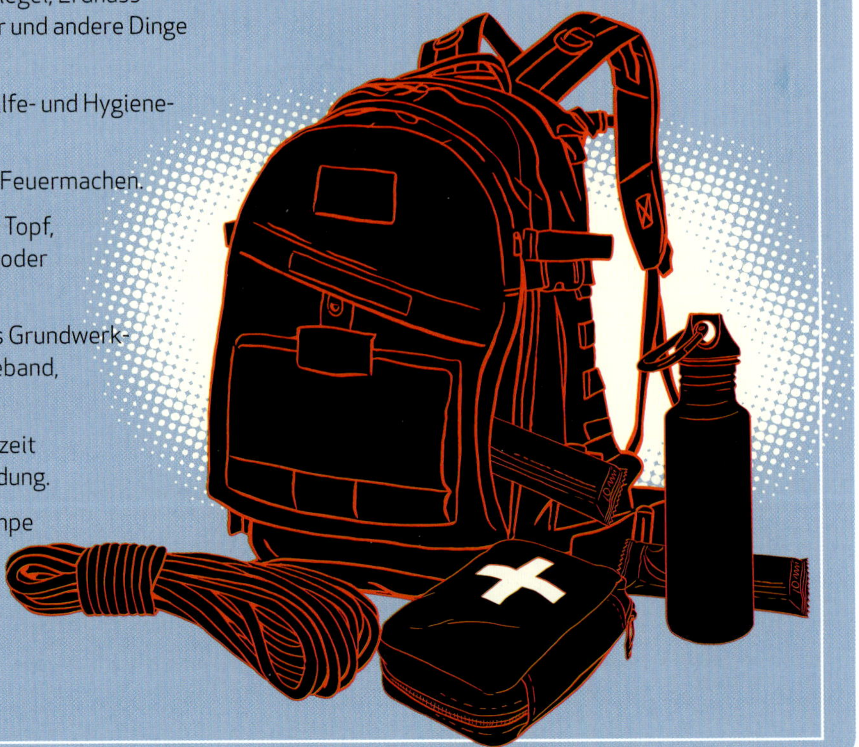

OHNE GEHT'S NICHT

DIE ZURÜCK-NACH-HAUSE-TASCHE Ihre Zurück-nach-Hause-Tasche (*Get Home Bag*, GHB) ist etwas mehr auf das Wesentliche konzentriert als Ihr Fluchtrucksack, und ihr Zweck ist klar: Sie zurück nach Hause zu bringen. Wenn Sie diese Tasche benutzen, haben Sie vor, in Ihrem eigenen Haus Schutz zu suchen und nicht draußen in der Wildnis zu campieren oder wo auch immer Sie sind, wenn die Katastrophe eintrifft. Wenn Sie sich nicht sicher sind, was Sie zu diesem Zweck brauchen könnten, benutzen Sie die folgende Liste als Grundgerüst und statten Sie die Tasche nach Ihren persönlichen Bedürfnissen weiter aus.

SICHERHEIT Dinge wie ein Messer, Pfefferspray oder einen Taser können Sie als Sicherheitsmaßnahmen in Ihrer Tasche verstauen.

UNTERSCHLUPF Das können eine ganz einfache Plane und eine Fleecedecke sein oder eine Rettungsdecke, wenn der Platz knapp ist.

WASSER Kaufen Sie zwei Literflaschen Wasser, die werden Ihnen eine Weile reichen. Besorgen Sie auch Micropur-Tabletten von Katadyn. Jede Tablette desinfiziert einen Liter Wasser. Damit können Sie Ihre Flaschen wieder auffüllen.

ERSTE HILFE Hier können Sie ein Standard-Erste-Hilfe-Set fürs Camping verwenden. Eignet sich sowohl für den Fluchtrucksack wie auch für die Zurück-nach-Hause-Tasche.

ESSEN Denken Sie daran, einfach und effektiv lauten hier die Zauberworte. Eine Notfallration Proteinnahrung eignet sich gut für Ihre Tasche oder im Zweifelsfall auch ein paar Schokoriegel, wenn Sie sicherstellen können, dass diese nicht schmelzen.

SONSTIGES Besonders wichtig ist in diesem Set ein altes Paar Trekkingschuhe oder Wanderstiefel, wie auch der Jahreszeit angepasste Ersatz- und Überbekleidung. Überlegen Sie sich auch, eine Rolle Klebeband, einen Müllsack mit Zugband, eine Stirnlampe mit Batterien, Bargeld in kleinen Scheinen, wasserfeste Streichhölzer, Toilettenpapier, Handhygienegel, einen Kompass, eine topographische Karte der Umgebung, ein Multitool, ein Signalwerkzeug und ein altes Handy (mit geladenem Akku, aber ausgeschaltet – den Notruf können Sie so erreichen) einzupacken.

GRUND-AUSSTATTUNG

FÜLLEN SIE IHR ERSTE-HILFE-KIT Jeder sollte zu Hause und im Auto ein Erste-Hilfe-Kit haben. Sehen Sie das einfach als Standard-Accessoire fürs Überleben. Erste Hilfe gehört zu den Survival-Skills, die Sie mit größter Wahrscheinlichkeit irgendwann in Ihrem Leben einmal einsetzen werden. Sie können sie bei sich selbst und bei anderen in Not zum Einsatz bringen. Fangen Sie mit den Basics in dieser Liste an und erweitern Sie nach Bedarf.

Kompresse mit blutstillendem Mittel (QuikClot)

Kompresse und Verband

Verbandsmaterial und Pflaster für kleine Wunden

Mehrere Einmal-Handschuhe für Erste Hilfe

Verbandsschere

Zehnerpack Wundverschlusstreifen

Wundauflagen mit Desinfektionsmittel

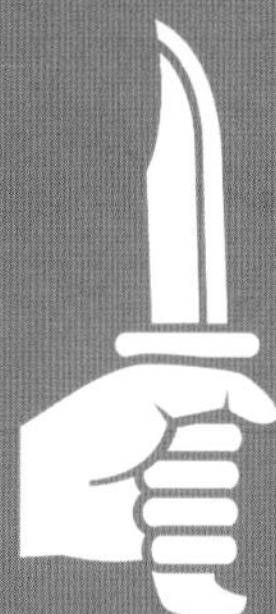

DAS UNERWARTETE

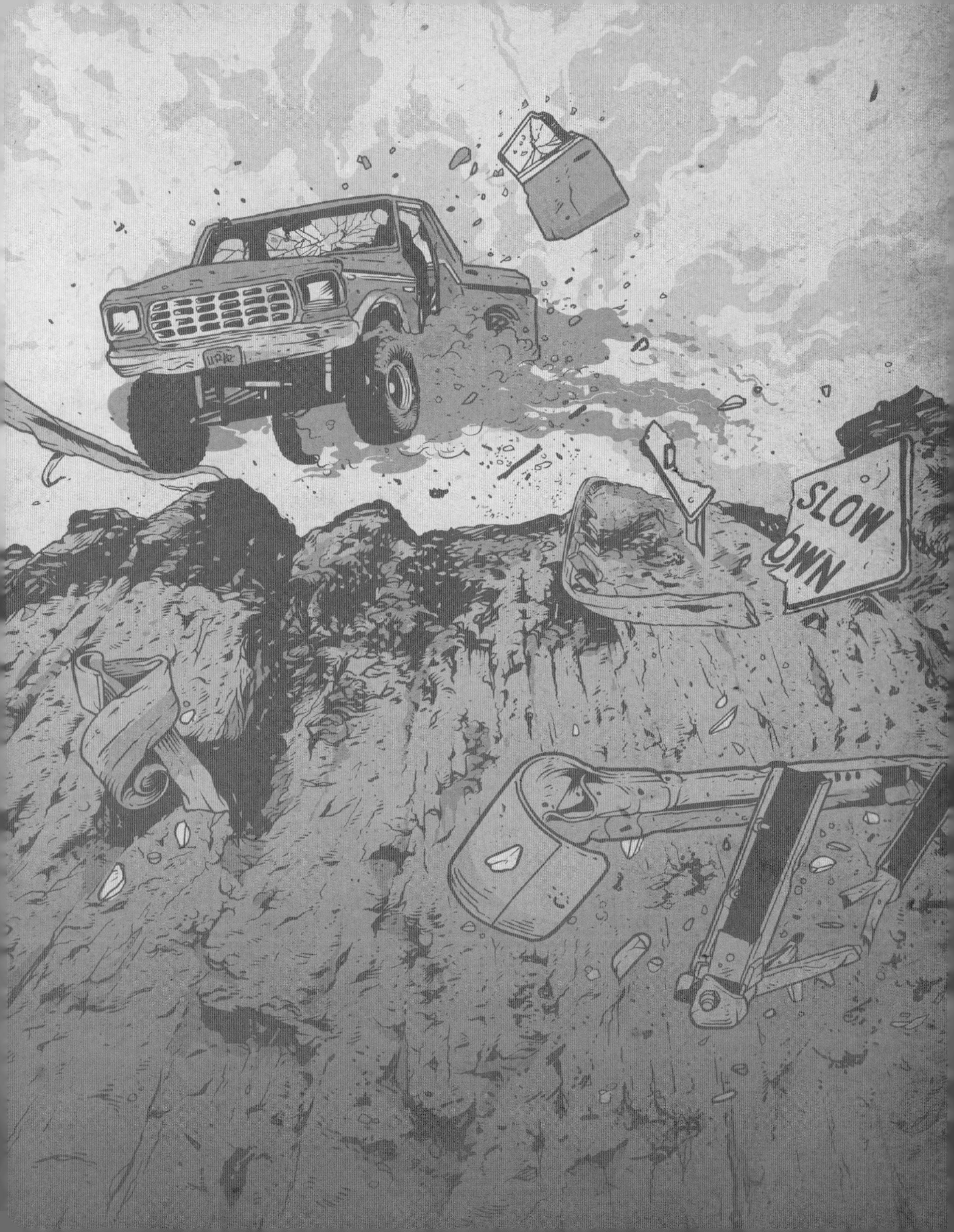
SLOW
OWN

Haben Sie das Know-how, um einen Hausbrand oder einen Schneesturm draußen zu überleben? Was würden Sie tun, wenn Sie sich in der Wildnis verirren oder einen Autounfall haben? Die Situationen im folgenden Kapitel sind ungewöhnlich, aber sie sollten Sie nicht unerwartet treffen – es handelt sich um die wahrscheinlichsten Notsituationen, die Ihnen in Ihrem Leben begegnen werden. Und es sind genau die Katastrophen, auf die Sie vorbereitet sein müssen – vor allem, wenn Sie in einem gefährlichen Umfeld leben oder arbeiten. Was für den einen ein »sehr unwahrscheinlicher« Survival-Notfall ist, kann den anderen quasi wöchentlich treffen. Zum Beispiel kann es in einem Entwicklungsland jederzeit zum Stromausfall kommen. In New York City hingegen ist das ein seltenes und angsteinflößendes Ereignis. Die folgenden Seiten weisen Ihnen den Weg durch die richtigen und falschen Entscheidungen, die Sie in solchen häufig vorkommenden Notfällen treffen können.

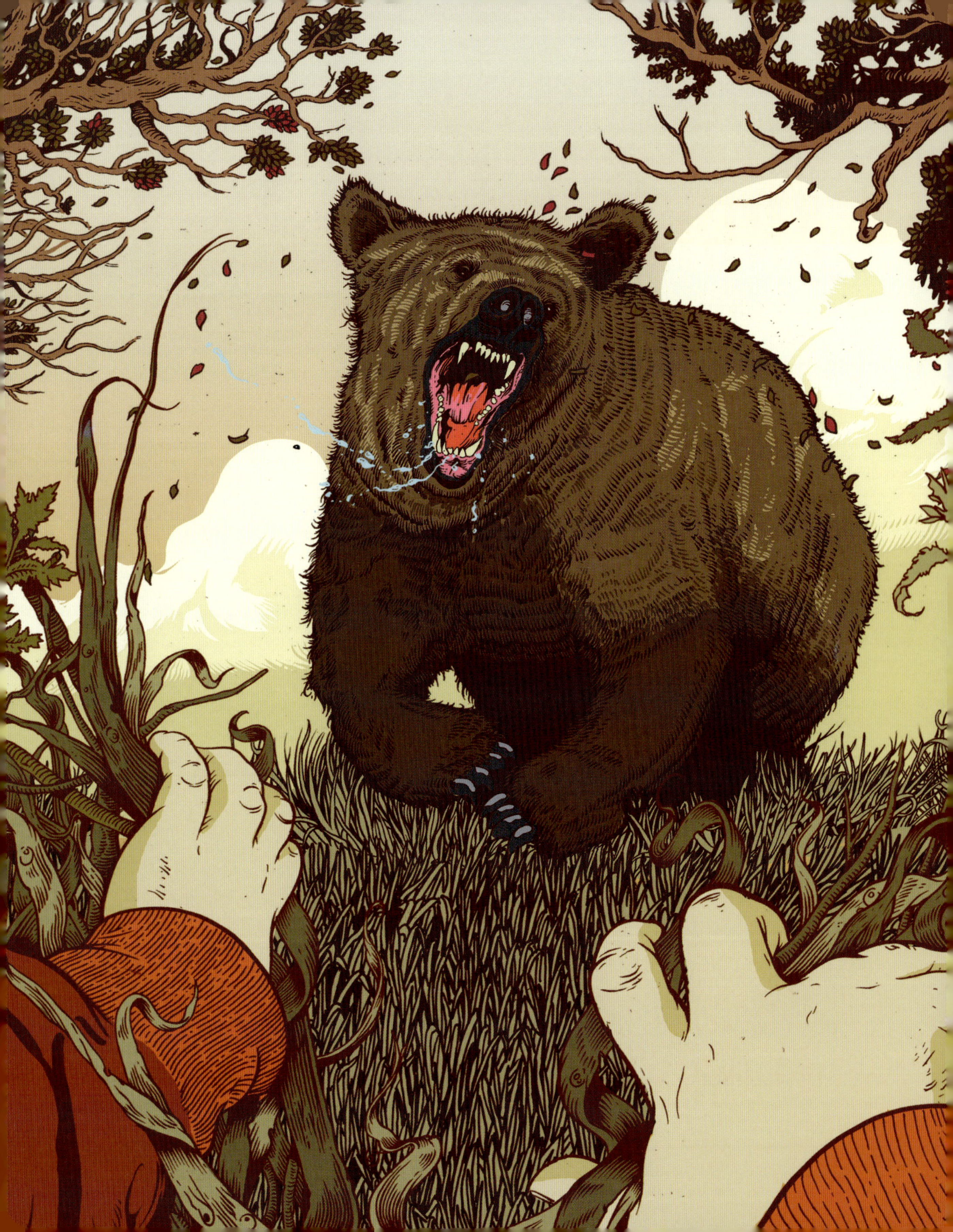

ANGRIFFE VON TIEREN

VON EINEM GEFRÄSSIGEN GRIZZLY ZU BODEN GEDRÜCKT. VON EINEM HUNGRIGEN BERGLÖWEN VERFOLGT. IN EINER DUNKLEN GASSE GEJAGT VON WILDEN HUNDEN. DIESE SITUATIONEN RUFEN IN UNS EINE ARCHAISCHE PANIK HERVOR, DIE DIREKT AUF UNSER STEINZEITGEHIRN ZIELT. SO ÜBERLEBT MAN SIE.

Mitreißende Survival-Geschichten beginnen oft mit einer gefährlichen Tierbegegnung. Jede Geschichte wird die Zuhörer unweigerlich in den Bann ziehen, wenn sie so anfängt: »Und da stand ich also, Aug in Aug mit dem größten Grizzly, den ich je gesehen hatte.« Das ist aus gutem Grund so. Die Furcht, bei einem Tierangriff zu sterben, ist so alt wie wollige Mammuts und Säbelzahntiger.

Diese archaische Angst kommt wieder hoch, wenn wir uns heutigen Beutejägern gegenüber sehen. Bei den heute vorkommenden gefährlichen Tieren gibt es große Schnittmengen, was die geeignete Überlebenstaktik angeht: Machen Sie sich groß, machen Sie Lärm, vermeiden Sie Blickkontakt, und gehen Sie langsam rückwärts. Aber diese Tricks funktionieren nicht bei allen Tieren. Ihre Jacke zu öffnen, um größer auszusehen, wird Ihnen bei einer beschützerischen Bärenmutter oder einem hungrigen Alligator wenig helfen. Wenn Sie sich größer machen, bedeutet das für die Bärenmama nur eine größere Bedrohung für ihre Jungen. Und für den Alligator haben Sie gerade Ihre appetitlichsten Stellen entblößt. Sie benötigen also die richtige Technik für jeden einzelnen Angreifer. Auf den folgenden Seiten haben wir sie Tier für Tier aufgelistet.

SEIEN SIE AUF TIERE GEFASST Tiere sind überall. Ja, ich weiß, das klingt zu offensichtlich, um es überhaupt zu erwähnen. Aber was ich damit sagen will ist, dass ein Tierangriff überall und jederzeit passieren kann. Natürlich ist jeder vernünftige Mensch vorsichtig, wenn er durch den Wald wandert oder in der Wildnis campiert, aber auf dem Parkplatz des Campingplatzes oder auf einer Straße im Vorort lassen Sie in Ihrer Vorsicht vielleicht nach. Wenn es hier zu einer unerwarteten Begegnung kommt, stehen Ihre Chancen schlecht, mein Freund. Aber Menschen treffen häufiger auf einem Parkplatz (oder im eigenen Garten) auf einen Bären als draußen in der Wildnis. Und Hundeattacken können eigentlich überall passieren. Halten Sie die Augen offen und achten Sie auf Ihre Umgebung, um überall auf pelzige Gefahrenquellen mit spitzen Zähnen gefasst zu sein.

DIE FAKTEN

967 KILOGRAMM Gemessenes Höchstgewicht eines Grizzlys.

409 KILOGRAMM Gewicht des schwersten Schwarzbären.

700 PSI (48 BAR) Bissstärke des Schwarzbären.

56 KM/H Höchstgeschwindigkeit eines rennenden Schwarzbären.

3 METER Höhe eines großen Grizzlys auf seinen Hinterbeinen.

800.000 Zahl der Hundebisse, die pro Jahr in den USA medizinisch behandelt werden müssen.

DIE MATRIX

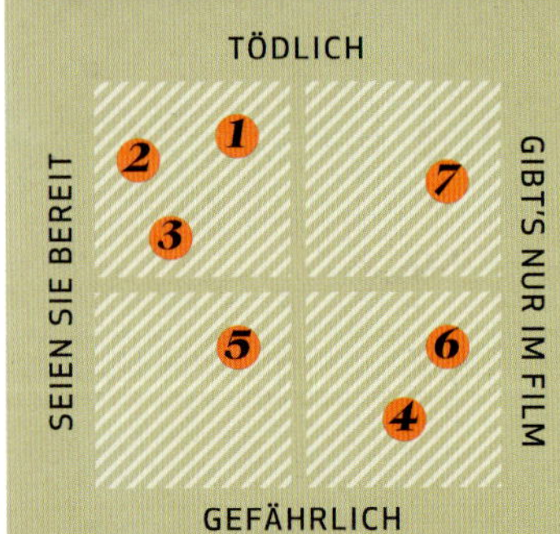

1. Grizzlys
2. Schwarzbären
3. Berglöwen
4. Wilde Hunde
5. Kampfhunde
6. Wölfe
7. Alligatoren

GRIZZLYBÄREN Diese riesigen Biester wiegen normalerweise bis zu 360 Kilogramm und sind über 2 Meter groß, wenn sie auf ihren Hinterbeinen stehen. Die echte Gefahr bei Grizzlys entsteht dann, wenn Sie einen überraschen oder wenn Sie auf eine Mutter mit Jungtier treffen. Rennen Sie nicht davon, denn das wird wahrscheinlich den Jagdimpuls des Grizzlys anregen (wie eine Katze, die einer wuselnden Maus hinterherrennt). Gehen Sie stattdessen langsam rückwärts. Wenn Meister Petz zum Angriff übergeht, haben Sie die besten Chancen, wenn Sie sich auf dem Boden zusammenrollen und sich tot stellen. Und woher wissen Sie, dass Sie einem Grizzly gegenüberstehen? Grizzlys haben braunes Fell und einen charakteristischen Buckel an den Schultern.

SCHWARZBÄREN Obwohl sie kleiner sind und weniger furchteinflößend wirken, sind Schwarzbären für Menschen statistisch die größere Gefahr. Wenn Sie bemerken, dass eines dieser Viecher in Ihr Camp gekommen ist, rennen Sie nicht weg. Bereiten Sie sich darauf vor, um Ihr Leben zu kämpfen. Wenden Sie sich dem Bären zu und machen Sie sich größer, indem Sie die Arme nach oben bewegen. Brüllen Sie, was Ihre Lunge hergibt. Feuern Sie ein paar Warnschüsse in den Boden, wenn Sie eine Waffe haben. Seien Sie bereit, den Bären zu erschießen, wenn er sich Ihnen weiter nähert. Haben Sie keine Waffe, dann bereiten Sie sich darauf vor, mit Stöcken, Steinen, einem Messer, mit allem Verfügbaren um Ihr Leben zu kämpfen.

BERGLÖWEN Berglöwen sind Großkatzen und unterscheiden sich in ihren Eigenarten und ihrer Ernährung nicht sehr von anderen Großkatzen wie Tigern oder Löwen. Sie sind auch als Pumas bekannt und sind Schleichjäger, die meist von höher gelegenen Verstecken aus angreifen. Sie finden Beute toll, die sich schnell bewegt, was wohl der Grund dafür ist, weshalb ihnen gelegentlich Jogger und Mountainbiker zum Opfer fallen. Seien Sie besonders aufmerksam, wenn Sie durch Gebiete mit einer Berglöwenpopulation und hohen Felsvorsprüngen kommen, von denen die Löwen herunterspringen könnten. Wenn Sie in das Beutefeld eines dieser geschickten Jäger kommen, machen Sie sich groß und seien Sie wie bei Schwarzbären bereit zum Kampf.

WILDE HUNDE Wilde Hunde sind normalerweise mittelgroße Kreaturen, die zwischen 13 und 18 Kilogramm wiegen. Sie können Mischungen aller möglichen Rassen sein. Manche wilden Hunde sind entlaufene Haustiere, wohingegen andere in Freiheit geboren wurden und wirklich wild sind. Wilde Hunde töten zwar äußerst selten Menschen in einem Angriff, doch sind sie häufig mit Tollwut infiziert, was sie

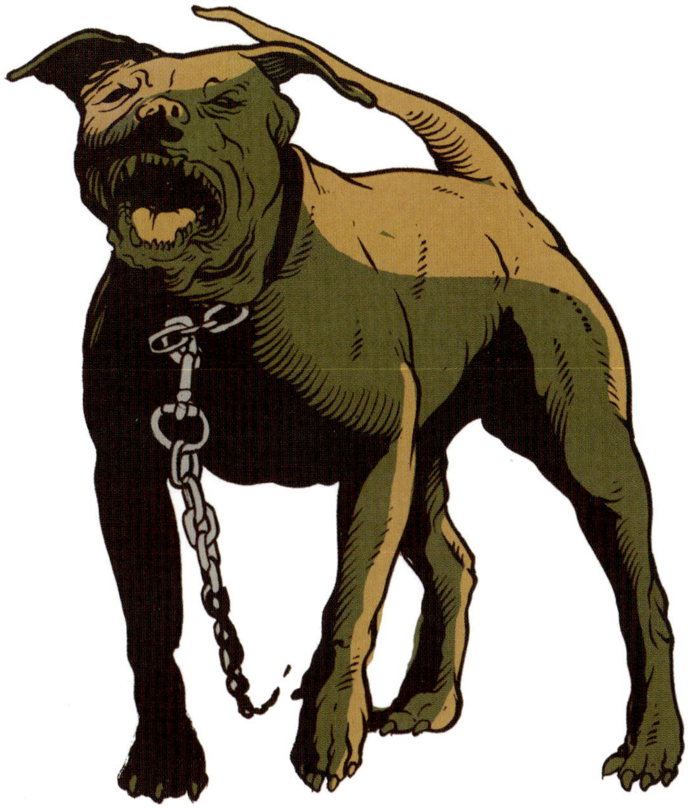

sehr gefährlich macht. Mehr als 55.000 Menschen sterben pro Jahr an Tollwut, die meistens von Hunden übertragen wurde. Hunde sind leise Verfolger und jagen in Rudeln. Sie bemerken sie vielleicht erst, wenn es zu spät ist. Da ein Rudel Hunde einem unbewaffneten Menschen an Schnelligkeit und Kraft überlegen ist, liegt Ihre beste Chance darin, auf den nächsten Baum zu klettern.

KAMPFHUNDE Viele Hunderassen werden als sogenannte Kampf- oder Schutzhunde gezüchtet. Traurigerweise werden einige von ihnen sogar explizit für Hundekämpfe verwendet. Wenn diese Tiere entlaufen, können sie zu gefürchteten Beutejägern in städtischen und vorstädtischen Randbereichen werden. Kämpfen Sie oder klettern Sie irgendwo hoch (zum Beispiel auf ein Autodach, eine Mülltonne oder eine hohe Mauer), aber rennen Sie nicht weg. Sonst bekommt der Hund nur die Jagd, auf die er schon gewartet hat.

WÖLFE Der Grauwolf ist das größte wildlebende Mitglied aus der Familie der Hunde in der nördlichen Hemisphäre – ausgewachsene Rüden können 43 bis 45 Kilogramm auf die Waage bringen.

W/F

TIERE KÖNNEN ANGST RIECHEN

FALSCH Es ist wahr, dass viele Tiere einen wesentlich besseren Geruchssinn haben als Menschen. Ein Bluthund beispielsweise kann der Spur eines Menschen allein anhand mikroskopisch kleiner Hautschuppen auf der Straße folgen. Und ein Bär kann Sie aufspüren, weil er das Müsli in Ihrem Rucksack riecht. Bären können nachweislich Essen aus 56 Kilometer Entfernung riechen. Aber Ihre Pheromone? Die meisten Studien deuten darauf hin, dass Tiere diese subtilen Duftstoffe nur innerhalb ihrer eigenen Spezies riechen können. Davon abgesehen ist es aber natürlich trotzdem möglich, dass Tiere für andere Signale sehr empfänglich sind, wie beispielsweise Körperhaltung, nervöse Bewegungen und Blickkontakt.

WERDEN SIE VON EINEM BÄREN GEJAGT? WERFEN SIE GEWICHT AB – UND EINEN KÖDER. IHR RUCKSACK VOLLER ESSEN KÖNNTE DEN BÄREN ABLENKEN. UND MIT WENIGER GEPÄCK KOMMEN SIE LEICHTER DAVON. WÄHREND DER BÄR IHR MITTAGESSEN VERSPEIST, SUCHEN SIE DAS WEITE.

OHNE GEHT'S NICHT

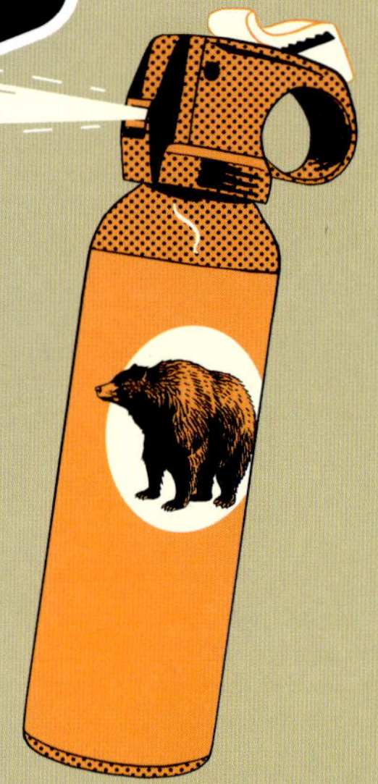

BÄRENSPRAY Wenn es je ein Wundermittel gegen Raubtiere gab (neben einer Gewehrkugel), dann ist es Bärenspray. Es ist ein großartiges Hilfsmittel, wenn Sie in Bärengebieten unterwegs sind, und es hilft auch gegen andere Lebewesen – inklusive Menschen. Um sicher zu sein, dass es wirklich effektiv ist, prüfen Sie, ob das Spray EPA-registriert ist, über 7,5 Meter weit sprüht und eine orangene Färbung hat. Man glaubt, dass die Farbe die größte Abschreckung bietet. Bären sind schlau und haben instinktiv Angst vor unbekannten Dingen. Eine beißende orangefarbige Wolke mit lautem Zischen sind sie nicht gewohnt. Sie werden flüchten, irgendwann stehen bleiben und sich umdrehen, um zu sehen, was da gerade eigentlich los war. Während der Bär sich bewegt, sollten Sie in die andere Richtung davonrennen.

Wölfe leben am liebsten in einsamen wilden Gegenden und jagen in Rudeln. Außerhalb von Europa und Asien kommen Angriffe durch Wölfe sehr selten vor. Wölfe können an Tollwut erkranken, und tollwütige Wölfe sind um ein vielfaches aggressiver als tollwütige Hunde (laut einer Studie sind sie bis zu 15 Mal aggressiver). Wenn Sie bedroht werden, klettern Sie auf den nächsten Baum und richten Sie sich dort häuslich ein, bis die Wölfe weiterziehen oder Rettung kommt.

ALLIGATOREN Alligatoren lieben die Sümpfe und Feuchtgebiete des amerikanischen Südostens. Große männliche Alligatoren können bis zu 4,3 Meter lang und 450 Kilogramm schwer werden. Diese Tiere sind normalerweise scheu gegenüber Menschen, aber Weibchen mit Gelege können aggressiv werden, wenn sie ihr Nest bedroht sehen. Auch Alligatoren, die von Menschen gefüttert wurden, verlieren ihre natürliche Scheu und assoziieren Menschen mit Mahlzeiten. Dann können sie gefährlich werden. Deswegen ist das Füttern wilder Alligatoren verboten. Wenn ein Alligator Sie angreift, rennen Sie im Zickzack davon, bis Sie ihn abgehängt haben.

Die Stunde des Grizzlys

Als Dr. John Wuskie mit seinem Guide zu einer Hirschjagd aufbrach, hatte er ein unvergessliches Abenteuer im Sinn, keinen Kampf um sein Leben. Nach etwa einer Stunde ging der Guide Pete Clark plötzlich in die Hocke – er hatte einen Rothirsch entdeckt. Wuskie ging in die Knie und schaute in dieselbe Richtung wie Clark, wo er einen kapitalen Hirschbullen auf einer Erhöhung sah.

Als Wuskie seine Remington .30/06 anlegte, drängte es ihn plötzlich, über seine Schulter zu schauen. Dort sah er einen weiblichen Grizzly, der mit zwei Jungtieren etwa 10 Meter zu seiner Rechten über die Anhöhe trottete. Er hoffte, die Bären würden an ihnen vorbeiziehen, ohne sie wahrzunehmen, doch als die Bärin sich umdrehte, sah sie Wuskie und ging sofort zum Angriff über, ohne dass er auch nur seine Waffe heben und zielen konnte. Er feuerte einen wilden Schuss ab, aber der Grizzly rannte immer näher auf ihn zu.

Der Bär landete mit unglaublicher Kraft auf ihm – »wie eine Kanonenkugel«, erinnert er sich. Clark, der normalerweise keine geladene Waffe bei sich trug, wenn er als Guide unterwegs war, beeilte sich, seine Remington 700 7 mm zu laden. Als er hektisch mit der Ladung herumfummelte, versenkte der Bär seine Zähne tief in Wuskies herumfuchtelnden Arm. Wuskie benutzte seine weit zurückliegenden Wrestling-Kenntnisse und schaffte es, sich mit dem Gesicht nach unten zu drehen. Die Bärin grub ihre Zähne in seinen Rücken. Wuskie war sich sicher, dass er sterben würde, und Clark konnte keinen Schuss abgeben aus Angst, auch Wuskie zu treffen. Er näherte sich, um einen besseren Schusswinkel zu finden, und der Bär drehte sich plötzlich um und rannte davon.

Wuskies medizinische Kenntnisse sagten ihm, dass seine Verletzungen nicht lebensgefährlich waren. Clark ging zurück, um Wuskies Waffe zu holen. Zu seiner Überraschung sah er den Hirsch fast genau an der Stelle, wo sie ihn zuletzt gesehen hatten. Er eilte zurück zu Wuskie und fragte ihn: »Glaubst Du, Du kannst schießen?«

Schwach und blutend gelang es Wuskie, den Schuss abzufeuern. Clark nahm den Hirsch in Hochgeschwindigkeit aus, und sie gingen zurück in ihr Camp. Wuskie überlebte mit ein paar beeindruckenden Narben, einer fantastischen Story und einem herrlichen Geweih an der Wohnzimmerwand.

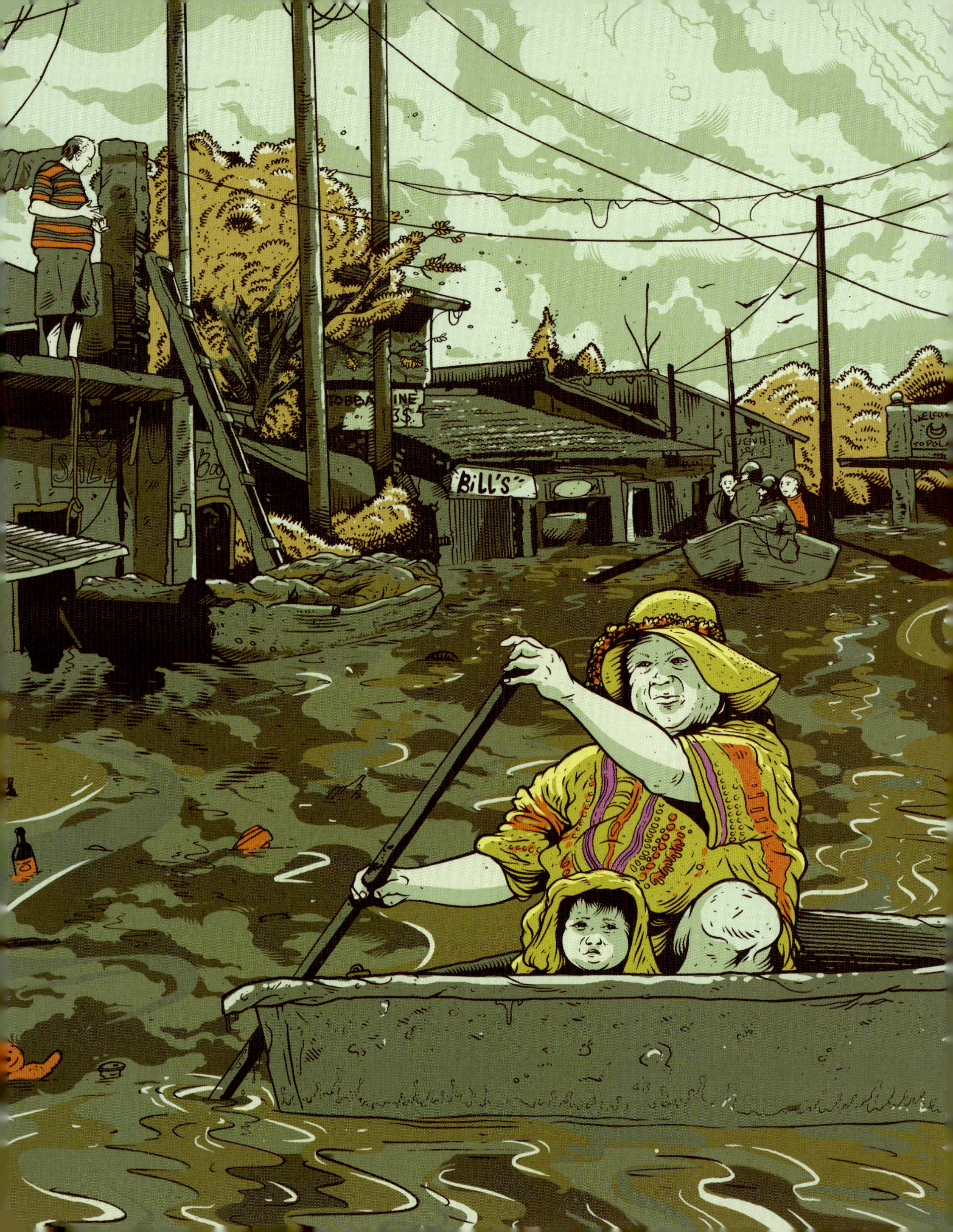
BiLL'S

UNWETTER

SINTFLUTARTIGE WASSERMASSEN, DIE MIT EINEM HURRIKAN VOM HIMMEL STÜRZEN, UND DER STURM ERINNERN UNS DARAN, DASS WIR NICHT DIE HERREN DER ERDE SIND. WENN DIE KRAFT DES STURMS NACHLÄSST, STEIGT DIE FLUT. WASSER BEDROHT ALLES, WAS DER WIND ÜBRIG GELASSEN HAT. WIE HALTEN WIR STAND?

Manchmal kann das Wetter unser bester Freund sein – mit Feiertagswetter zu den passenden Anlässen und einem milden Regen für unsere frisch gepflanzten Gewächse. Doch die Kräfte, die die Luft, Feuchtigkeit und Wärme bewegen, sind nicht immer so wohlwollend.

Die stärksten Stürme der Natur können eine Zerstörung entfalten, die Ihr Zuhause, Ihre Nachbarschaft, Ihre Stadt wie eine Ödnis zurücklässt – oder wie ein Schlachtfeld. Jedes Jahr fordern Unwetter, Hurrikans, Überflutungen, Erdrutsche, Hagelstürme ihren Tribut auf der ganzen Welt und hinterlassen eine Spur von Zerstörung und Verderben. Wind, Wasser, Erde, Blitze und Hagel können töten, aber sie tun das nicht ohne Vorwarnung.

Während sich der Sturm zusammenbraut, haben wir Zeit, uns vorzubereiten. Radio, Fernsehen und auch unsere Telefone können uns vor der herannahenden Gefahr warnen. Werden wir gemeinsam mit den Menschenmengen durch die Läden drängeln, um noch in letzter Minute Brot, Milch und Toilettenpapier einzukaufen? Oder richten wir uns in aller Ruhe mit den Vorräten ein, die wir schon am Lager haben? Sind wir so gut vorbereitet, wie wir glauben? Sie können es sein. Ergreifen Sie jetzt die nötigen Maßnahmen.

DER DACHBODEN ALS FLUCHTORT In von Hochwasser bedrohten Gebieten kann der Dachboden zum wichtigsten Raum in Ihrem Haus werden. Statt Ihre lebenswichtigen Vorräte, Wasser und Ausrüstung im Erdgeschoss zu lagern (oder, schlimmer noch, im Keller), können Sie Ihren unheimlichen, staubigen Dachboden in eine »Arche« verwandeln. À propos Arche: Sie sollten ein aufblasbares Gummiboot auf dem Dachboden aufbewahren, das als schwimmendes Regal oder als Fluchtmöglichkeit dienen kann. Bewahren Sie da oben auch eine Axt auf oder, besser, eine Kettensäge. So können Sie sich einen Weg nach draußen schneiden und sich auf Ihre nasse Fluchtroute begeben. Denken Sie daran, nur ein paar wenige Balken durchzusägen, damit das Dach nicht einstürzt. Tragen Sie eine Schutzbrille, um zu verhindern, dass Sie Sägespäne und Splitter von den Dachziegeln in die Augen bekommen. Und hoffen Sie darauf, dass die Gespenster auf Ihrem Dachboden nicht wissen, wie man eine Kettensäge benutzt.

GEWITTER Ein leichter Regenschauer kann erfrischend sein, aber aus Regen kann auch schnell eine tödliche Gefahr entstehen. Gewitter mögen im Vergleich zu einem Hurrikan klein sein, aber sie bergen dennoch erhebliche Zerstörungskräfte und haben häufig einen Durchmesser um die 24 Kilometer.

Alle Gewitter sind gefährlich, da sie lebensgefährliche Blitze und häufig starke Winde und Hagel mit sich bringen. Pro Jahr gibt es in den USA ca. 100.000 Gewitter, wovon etwa 10 Prozent vom Nationalen Wetterdienst als »stark« eingeordnet werden – was bedeutet, dass sie Windstärken von mindestens 93 Stundenkilometern oder Hagelkörner mit mindestens 19 Millimeter Durchmesser herbeiführen.

Zur Sicherheit sollten Sie immer einen geschützten Ort aufsuchen, bevor das Gewitter losbricht. Wenn Sie also das Donnergrollen hören, gehen Sie nach drinnen. Geschlossene Gebäude bieten den besten Schutz vor Blitzschlag. Ihre elektrischen Leitungen und Metallrohre sorgen im Falle eines Blitzeinschlags für Erdung. Und natürlich bietet auch das Gebäude an sich Schutz vor Wind und umherwehenden Gegenständen. Während des Gewitters sollten Sie sich von leitenden Dingen wie Stromleitungen, Telefonkabeln, Rohren und Armaturen fernhalten. Warten Sie auch nach dem Gewitter noch 30 Minuten ab, bevor Sie sich diesen Gegenständen nähern, falls es noch ein Restrisiko für Blitzschlag gibt.

HURRIKAN Ein Hurrikan ist ein schwerer Tropensturm mit dauerhaften Windgeschwindigkeiten von 119 Stundenkilometern oder mehr. Das Wichtigste, was Sie tun können, wenn ein Hurrikan Ihre Gegend bedroht, ist, Haus, Geschäft, Garten und Fahrzeuge vorzubereiten und die regionalen Hinweise und Alarmierungen zu verfolgen.

Wenn Sie dazu aufgefordert werden, dann vernageln Sie die Fenster und bringen Sie alle Gartenmöbel, Spielsachen, Mülltonnen, Vogelhäuschen usw. nach drinnen, da sie sich in Geschosse verwandeln können. Bereiten Sie Ihr Auto vor, indem Sie den Tank füllen und Ihre Basis-Survival-Ausrüstung (Erste-Hilfe-Set, Werkzeug, Wasser, Essen und Starterkabel) darin deponieren.

Bereiten Sie sich darauf vor, zu Hause auszuharren oder sich mit Ihrer Familie und Haustieren zu evakuieren, falls Sie dazu aufgefordert werden. Zu vielen Todesfällen kommt es, weil Menschen der Meinung sind, ihre lokalen Wetterbedingungen gut einschätzen zu können, und der Aufforderung zur Evakuierung nicht Folge leisten, oder weil sie damit bis zur letzten Minute warten. Tatsache ist: Sie kennen sich vielleicht wirklich gut mit den Stürmen der Vergangenheit in Ihrer Region aus – bis dann einmal im Jahrhundert eine Katastrophe wie Katrina oder Sandy eintritt. Riskieren Sie das nicht.

DIE FAKTEN

90 So viele Menschen sterben im Schnitt pro Jahr in den USA durch unwetterbedingte Überschwemmungen.

27.501 So viele Todesopfer gab es beim tödlichsten Hurrikan seit Beginn der Aufzeichnungen in der Karibik 1780.

20,3 ZENTIMETER Durchmesser des größten gemessenen Hagelkorns.

81 MILLIARDEN DOLLAR Kosten der Schäden, die durch den Hurrikan Katrina verursacht wurden.

1 ZU 12.000 Risiko, vom Blitz getroffen zu werden.

183 ZENTIMETER Größte auf einmal gefallene Regenmenge, gemessen auf La Réunion 1969.

DIE MATRIX

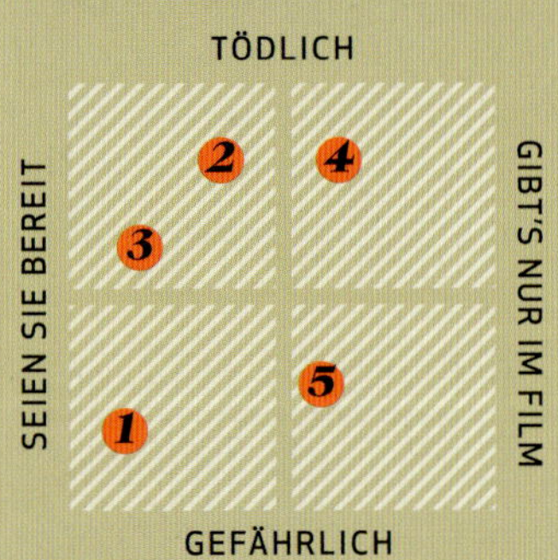

1. Gewitter
2. Hurrikan
3. Überschwemmung
4. Sturmflut
5. Hagel

OHNE GEHT'S NICHT

SANDSÄCKE Ordentlich gestapelt, wie auf der Abbildung gezeigt, bieten Sandsäcke einen sehr effektiven Schutz vor steigendem Wasser. Bewahren Sie leere Jutesäcke oder speziell für diesen Zweck hergestellte Plastiksäcke an einem gut zugänglichen Ort auf. Wenn das Wasser zu steigen beginnt, füllen Sie die Säcke mit (richtig geraten!) Sand. Im Notfall tut es auch schwere Erde. Binden Sie die Säcke nicht zu, sondern stapeln Sie sie in eng überlappenden Schichten, wie unten gezeigt. Beim Befüllen der Säcke sollte man zu zweit sein – einer hält den Sack offen, während der andere den Sand hineinschaufelt, wobei der Sack nicht mehr als bis zur Hälfte gefüllt wird.

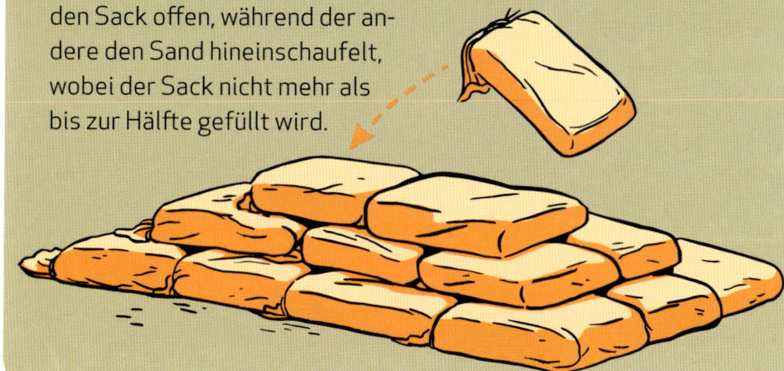

ÜBERSCHWEMMUNGEN Hochwasser können sich langsam und vorhersehbar als Folge von Regenfällen oder Schmelzwasser entwickeln, oder sie treten schlagartig als heftige und unvorhersehbare Sturzfluten auf. Hochwasser brauchen normalerweise etwa sechs Stunden, bis sie vollständig ausgeprägt sind. Sturzfluten hingegen können in viel kürzerer Zeit auftreten, ausgelöst durch heftige Regenfälle, Damm- oder Deichbrüche oder das plötzliche Freiwerden von Wassermassen in einem vom Eis blockierten Fluss.

Mehr als die Hälfte der Todesfälle und Sachschäden treten auf, wenn Fahrzeuge in Wasserfluten gelenkt werden, vor allem nachts bei eingeschränkter Sicht. Schon 60 Zentimeter hohes schnell fließendes Wasser kann die meisten Fahrzeuge mit sich reißen, selbst SUVs und Pick-ups. Und auch das Durchwaten können Sie vergessen. Es reicht 15 Zentimeter hohes reißendes Wasser, um Sie von den Füßen zu holen und fortzuschwemmen. Am besten ist es, sich rechtzeitig zu evakuieren oder sich zu Hause zu verbarrikadieren. Versuchen Sie niemals, durch die Flut hindurchzufahren. Drehen Sie um und suchen Sie einen anderen Weg oder begeben Sie sich zu einem höhergelegenen Ort und warten Sie ab.

W/F

EIN AUTO SCHÜTZT BEI BLITZSCHLAG

FALSCH Wir alle haben schon einmal gehört, dass die Insassen eines Autos durch dessen Gummireifen bei Blitzschlag geschützt sind, solange sie die Metallteile nicht berühren. Das ist nicht wahr. Der Tod durch Stromschlag kann in jedem Fahrzeug auftreten, das vom Blitz getroffen wird. Blitzschläge verursachen pro Jahr in den USA 55 bis 60 Todesfälle und rund 400 Verletzungen. Und sie treten bei jedem Gewitter auf. Ja, es stimmt, in einem Auto sind Sie sicherer als draußen im Freien oder auf einem Baum (bitte steigen Sie nicht auf einen Baum!), aber wesentlich sicherer sind Sie, wenn Sie in ein Gebäude gelangen können. Wenn es Sie ohne Auto und Unterschlupf erwischt, setzen Sie sich in einer Senke mit geschlossenen Füßen in die Hocke, um das Risiko eines Blitzschlags zu minimieren.

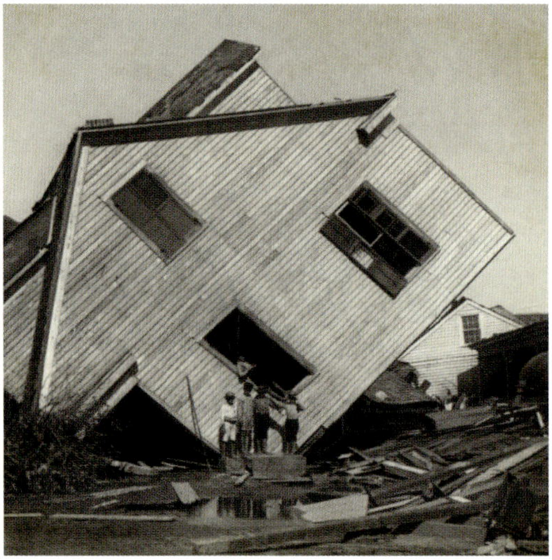

Der große Sturm von Galveston

Katrina war zwar der teuerste Sturm, den die USA jemals erlebt haben, aber nicht der tödlichste. Dieser Rekord gehört einem Monstersturm, der Galveston (Texas) im Jahr 1900 heimsuchte und dabei mehr Menschen tötete als jedes andere Unwetter in der Geschichte der Vereinigten Staaten.

Die boomende, wohlhabende Inselstadt hatte seit ihrer Gründung im 19. Jahrhundert schon viele Stürme überstanden, weswegen die Ankündigung eines bevorstehenden Unwetters keine besondere Besorgnis auslöste. Die Menschen waren auf den Wind, der das Land mit Windstärken bis zu 126 Knoten durchpflügte und unvorstellbare Zerstörungen hinterließ, absolut nicht vorbereitet.

Dazu kam noch die 4,6 Meter hohe Sturmflut, die die gesamte Insel überspülte, deren höchster Punkt zu jener Zeit gerade einmal bei 2,7 Metern lag. Der Luftdruck sank so tief, dass Beobachter an den Messstationen ihre Geräte für defekt hielten.

Holzgebäude wurden vom Wind von ihren Sockeln gerissen und von der Flut zersplittert. Als der Sturm endlich vorüber war, gab es über 8000 Todesopfer (nach manchen Schätzungen sogar 12.000). Die Behörden schenkten Whisky aus, um die Arbeitsfähigkeit derjenigen zu erhalten, die sich darum kümmerten, die Leichen zu bergen. Die Stadt wurde wieder aufgebaut und steht heute in voller Blüte.

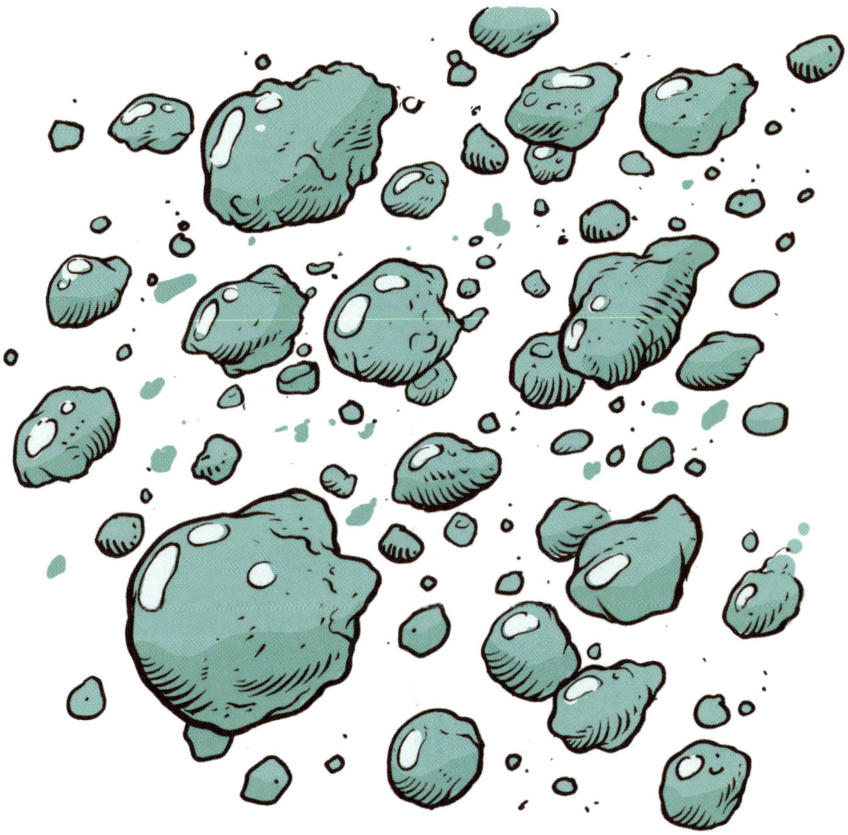

HAGELSTÜRME Gewitter, bei denen gefrorener Regen, also Hagel, niedergeht, werden oft als Hagelstürme bezeichnet. Hagelkörner bilden sich, wenn starke Luftbewegungen (Aufwinde genannt) Wassertropfen in eine Höhe treiben, wo sie gefrieren. Wenn die Hagelkörner mehr Wasser aufnehmen und zu groß werden, fallen sie mit Geschwindigkeiten von bis zu 161 Stundenkilometern zu Boden. Hagel richtet normalerweise mehr Schäden an Gegenständen als an Menschen an, obwohl es im Laufe der Geschichte auch schon spektakuläre tödliche Hagelstürme gegeben hat. An einem Tag im Jahr 1360, der als »Schwarzer Montag« bekannt wurde, tötete ein Hagelsturm während des Hundertjährigen Kriegs etwa 1000 britische Soldaten vor Paris. Im neunten Jahrhundert verloren in Roopkund in Indien einige hundert Pilger in einem starken Hagelgewitter ihr Leben. Der richtige Umgang mit Hagel ist einfach: Suchen Sie bei Gewitter einen Unterschlupf auf, dann sind Sie auch vor Hagel sicher.

OHNE GEHT'S NICHT

GRUNDAUSRÜSTUNG
Immer auf dem Laufenden zu sein, kann Ihnen und Ihrer Familie das Leben retten. Eine simple Wettervorhersage im Radio kann Ihnen lebenswichtige Informationen liefern, zum Beispiel die Aufforderung zur Evakuierung, Hinweise auf geschützte Orte und andere wichtige Hinweise. Überprüfen Sie, ob Ihr Radio alle notwendigen Funktionen besitzt.

KURZWELLEN-/ LANGWELLENRADIO
Für alle lokalen Hinweise.

WETTERSENDER-EINSTELLUNGEN Diese ermöglichen es Ihnen, die Wetternachrichten der jeweiligen nationalen Wetterdienste zu empfangen.

BATTERIEN Batteriebetriebene Geräte können mitgenommen werden.

ALTERNATIVE ENERGIELIEFERANTEN Eine Solarzelle oder Handkurbel halten das Radio noch lange nach dem Stromausfall am Laufen.

WASSERFEST Ihr Radio sollte wasserfest oder wasserdicht sein.

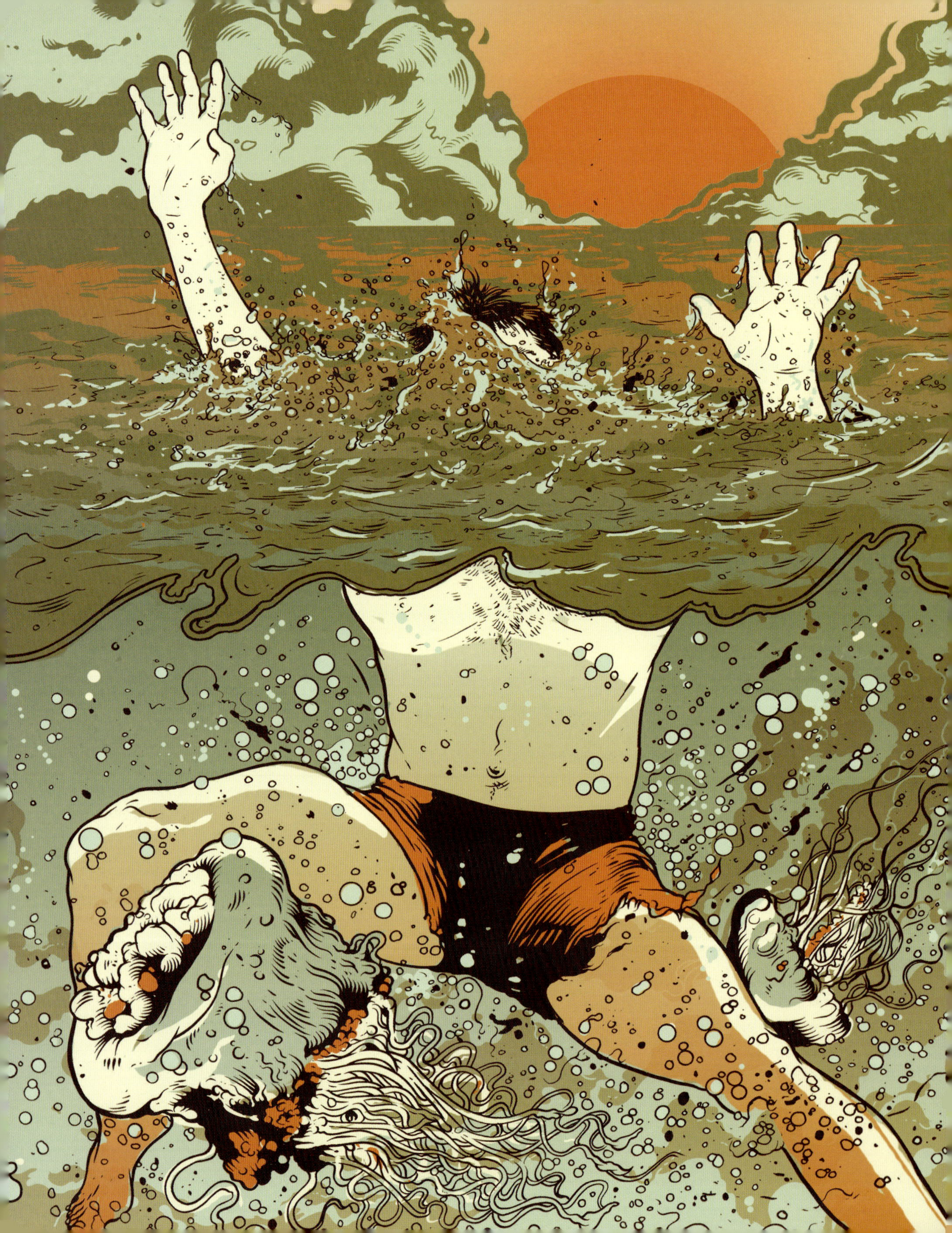

AM WASSER

EINE TÖDLICHE STRÖMUNG ZIEHT SIE UNTER DIE OBERFLÄCHE. IHRE LUNGE BRENNT, ES FEHLT FRISCHE LUFT. MENSCHEN BRAUCHEN WASSER ZUM LEBEN, ABER ES KANN AUCH DEN SICHEREN TOD BEDEUTEN. WASSER IST FAST ÜBERALL, UND ES BEDEUTET IMMER AUCH GEFAHR. BEREITEN SIE SICH VOR.

Einige unserer dunkelsten Ängste und schwärzesten Albträume haben mit Wasser zu tun – dunkles, trübes, hungriges Wasser, das uns am Stück verschlingen will. Diese Ängste kreisen um die Tatsache, dass Wasser uns das Leben nehmen kann. Aber der Tod durch Wasser hat nicht immer die Gestalt, die wir erwarten.

Es geht nicht immer darum, zu weit hinauszuschwimmen und lautlos in den Wellen zu versinken. Ein Sturz ins Eiswasser kann eine instinktive Reaktion – Einatmen! – hervorrufen, die das Ende bedeuten kann, wenn Sie dabei nur ein paar Milliliter Wasser inhalieren. Aggressive Strömungen können Ihren Körper gegen Felsen und Kaimauern schleudern und Ihnen dabei die letzte Luft aus der Lunge quetschen – oder Sie ohne Wiederkehr hinaus ins offene Wasser ziehen. Selbst das wärmste, ruhigste Meerwasser kann unserem Körper langsam die Wärme entziehen und so zum Tod durch Unterkühlung führen – nicht durch Ertrinken.

Obwohl täglich Millionen Menschen am Wasser arbeiten und sich vergnügen, ist die Gefahr immer präsent. Es liegt in unserer Natur, dass wir von Wasser angezogen werden – aber leider ist das manchmal derselbe Impuls, der auch die Motte ins Licht lockt.

ERKENNEN SIE ERTRINKENDE Vergessen Sie alles, was Sie aus Hollywood-Filmen über das Ertrinken wissen. Ein Mensch, der zu ertrinken droht, wird kaum jemals schreien, rufen, mit den Armen wedeln, wild um sich schlagen. In Wirklichkeit sieht ein Mensch kurz vor dem Ertrinken ganz anders aus und gibt kaum einen Laut von sich. Sehr oft kommt es bei den betreffenden Personen zu einer automatischen Reaktion, bekannt als »instinctive drowning response«.

Diese stille, verzweifelte Reaktion können Sie erkennen, wenn Sie wissen, wonach Sie Ausschau halten müssen: Der Kopf ist tief im Wasser, die Arme sind seitlich ausgebreitet und bewegen sich, als wenn sie den Körper nach oben drücken wollten, die Beine machen keine strampelnden Bewegungen, und der Betroffene atmet sehr schnell oder keucht. Diese Handlungen laufen meistens sehr leise ab und werden von Umstehenden oftmals nicht bemerkt.

DIE FAKTEN

88 PROZENT Anteil der Ertrunkenen, die keine Schwimmweste trugen.

80 PROZENT Anteil der männlichen Opfer.

3500 Todesfälle durch Ertrinken pro Jahr in den USA.

100 Jährliche Anzahl der Toten an amerikaischen Stränden durch Brandungsströmung.

15 MINUTEN Zeit, die durchschnittlich bis zur Erschöpfung oder Bewusstlosigkeit in Eiswasser vergeht.

2 BIS 5 MINUTEN So lange dauert es, bis das Gift der australischen Würfelqualle einen Menschen tötet.

DIE MATRIX

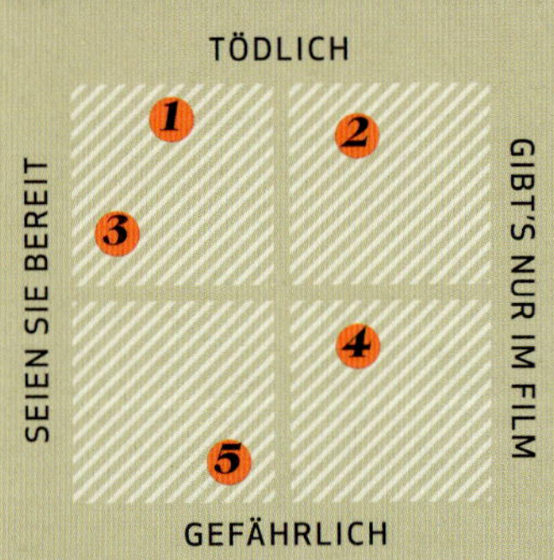

1. Würfelqualle
2. Irukandji-Qualle
3. Portugiesische Galeere
4. Blaue Nesselqualle
5. Kompassqualle

BRANDUNGSRÜCKSTRÖME Diese erbarmungslosen Strömungen, auch als Rippströmungen bekannt, können Schwimmer überraschen und zählen zu den größten Gefahren für Strandbesucher. Mehr als drei Viertel aller Rettungsschwimmer-Einsätze sind auf die Brandungsrückströmung zurückzuführen, und über 100 Menschen sterben in den Vereinigten Staaten pro Jahr bei solchen Zwischenfällen – mehr als durch Blitzschläge, Tornados und Haiangriffe zusammen. Eine Brandungsrückströmung können Sie erkennen, wenn Sie nach einer unruhigen Strömung mit schäumendem Fließverhalten Ausschau halten, eine Linie von Schaum und Treibgut, die hinaus aufs Meer gezogen wird, und nach einem unterbrochenen Muster in den einlaufenden Wellen. Wenn Sie in eine Strömung geraten, ist das Allerwichtigste, dass Sie nicht in Panik geraten. Wenn Sie ruhig bleiben und nicht versuchen, gegen die Strömung zu kämpfen, können Sie seitlich und parallel zur Küste schwimmen. So können Sie der Strömung entkommen. Wenn Sie aus der Strömung heraus sind, schwimmen Sie in einem Winkel weg von ihr und Richtung Strand.

ERTRINKEN Wasser kann töten, und dazu braucht es nicht einmal eine große Menge. Wenn Sie in Gefahr geraten zu ertrinken, ist es von höchster Bedeutung, dass Sie Ruhe bewahren. In einem panischen Zustand gefährden Sie sich selbst und diejenigen, die Sie vielleicht retten könnten, noch mehr. Sie können dann versuchen, eine Schwimmhilfe zu improvisieren. Schleudern Sie nasse Kleidung aus dem Wasser und wieder hinein, um Lufteinschlüsse zu erzeugen, die Sie über Wasser halten können. Wenn Sie in der Nähe einer möglichweise ertrinkenden Person sind, fragen Sie sie, ob es ihr gut geht. Wenn Sie eine Antwort bekommen, bedeutet das, dass es der Person tatsächlich gut geht oder sie zumindest noch Herr über ihre Sinne ist. Wenn Sie aber außer einem leeren Starren keine Antwort bekommen, braucht die Person umgehend Hilfe. Versuchen Sie, sie so schnell wie möglich in Sicherheit zu bringen, und seien Sie darauf gefasst, dass die Person eventuell versucht, auf Sie zu klettern, um aus dem Wasser zu kommen – und Sie damit beide gefährdet.

UNTERKÜHLUNG Wasser ist ein exzellenter Wärmeleiter und als solcher auch bestens geeignet, um uns unserer Körperwärme zu berauben. Schon in 27 °C warmem Wasser kann man an Unterkühlung sterben, man muss nur lange genug darin bleiben (etwa eine Woche lang). Die Hypothermie kann aber auch innerhalb weniger Minuten eintreten, wenn der Körper in Wasser nahe dem Gefrierpunkt eintaucht. Wenn Sie in einen Wassernotfall geraten und eine Auftriebshilfe tragen

SURVIVAL-SKILL

SCHWEBEZUSTAND Wenn Sie sich ohne Auftriebshilfe im offenen Wasser in einer Notlage befinden, müssen Sie Energie sparen, bis Rettung kommt. Der natürliche Impuls ist es, sich auf dem Rücken treiben zu lassen, aber tatsächlich ist es sicherer, sich mit entspannten Armen und Beinen bäuchlings treiben zu lassen und den Kopf nur zum Atmen anzuheben. Zum Luftholen nehmen Sie Ihr Kinn von der Brust, ziehen Sie Ihre Arme hinunter Richtung Körper und treten Sie, wenn notwendig, mit den Beinen. Atmen Sie aus, nehmen Sie einen tiefen Atemzug und lassen Sie sich wieder treiben.

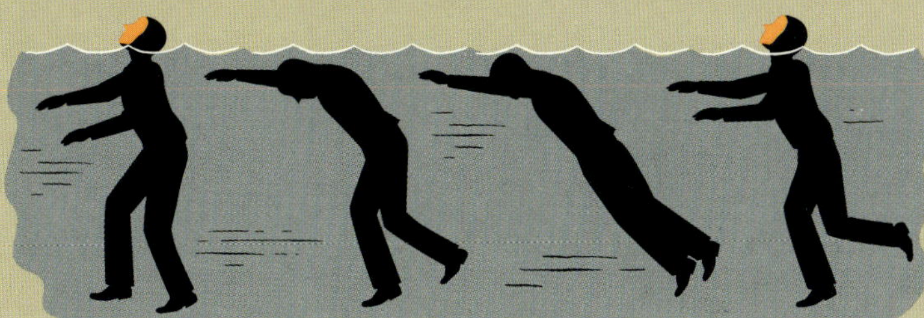

(Schwimmweste, Rettungsweste), nehmen Sie eine Position ein, die Ihre Wärmeabgabe verringert. Überkreuzen Sie Ihre Füße und beugen Sie die Knie. Verschränken Sie die Arme und stecken Sie die Hände unter die Achselhöhlen. Rollen Sie sich so gut es geht zusammen und überlassen Sie es Ihrer Auftriebshilfe, Sie über Wasser zu halten.

VERNESSELUNG DURCH QUALLEN Diese glibberigen Wesen können viel Schaden anrichten. Für ein Wesen ohne Gehirn, das durch dieselbe Körperöffnung isst und ausscheidet, hat die Qualle ein erstaunlich effektives Verteidigungssystem. Die meisten Quallen haben mit Nesselkapseln besetzte Tentakeln. Die Kapseln werden durch Berührung ausgelöst und haben einen enormen Innendruck. Platzt eine Nesselkapsel, schleudert sie eine Harpune mit einem wirkungsvollen Gift heraus. Nicht alle Quallen »stechen«, aber unter den stechenden finden sich einige, deren Gift innerhalb von Minuten töten kann. Ein normaler Quallenstich ist schmerzhaft, aber nicht tödlich. Und vergessen Sie, was Ihre Kumpels Ihnen in der fünften Klasse erzählt haben: Draufpinkeln hilft nicht. Am besten verlassen Sie das Meer und waschen die betroffene Stelle mit Salzwasser. Salzwasser stellt die Nesselzellen ruhig, wohingegen Süßwasser, Leitungswasser oder Urin sie wieder anregen kann.

W/F

IM EISWASSER ERTRINKEN – UND AUFERSTEHEN

WAHR Es klingt komisch, ist aber wahr, dass eiskaltes Wasser einen Ertrinkenden in den Zustand des Scheintods versetzen kann, wodurch Hirnschäden verhindert werden und der Sauerstoffbedarf des Körpers sich verringert. Der Herzschlag verlangsamt sich, die Atmung hört auf, und das Blut fließt in die lebenswichtigen Organe (Herz, Lunge und Gehirn). Der Rekord für diese Art des Beinahe-Ertrinkens liegt bei 80 Minuten, und über Fälle mit kürzerer Zeitdauer gibt es jede Menge Berichte. Wenn ein Mensch in kaltem Wasser ertrinkt, sollte sein Tod niemals als sicher angenommen werden, bis der Körper nicht vollständig wieder erwärmt ist und Wiederbelebungsmaßnahmen trotzdem folgenlos bleiben.

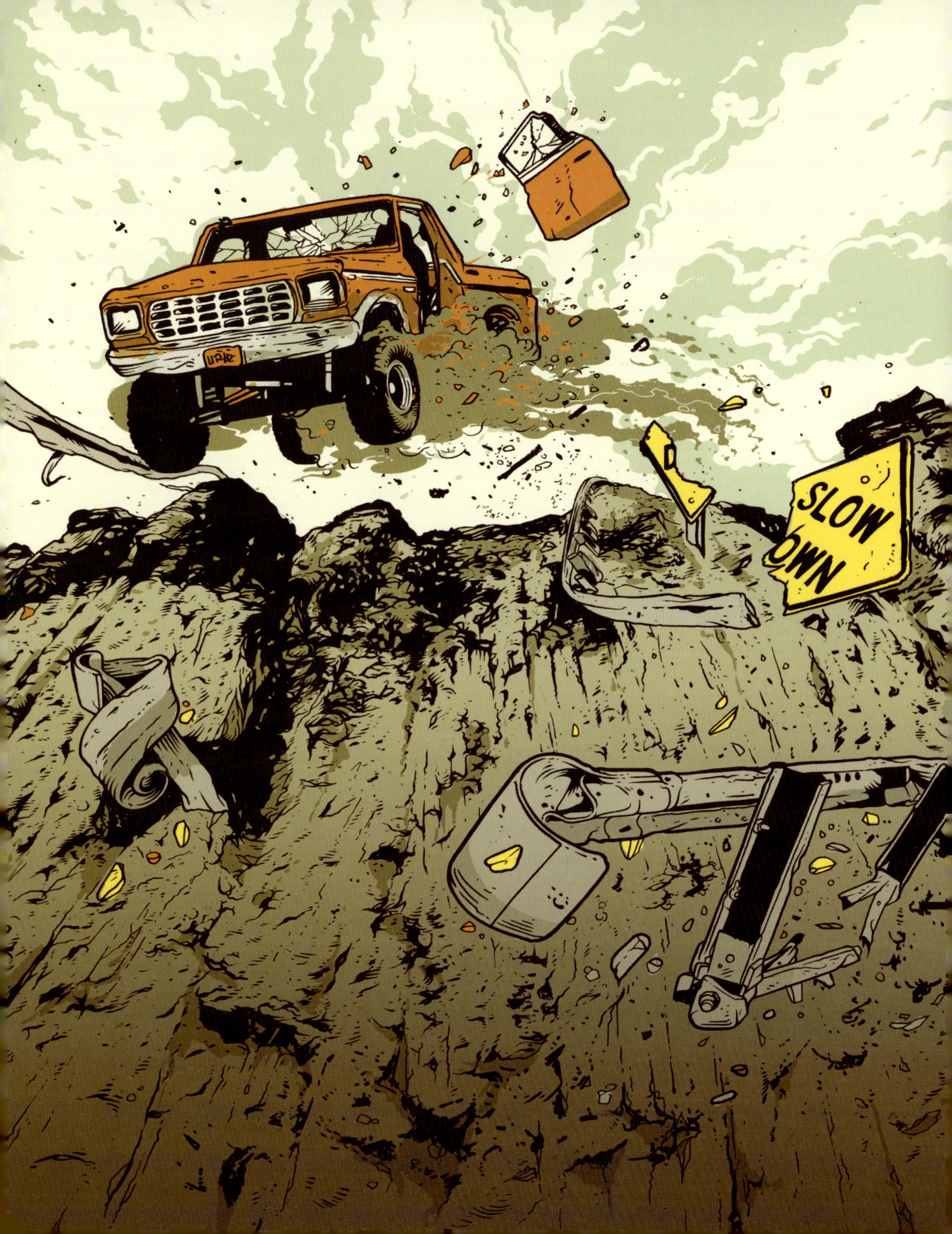
SLOW
OWN

DIE HÖLLE AUF RÄDERN

GLASSPLITTER AUS DER WINDSCHUTZSCHEIBE AUF DEM ARMATURENBRETT, DAS FAHRZEUG ROLLT WEITER. EIN ÜBLER DRUCK IM BAUCH, ALS SIE GEGEN DIE GESETZE DER SCHWERKRAFT IN DIE FALSCHE RICHTUNG GEZOGEN WERDEN. DIE WELT STEHT KOPF. BEISSENDER QUALM TRITT AUS. ES GIBT NUR EINEN AUSWEG.

Autos. Wir können nicht ohne sie leben (glauben jedenfalls die meisten), aber erschreckend oft töten oder verletzen sie uns auch. Gut über eine Million Menschen kommen pro Jahr weltweit bei Autounfällen ums Leben, und 50 Millionen werden verletzt – und die Zahlen steigen noch. So wird es laut Expertenmeinung auch weitergehen, wenn sich nicht dramatisch ändert, wie und was wir fahren.

Mit dem Auto kann es, oft in Sekundenbruchteilen, zu einer großen Bandbreite unterschiedlicher Katastrophen kommen. Eine gerissene Bremsleitung auf einer Bergstraße oder der Sturz mit dem Auto ins Wasser können die Endstation bedeuten. Mit noch höherer Wahrscheinlichkeit kann es zum Zusammenstoß mit einem anderen Fahrzeug oder mit einem Gegenstand kommen, bei dem Kräfte wie bei einer Explosion freigesetzt werden. Zum Glück gibt es Methoden, die das Fahren sicherer machen und Systeme, die uns bei einem Unfall schützen können.

Es gibt zwar keine unfehlbar funktionierenden Techniken, wie Sie alle Arten von Zusammenstößen oder schrecklichen Unfällen überleben können, aber mit den folgenden Hinweisen können Sie sich weitestgehend außer Gefahr bringen und auch morgen noch (vorsichtig!) herumkurven.

EINEN ZUSAMMENSTOSS ÜBERLEBEN

Die häufig kolportierte Anweisung, sich »vor dem Zusammenstoß zusammenzukauern«, mag funktionieren, wenn Ihr Schiff gerade auf einen Eisberg zusteuert, ist aber in den Sekunden vor einem Autounfall definitiv nicht ratsam. Ein Körper mit angespannten Muskeln und festen Gelenken wird bei einem Aufprall mehr Knochenbrüche und Traumen erleiden. Lernen Sie stattdessen von schlafenden (oder sogar betrunkenen) Unfallopfern, die, entgegen allen Erwartungen, oftmals ohne einen Kratzer aus dem Unfallfahrzeug steigen. Spannen Sie Ihre Arme und Beine nicht an, lassen Sie die Gelenke locker. Lassen Sie Ihre Hände einfach auf 8 Uhr und 2 Uhr auf dem Lenkrad liegen, um dem Airbag nicht in die Quere zu kommen, und versuchen Sie locker zu bleiben, damit Ihr Körper sich mit dem Aufprall bewegen kann.

DIE FAKTEN

30.000 Todesfälle bei Autounfällen pro Jahr in den USA.

50 PROZENT So stark verringert sich das Verletzungs- und Todesfallrisiko, wenn man bei einem Unfall angeschnallt ist.

0,75 SEKUNDEN Reaktionszeit des durchschnittlichen Autofahrers. Genug Zeit, um pro zehn Stundenkilometer eine Autolänge weit zu fahren.

257 °C Zündtemperatur von Benzin.

1 MINUTE Durchschnittliche Dauer, bis ein Auto im Wasser versinkt.

DIE MATRIX

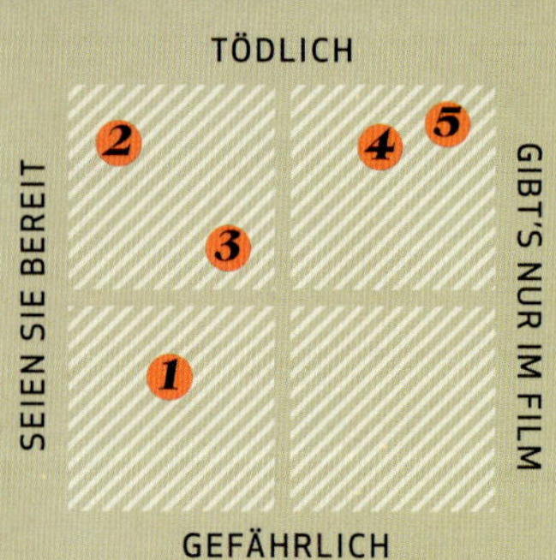

1. Technischer Defekt
2. Zusammenstoß
3. Fahrzeugbrand
4. Untertauchen im Wasser
5. Klippensturz

SCHWERWIEGENDE DEFEKTE Diese automobilen Albträume können in allen möglichen Variationen auftreten. Ein Reifen explodiert, das Gaspedal klemmt, die Bremsen versagen – all diese mechanischen Defekte können ihr »heiligs Blechle« außer Kontrolle bringen.

Die Lösung für all diese Probleme enthält zwei Konstanten und eine Variable. Die Konstanten sind: RUHIG BLEIBEN und Warnblinkanlage einschalten. Das ist in einer Notsituation, bei der einem der Angstschweiß auf der Stirn steht, ganz schön viel verlangt, aber ruhig zu bleiben hilft Ihnen, die Gedanken zu ordnen, und die Warnblinkanlage zeigt anderen Verkehrsteilnehmern, dass Sie ein Problem haben.

Jetzt zu den Variablen. Wenn Ihnen ein Reifen platzt, machen Sie keine wilden Lenkbewegungen. Halten Sie die Spur und verringern Sie langsam die Geschwindigkeit, während Sie eine gute Stelle suchen, um rechts ranzufahren. Wenn das Gaspedal klemmt, nehmen Sie den Gang raus oder schalten Sie den Motor aus. Dann benutzen Sie die Bremse, um das Fahrzeug zum Halten zu bringen. Wenn die Bremsen versagen, schalten Sie sofort runter, dann benutzen Sie die Handbremse. Ziehen Sie die Bremse an, so fest Sie können. Warten Sie ein paar Sekunden, und wenn sich die Geschwindigkeit nicht verringert, suchen Sie einen weichen Landeplatz und steuern Sie Ihr Auto dorthin.

ZUSAMMENSTÖSSE Zusammenstöße sind die häufigste Ursache eines unnatürliche Todes oder einer Verletzung in den Vereinigten Staaten. Mehr als 2,5 Millionen Fahrer und Beifahrer werden jedes Jahr als Folge von Verkehrsunfällen im Krankenhaus behandelt.

Der Lebensretter Nummer Eins bei Autounfällen ist der Gurt. Sie haben es schon tausend Mal gehört, aber es ist einfach die Wahrheit. Der Gurt schützt Ihren Körper davor, im Auto herumgeschleudert zu werden, gegen das Lenkrad zu prallen oder aus dem Fahrzeug zu fliegen. Er reduziert das Todes- und Verletzungsrisiko um 50 Prozent. Die Einhaltung der Geschwindigkeitsvorschriften ist ein weiterer wichtiger Faktor, um einen Unfall zu überleben. Je schneller sich das Auto bewegt, desto größer ist die kinetische Energie. Diese Kraft wird als Fliehkraft vom Fahrzeug auf Ihren Körper übertragen, was Verletzungen und den Tod nach sich ziehen kann. Ein sicheres Automodell kann ebenfalls dazu beitragen, Schäden an den Mitfahrenden bei Kollisionen zu verringern. Schließlich ist es noch wichtig, Einkäufe und andere lose Gegenstände im Kofferraum zu verstauen, damit sie im Fall des Zusammenstoßes nicht durch das Fahrzeug fliegen und zum Geschoss werden.

OHNE GEHT'S NICHT

DER NOTHAMMER Ein Nothammer mit Gurtschneider kann zum wichtigsten Werkzeug in Ihrem Auto werden, vor allem wenn sich die Gurte nicht öffnen lassen und die Scheiben nicht heruntergelassen werden können. Es gibt ein großes Angebot an verschiedenen Werkzeugen für die Sicherheit im Auto. Manche lassen sich am Gurt befestigen, um immer in Reichweite zu sein. Andere haben viele verschiedene Anwendungsmöglichkeiten und ähneln Taschenmessern oder Hämmern. Für welches Werkzeug Sie sich auch entscheiden, achten Sie darauf, dass es gut zugänglich ist und mindestens Gurte durchtrennen und Glasscheiben zerbrechen kann.

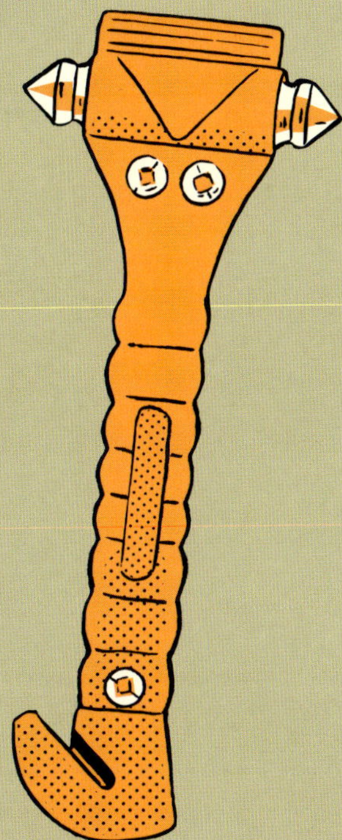

FAHRZEUGBRÄNDE In jedem normalen Auto zirkulieren mindestens fünf brennbare Flüssigkeiten gleichzeitig – Benzin natürlich, aber auch Motoröl, Bremsflüssigkeit, Hydraulikflüssigkeit für die Servolenkung und Kühlmittel. So gesehen, ist es direkt erstaunlich, dass es nicht viel öfter zu Fahrzeugbränden kommt.

Fahrzeugbrände können als Folge von Unfällen auftreten oder spontan. Wenn das Auto nach einer Kollision Feuer fängt, rennen, gehen oder kriechen Sie weg. Wahrscheinlich wird es nicht mit einer Explosion in einem riesigen Feuerball aufgehen, wie Sie das aus Filmen kennen, aber alle Plastikteile und erdölbasierten Flüssigkeiten sind brennbar, und die Hitze kann äußerst stark werden. Das Auto könnte auch explodieren. Und wenn Sie auf der Autobahn unterwegs sind und plötzlich Rauch riechen (oder noch schlimmer, Flammen und Rauch aus Ihrem Fahrzeug aufsteigen sehen), betätigen Sie die Warnblinkanlage und fahren Sie rechts ran, so schnell Sie können. Entfernen Sie sich vom Auto und rufen Sie aus sicherer Entfernung den Notruf an.

ERWEITERN SIE IHR SICHERHEITSSET IM AUTO IM WINTER UM EINIGE KLEINE KERZEN. IN GESCHLOSSENEN RÄUMEN KÖNNEN AUCH KERZEN ERSTAUNLICH VIEL HITZE ABGEBEN. SO KÖNNEN SIE IHRE AUTOBATTERIE SCHONEN UND ERHÖHEN AUCH IHRE SICHTBARKEIT FÜR DAS RETTUNGSTEAM.

Ein Neujahrswunder

Es war Silvester 2011, als Roger Andersen sich mit zweien seiner Kinder und einem neunjährigen Nachbarskind auf einen Skiausflug in die Bear River Mountains in Utah begab. Die Fahrt führte über 48 Kilometer durch enge Wendungen und Haarnadelkurven, aber Andersen machte sich keine Sorgen – der 46-Jährige, der aus der Gegend stammte, war diese Strecke schon viele Male unter winterlichen Straßenbedingungen gefahren. Er hatte keine Vorstellung, wie anders diese eine Fahrt verlaufen würde.

Als er um eine Haarnadelkurve kam, sah Andersen einen Van, der auf der eisigen Fahrbahn ins Schleudern gekommen war und jetzt die Straße blockierte. Er bremste, und ehe er sich's versah, rutschte sein Auto von der Straße und eine Böschung hinunter, direkt in den Logan River. Das Auto überschlug sich beim Aufprall und landete auf dem Dach im eisigen Wasser.

Obwohl das Wasser an dieser Stelle nur etwa 1,20 Meter tief war, verklemmten sich die Türen des Honda Accord und einige Scheiben zersprangen. Im Dunkeln und in dem eisigen Wasser, das rasch ins Innere strömte, konnte Andersen nicht sofort sehen, wo die Kinder waren.

Er traf schnell die schwere Entscheidung, sich selbst in Sicherheit zu bringen, da er wusste, dass sie sonst möglicherweise alle sterben müssten.

Andersen befreite sich von seinem Gurt, quetschte sich durch ein zerbrochenes Fenster nach draußen und schwamm zur Oberfläche. Während er nach Luft schnappte, sah er andere Autofahrer, die den Unfall beobachtet hatten und nun zu seiner Hilfe kamen. Einer von ihnen, Chris Willden, war ein ehemaliger Polizeibeamter und militärisch ausgebildeter Scharfschütze. Er war dazu ausgebildet, Waffen unter Wasser abzufeuern, nahm seine Pistole und zerschoss vorsichtig ein Fenster, kam aber immer noch nicht an die Kinder heran.

Mittlerweile waren genügend Personen gekommen, damit sie den Wasserauftrieb nutzen und das Auto auf die linke Seite drehen konnten. Eines der Mädchen hatte eine Luftblase gefunden, aber die anderen beiden, ein neunjähriges Mädchen und ein vierjähriger Junge, lagen mit dem Gesicht im Wasser, und der Junge atmete nicht. Willden schnitt mit seinem Taschenmesser die Sicherheitsgurte durch, und ein anderer Helfer begann mit der Wiederbelebung.

Nach einem kurzen Krankenhausaufenthalt konnten die Kinder entlassen werden und feierten ihr glücklichstes Silvester.

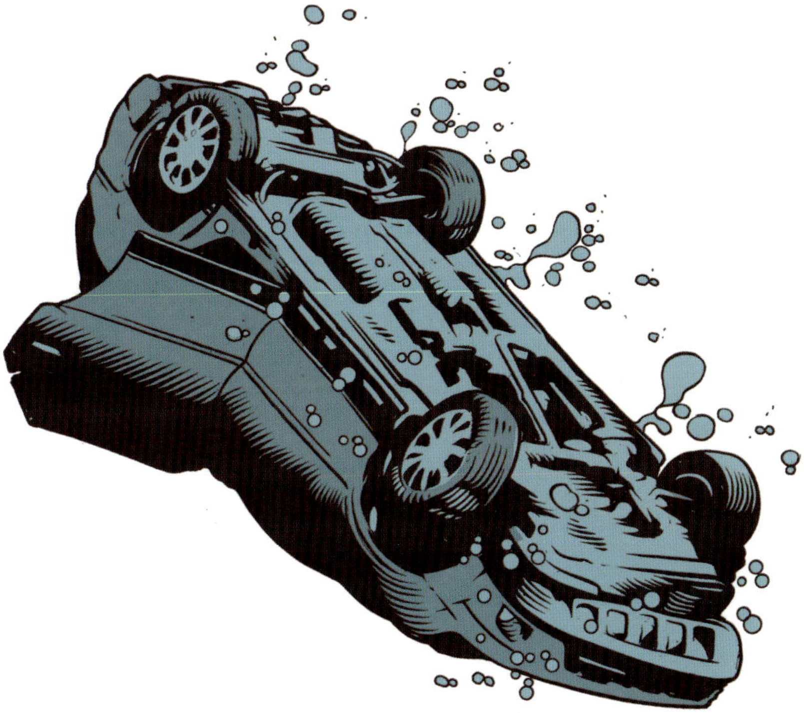

ÜBERLEBEN SIE EINEN STURZ MIT DEM AUTO INS WASSER Eines der gefährlichsten und furchteinflößendsten Szenarien bei Autounfällen ist es, in einem untergetauchten Fahrzeug eingeschlossen zu sein. Ob Ihr Fahrzeug von einer vereisten Straße in einen gefrorenen See rutscht oder von einer Brücke in den Fluss stürzt, das Risiko, im Fahrzeug eingeschlossen zu ertrinken, ist sehr hoch.

In solchen Situationen gerät man leicht in Panik und verschwendet dabei wertvolle Zeit und Luft. Eine Methode, um ruhig zu bleiben, ist es, sich auf konkrete wichtige Aufgaben zu konzentrieren. Nachdem Sie im Wasser gelandet sind, muss es Ihre erste Priorität sein, sich vom Sicherheitsgurt zu befreien. Weisen Sie auch alle weiteren Passagiere dazu an. Öffnen Sie ein Fenster, nehmen Sie noch einen tiefen Atemzug aus dem noch nicht gefluteten Inneren des Autos und klettern Sie hinaus. Schwimmen Sie zur Oberfläche und stellen Sie sicher, dass alle Insassen das Auto verlassen haben. Schwimmen Sie zum Ufer und ziehen Sie dabei, wenn Sie können, andere mit. Wenn Sie die Lichter Ihres Autos anlassen, kann es von einem Bergungsteam leichter gefunden werden, was hilfreich ist, auch wenn alle Mitfahrer es sicher nach draußen geschafft haben.

W/F

ELEKTRISCHE FENSTERHEBER FUNKTIONIEREN UNTER WASSER

WAHR Obwohl man denken würde, dass Wasser die elektrischen Fensterheber eines Autos kurzschließt, ist es tatsächlich so, dass viele elektrisch betriebene Systeme und Komponenten in modernen Autos auch noch nach dem Eintauchen in Wasser funktionieren. Ist die Batterie noch funktionsfähig, wenn das Auto eintaucht, können die elektrischen Systeme noch weitere drei Minuten funktionieren (nicht, dass Sie drei Minuten übrig hätten!). Versuchen Sie, die Scheiben herunterzulassen, sobald das Auto im Wasser ist und Sie sich abgeschnallt haben. Wenn das nicht klappt, brechen Sie die Scheiben mit Ihrem Nothammer auf. Versuchen Sie, herauszukommen, bevor das Auto untergeht.

IHR AUTO KANN ALS ROLLENDES SURVIVAL-KIT FUNGIEREN. LAGERN SIE WICHTIGE VORRÄTE WIE WASSER, ESSEN, WERKZEUGE, DECKEN UND ANDERES IM KOFFERRAUM. SO SIND SIE AUF DIE MEISTEN NOTLAGEN VORBEREITET.

SURVIVAL-SKILLS

WENN DAS AUTO INS SCHLEUDERN GERÄT Ein Auto beginnt zu rutschen oder zu schleudern, wenn es die Haftung auf dem Untergrund verliert. Rutschpartien werden oft durch glatte Straßenverhältnisse oder abgefahrene Reifen verursacht und können – auch nachdem sie schon begonnen haben – noch abgewendet werden, wodurch Unfälle verhindert werden können. So bekommen Sie Ihr Fahrzeug – und sich selbst – in den Griff, wenn Sie merken, dass Sie die Bodenhaftung verloren haben.

SCHRITT 1 Bleiben Sie ruhig (leichter gesagt als getan, aber versuchen Sie Ihr Bestes) und nehmen Sie den Fuß vom Gas.

SCHRITT 2 Drehen Sie das Lenkrad sanft in die Richtung, in die das Vorderteil des Autos soll.

SCHRITT 3 Wenn Ihr Fahrzeug über ABS (Anti-Blockiersystem) verfügt, treten Sie kräftig auf die Bremse, während Sie gegenlenken. Wenn Ihr Auto kein ABS hat, bremsen Sie nicht.

SCHRITT 4 Korrigieren Sie weiterhin die Richtung, bis das Fahrzeug wieder geradeaus fährt.

UM HAARESBREITE Ob Ihr Auto nun vom Rand einer Klippe hängt oder gefährlich über die Kante eines Abgrunds ragt – eine falsche Bewegung, und Sie stürzen mitsamt Ihrem Fahrzeug in die Tiefe. Zugegeben, dieses Szenario ist in Actionfilmen häufiger als im wirklichen Leben, aber gelegentlich kommt es doch vor, und deswegen schadet es nicht, auch auf Abwegiges vorbereitet zu sein. Langsame und überlegte Bewegungen sind der Schlüssel, um sich aus diesem Schlamassel zu befreien.

Beginnen Sie vorsichtig damit, das Gewicht des Fahrzeugs auf dasjenige Ende zu verlagern, das sich auf festem Boden befindet – Passagiere, Gepäck, alles, was nicht niet- und nagelfest ist. Das ist ein Balanceakt, bei dem die richtige Bewegung das Zünglein an der Waage zu Ihren Gunsten sein kann und die falsche Bewegung – nun ja, sagen wir es so, es ist nicht der Sturz, der Sie umbringt, sondern der plötzliche Halt.

IHR AUTO-NOTFALL-KIT Wenn Sie Ihr Auto mit wichtigen Vorräten und Werkzeugen ausstatten, haben Sie im Pannenfall die besseren Karten. Verwandeln Sie Ihr Auto in ein rollendes Survival-Depot und packen Sie folgendes ein:

STARTERKABEL Ein kräftiges Starterkabel und ein zweites Auto können Ihnen helfen, Ihr Auto in Gang zu bringen, wenn die Batterie den Geist aufgegeben hat oder bei Kälte etwas Nachhilfe braucht.

ABSCHLEPPSEIL Ein Nylon-Abschleppseil kann Ihr Auto aus einem Graben, einer Schneewehe oder einem Sumpf befreien, wenn ein anderes Fahrzeug da ist, um Sie rauszuziehen. Entscheiden Sie sich für ein kräftiges Seil *ohne Metallteile*. Eine Abschleppkette oder eine Leine mit Metallhaken an den Enden kann jemanden umbringen, wenn sie unter Spannung reißt.

REIFENPANNENSET Ein Reifenpannenset besteht aus Kleber, einigen Werkzeugen und ein paar Gummi- oder Gewebestreifen, die aufgeklebt werden können. Benutzen Sie einen Streifen für kleine Löcher oder das ganze Set, wenn es sich um ein großes Loch handelt. Ein Reifenreparaturspray kann kleine Löcher verschließen und genug Luft in den platten Reifen pumpen, um bis zur nächsten Werkstatt zu kommen.

WERKZEUG Ob einfache oder komplizierte Reparaturen, Sie werden immer Werkzeug benötigen. Sinnvoll ist ein Satz Schraubendreher, ein Hammer, ein Schraubenschlüssel, eine Zange und ein für Autoreparaturen geeignetes Klebeband. Diese Werkzeuge können Sie nicht nur verwenden, um Ihr kaputtes Auto zu reparieren, sondern auch für andere Survival-Aufgaben.

WASSER Bewahren Sie einige Liter Wasser im Auto auf, als Trink- und Kühlwasser. Wenn Sie in einer trockenen Klimazone leben oder dorthin reisen, nehmen Sie etwas mehr mit.

ERSTE HILFE Manchmal muss ein Auto repariert werden, manchmal muss man auch einen Menschen wieder zusammenflicken. Ein vernünftiges Erste-Hilfe-Set wird Ihnen gute Dienste leisten, vor allem im Notfall.

VOLLWERTIGER ERSATZREIFEN, MONTIERHEBEL UND WAGENHEBER Geben Sie sich nicht mit einem zweitklassigen winzigen Ersatzreifen zufrieden. Besorgen Sie sich einen vollwertigen zusätzlichen Reifen und wechseln Sie ihn regelmäßig mit ein, um alle Reifen gleichmäßig abzunutzen. Halten Sie auch Montierhebel und Wagenheber bereit.

DECKEN ODER SCHLAFSÄCKE Im Idealfall sollten Sie für jeden Sitzplatz im Auto eine Decke oder einen Schlafsack haben, damit bei einer Panne in der Kälte alle Mitfahrer inklusive Fahrer versorgt sind.

TASCHENLAMPE MIT ERSATZBATTERIEN Unter Ihrem Auto ist es ziemlich dunkel, und bei Nacht erst recht. Sorgen Sie dafür, dass Sie immer ein oder zwei starke Taschenlampen inklusive Ersatzbatterien im Auto haben, und tauschen Sie die Batterien regelmäßig aus, damit die Lampen immer einsatzbereit sind.

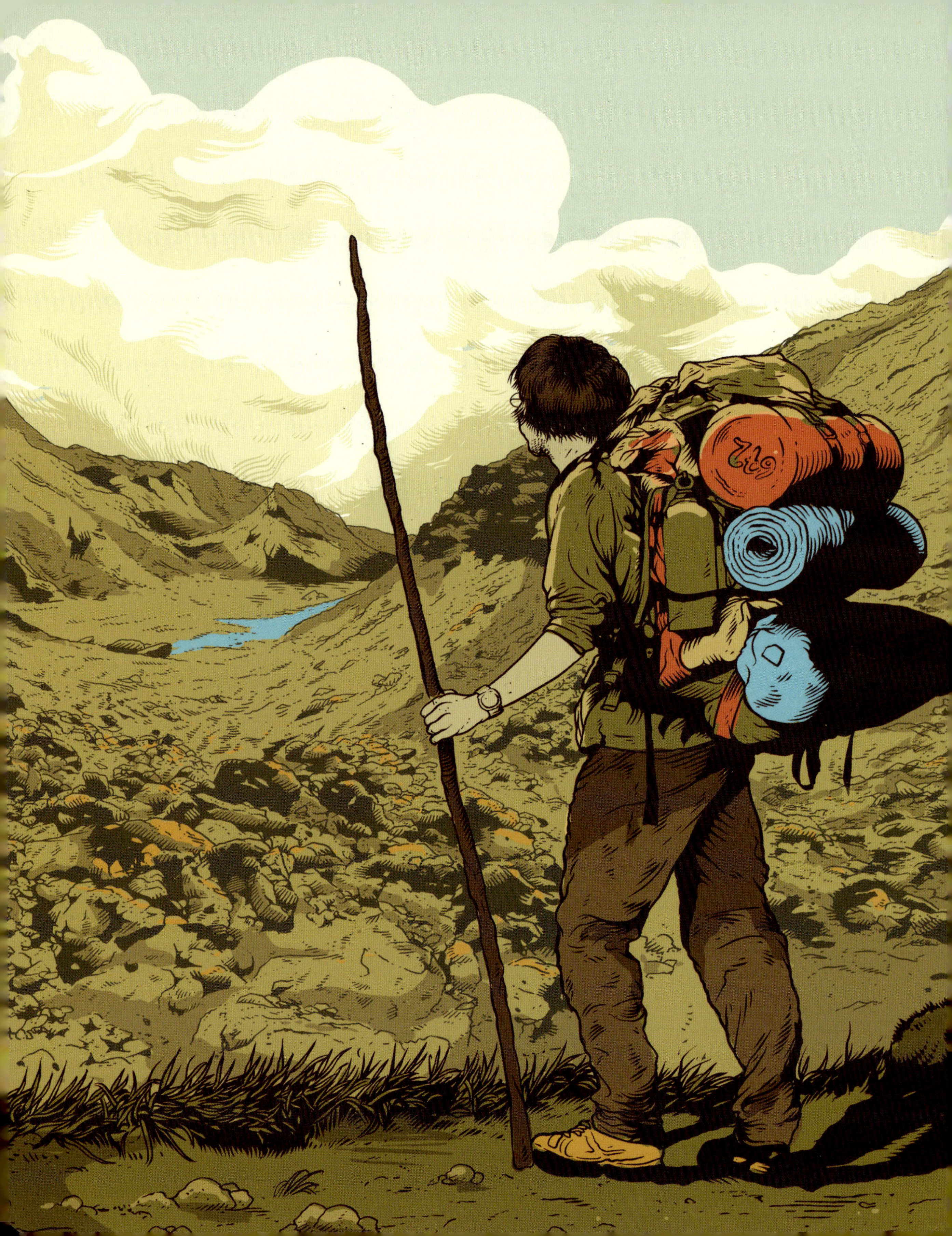

IN DER WILDNIS

DIE CANYONS RÜCKEN NÄHER, DIE SONNE VERSCHWINDET HINTER DEM HORIZONT. DIE LETZTEN ORIENTIERUNGSMÖGLICHKEITEN VERBLASSEN, UND IHNEN GEHT AUF, DASS SIE NICHT MEHR WISSEN, WO SIE SIND. PANIK. IHR PULS RAST. DANN FALLEN DIE ERSTEN REGENTROPFEN. KÖNNEN SIE DIE NACHT ÜBERSTEHEN?

Die Wildnis ist von rauer Schönheit und bietet vielen von uns einen Zufluchtsort auf unserer Suche nach Ruhe in unserer technikabhängigen, schnelllebigen Welt. Die Wildnis ist auch der einzige Ort, an dem die Welt noch natürlich ist – unser ursprünglicher Lebensraum, wenn man so will. Wenn wir diese Orte besuchen, stellen wir uns vielleicht sogar vor, wie es wäre, dort zu leben, wie einst unsere Vorfahren, und nie wieder den Fuß auf Asphalt oder Stahl zu setzen. Aber wenn Sie das Sicherungsnetz des modernen Lebens verlassen, setzen Sie sich zugleich den wirklichen Gefahren und Risiken aus, wie unsere Vorfahren.

Was sich wie Gefahren aus längst vergangenen Zeiten oder wie Abenteuergeschichten anhört – sich in der Wildnis zu verirren oder dem Hunger, einer Verletzung oder einem Tierangriff zu erliegen – sind sehr reale Bedrohungen, die auch heutzutage immer wieder vorkommen. Und wenn mehrere Probleme zusammenkommen – zum Beispiel sich zu verlaufen und dann auch noch eine Verletzung zu erleiden, oder kein Essen mehr zu haben und dann die Ausrüstung zu verlieren – stehen die Chancen aufs Überleben nicht besonders gut. Die meisten kommen mit einem dieser Notfälle klar, aber wenn eines zum anderen kommt, haben Sie wirklich ein Problem.

SAGEN SIE BESCHEID Viele der schlimmsten historischen und aktuellen Survival-Storys hätten als eher harmlose ungemütliche Situationen enden können, wenn die Abenteurer vorher jemandem Bescheid gesagt hätten, wohin sie gehen und wann sie zurücksein wollen. Erzählen Sie einem verantwortungsbewussten Freund oder Familienmitglied detailliert von Ihren Plänen für den Ausflug in die Wildnis. Oder noch besser, schreiben Sie alles auf. Sagen Sie ihm genau, wo Sie hinwollen, wo Sie Ihr Auto abstellen, welche Strecke Sie nehmen und wann Sie vorhaben, zurückzusein. Auf diese Weise kann vor Ort schnell ein Suchtrupp losgeschickt werden, wenn Sie nicht wie geplant zurückkehren. Ein frühzeitiger Einsatz bedeutet für das Team gute Chancen auf eine schnelle Rettung statt eines bedrückenden Einsatzes zur Leichenbergung.

DIE FAKTEN

3600 Jährliche Vermisstenfälle bei Wanderungen in der Wildnis.

5 MILLIONEN DOLLAR Jährliche Kosten für Rettungseinsätze durch den United States National Park Service.

3 TAGE So lange hält es der menschliche Körper ohne Wasser aus, bevor er dehydriert.

161 KILOMETER So weit reicht ein Signalspiegel unter idealen Umständen.

71 TAGE So viel Zeit verbrachte der Australier Ricky McGee 2006 im Outback, nachdem sein Auto kaputtgegangen war.

10 PROZENT Anteil der vermissten Wanderer, die länger als 24 Stunden verschwunden bleiben.

58 PROZENT Anteil der vermissten Wanderer, die zum Zeitpunkt ihres Verschwindens allein unterwegs waren.

100 PROZENT Anteil der Menschen, die ohne visuelle Orientierungspunkte (z. B. die Sonne) im Kreis laufen.

ÜBERLEBENSPRIORITÄTEN In jeder kritischen Situation sollten Sie zunächst eine grundlegende Liste von Prioritäten abarbeiten. Hier finden sich die Probleme, die Sie angehen müssen, auf einer Checkliste nach absteigender Wichtigkeit geordnet. Diese Survival-Prioritäten sind die Strategie für Ihren Erfolg und helfen Ihnen dabei, zunächst das drängendste Problem anzugehen, danach das zweitwichtigste und so weiter. Kommen Sie nicht auf die Idee, die Liste in einem Notfall zu ignorieren oder die Punkte kurzentschlossen umzuorganisieren. Die Liste beginnt mit dem Unterschlupf, denn ohne Unterschlupf können Sie in einer brenzligen Situation binnen weniger Stunden tot sein. Wenn Sie sich um den Unterschlupf gekümmert haben, wenden Sie sich der Beschaffung von Wasser zu, da Menschen nur wenige Tage ohne Wasser überleben können. Danach kommen Feuer, Nahrung und Notsignale. Ja, es wird sicherlich Situationen geben, in denen die Reihenfolge anders aussehen muss, aber keiner der Punkte auf dieser lebensrettenden Liste darf wegfallen.

UNTERSCHLUPF Einen Unterschlupf zu finden, zu erstellen oder einen bestehenden Unterschlupf zu beziehen ist die erste materielle Notwendigkeit in fast jeder Survival-Situation.

Den grundlegendsten Schutz vor den Elementen bietet Ihnen Ihre Kleidung. Bei Kälte bedeutet jede zusätzliche Schicht eine Art Lebensversicherung. In sonnigen, heißen Situationen schützt Ihre Kleidung die Haut vor Verbrennungen und vermindert den Feuchtigkeitsverlust. Wenn Ihre Kleidung dem kalten Wetter nicht genügt, verstärken Sie die Isolierung. Stopfen Sie Gras, Blätter oder anderes lockeres Material in Ihre Kleider, um ihre Schutzfunktion zu verstärken.

Wenn es Schlafenszeit ist und Sie keinen Schlafsack und keine Rettungsdecke haben (das sollte nicht passieren, aber so was kommt nun mal vor), können Sie aus natürlichen Materialien einen Unterschlupf bauen. In einer Survival-Situation benötigen Sie weder Werkzeuge noch eine Baugenehmigung, Sie brauchen lediglich etwas Tageslicht und einige Stöcke und Pflanzenmaterial. Lassen Sie sich von den Nestern von Tieren inspirieren, die Sie in der Natur gesehen haben, und bauen Sie sich ein kleines »Menschennest«, in das Sie gerade so eben hineinpassen. Gestalten Sie es offen und luftig, um die Hitze zu bekämpfen, oder dick und kuschelig, um gegen die Kälte anzugehen. Wenn Sie gegen die Kälte kämpfen, unterschätzen Sie nie die Wärme, die ein heißer Stein oder eine Flasche mit heißem Wasser in Ihrer Schlafstätte abgeben können. Erhitzen Sie einen Stein am Rand des Lagerfeuers, so dass er schön heiß ist, ohne eine Gefahr für Ihre Haut oder die Schlafunterlage darzustellen. Legen Sie ihn dicht neben sich

SURVIVAL-SKILLS

Einen einfachen Unterstand können Sie aus zwei (oder mehr, wenn Sie sie finden können!) gegabelten Ästen und einem langen Stock bauen.

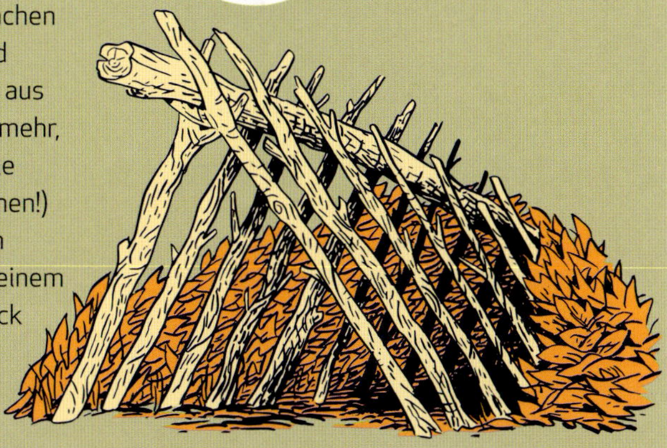

SCHRITT 1 Bedecken Sie die zwei langen Seiten mit Stöcken, Ästen und Rindenstückchen.

SCHRITT 2 Legen Sie Blätter, Gräser, Nadeln und anderes über das Gerüst.

SCHRITT 3 Legen Sie darüber leichtes Geäst oder Gestrüpp, damit der Wind das Pflanzenmaterial nicht davonweht.

SCHRITT 4 Bedecken Sie das Innere mit weiterem Pflanzenmaterial und kriechen Sie hinein.

und genießen Sie die abstrahlende Wärme. Oder gießen Sie heißes Wasser in eine tropfdichte Flasche, stecken Sie sie in eine Socke und machen Sie es sich mit diesem erprobten Bettwärmer gemütlich. Dies sind zwei der besten Wildnistipps in diesem Buch. Gern geschehen.

WASSER Eine angemessene Menge sicheres Trinkwasser ist Ihre nächste Priorität. Bäche und Flüsse lassen sich in vielen Teilen der Welt recht einfach finden, aber denken Sie daran, dass dieses Wasser desinfiziert werden sollte. Einfache Wege zu sauberem Trinkwasser ohne Filter, Feuer oder chemische Desinfektion sind das Auffangen von Regenwasser, das Schmelzen von frischem Schnee und das Finden einer natürlichen Quelle. Wenn Sie Zweifel an der Unbedenklichkeit des Wassers haben, kochen Sie es zehn Minuten lang. Wenn Sie keine Töpfe und Pfannen haben, suchen Sie Flaschen oder Dosen als Kochgefäße. Füllen Sie sie mit Wasser und stellen Sie sie in die Asche neben den Flammen, das Wasser wird bald zu sieden beginnen. Sie sollten nicht unbedingt direkt aus irgendeinem Graben trinken, wie manche Survival-Gurus das in Reality-Shows im Fernsehen gerne machen.

TRAGEN SIE SYNTHETIKFASERN ODER WOLLE, DIE WÄRME UND HALTBARKEIT GARANTIEREN. UND VERGESSEN SIE NICHT, IHRE KLEIDER MIT PFLANZENMATERIAL AUSZUSTOPFEN, WENN SIE MEHR ISOLIERUNG BRAUCHEN, UM WARM ZU BLEIBEN.

OUTDOOR-SURVIVAL-SET Wenn Sie es wirklich brauchen, sollte es sich wie Weihnachten anfühlen, Ihr gut ausgerüstet Wildnis-Notfall-Kit zu öffnen. Alles, wofür Sie (im wörtlichen Sinne!) zu sterben bereit wären, liegt nun vor Ihnen. Folgende Dinge sollten sich auf jeden Fall darin befinden.

HILFSMITTEL ZUM FEUERMACHEN Feuerzeuge, wasserfeste Streichhölzer und andere Hilfsmittel sollten Sie zwischen Ihrem anderen Equipment verteilen.

KOCHGEFÄSS Ein Blechtasse, eine Schüssel oder ein Topf ermöglichen es Ihnen, unbegrenzte Mengen Wasser vor der Verwendung abzukochen.

LICHTQUELLE Packen Sie als Lichtquelle eine stabile und wasserfeste Taschen- oder Stirnlampe ein.

PFEIFE Tragen Sie eine Trillerpfeife bei sich, um mit Ihren Kumpels zu kommunizieren oder um Hilfe zu rufen.

SPIEGEL Beschaffen Sie sich einen Signalspiegel, der eine wesentlich größere Reichweite hat als eine Pfeife.

WÄRME Nehmen Sie Material für einen eventuell nötigen Notunterschlupf mit, etwa eine Rettungsdecke oder einen Biwacksack.

MESSER Tragen Sie ein hochwertiges Messer bei sich – dafür gibt es Dutzende guter Gründe.

KOMPASS Vielleicht versagt Ihr GPS-System, und Sie werden sich orientieren müssen.

ERSTE HILFE Sie müssen darauf vorbereitet sein, Wunden zu versorgen und Infektionen zu verhindern.

NOTFALLNAHRUNG Jedes zusätzliche Bisschen Energie hilft Ihnen zu überleben. Eine Angelausrüstung kann als Back-up dienen, wenn das Essen ausgeht.

WASSER BEHANDELN Wasserreinigungstabletten und Wasserbehälter sollten Sie auch auf der Liste haben, da sich Wasser so einfacher trinkbar machen lässt als durch Abkochen.

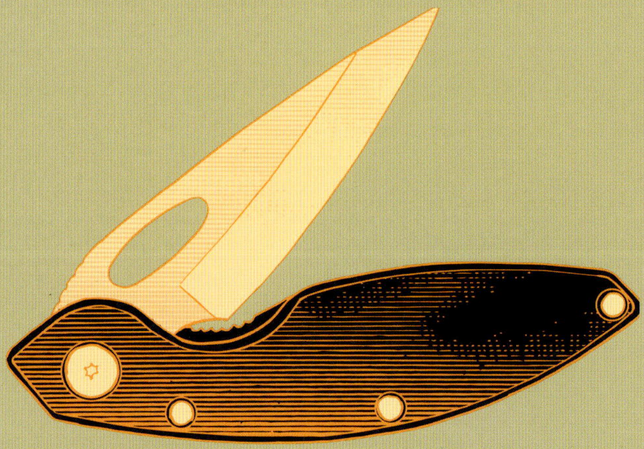

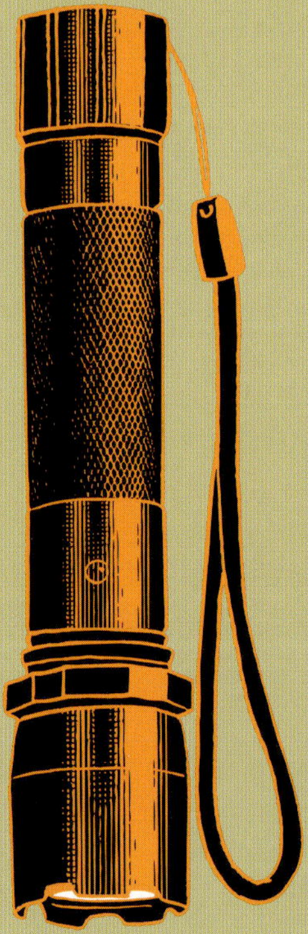

OHNE GEHT'S NICHT

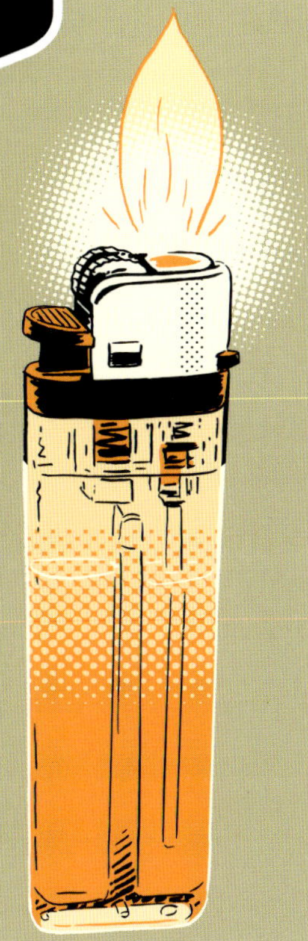

DAS GASFEUERZEUG Wenn ich nur ein einziges Survival-Werkzeug mitnehmen könnte, würde ich mich – immer abhängig von der Situation – wahrscheinlich für ein Feuerzeug entscheiden. Das billige und überall erhältliche Gasfeuerzeug fungiert als sofortige Feuerquelle, und Sie brauchen nur einen intakten Daumen, um es zu bedienen. Egal wie sehr Ihr Körper in Mitleidenschaft gezogen wurde, solange Ihr Daumen noch funktioniert, können Sie mit einer Vielzahl von Materialien Feuer machen. Mit einem einzigen Feuerzeug können Sie hunderte oder sogar tausende Feuer anzünden. Und ein Feuerzeug kann Materialien in Brand setzen, die Sie mit einem Funkenschläger oder eine Lupe niemals entzünden könnten.

Wasser aus Pfützen, Sümpfen u.Ä. unbehandelt zu trinken, ist ein sicherer Weg zur Dysenterie, die einen gesunden Menschen innerhalb weniger Wochen umbringen kann – auf schmerzhafte und peinliche Weise.

FEUER Ganz einfach gesagt: Bei jedem Outdoor-Trip sollten Sie viele verschiedene Hilfsmittel zum Feuermachen bei sich tragen. Ohne diese wertvollen Helfer wird das Feuermachen mit improvisierten Werkzeugen zu einer Herkulesaufgabe oder, unter schlechten Bedingungen, zu einer unlösbaren. Feuer bedeutet in vielen Situationen Leben, und wenn man sich die vielen unterschiedlichen Zwecke wie Wasserkochen, Wärme, Licht und Erwärmung von Nahrung ansieht, wird klar, warum es sinnvoll ist, immer verschiedene Hilfsmittel zum Feuermachen mitzunehmen. Stecken Sie ein Feuerzeug in die Hosentasche, Streichhölzer in Ihren Rucksack und hängen Sie einen Funkenschläger an Ihren Schlüsselbund. Es schadet auch nie, sich ein paar andere Techniken anzueignen, zum Beispiel wie Sie durch Reibung eine Flamme erzeugen oder indem Sie Sonnenlicht mit Ihren Brillengläsern bün-

W/F

MENSCHEN KÖNNEN NICHT ALLES ESSEN, WAS TIERE ESSEN

WAHR Trotz vieler biologischer Gemeinsamkeiten gibt es große Unterschiede zwischen dem Verdauungstrakt des Menschen und dem der meisten Tiere. Manche Tiere kann man vielleicht dabei beobachten, wie sie auch für Menschen essbare Pflanzen zu sich nehmen, aber dieselben Tiere können auch Pflanzen fressen, die für Menschen gefährlich sind. Vögel können uns am wenigsten als Vorbilder dienen, da sie sowohl genießbare als auch für den Menschen giftige Beeren fressen. Auch Säugetiere wie Eichhörnchen, die sich normalerweise von auch für Menschen essbaren Nüssen ernähren, greifen manchmal zu für uns giftigen Pilzen oder unverträglichen Nüssen.

DENKEN SIE IN MODULEN! MACHEN SIE IHRE AUSSTATTUNG ZUR SURVIVAL-AUSSTATTUNG. PACKEN SIE EINE RETTUNGS-DECKE UND EIN FEUERZEUG IN IHR ERSTE-HILFE-SET. STECKEN SIE WASSER-REINIGUNGS-TABLETTEN UND EIN MESSER IN IHR AUTO-REPARATUR-SET. SO HABEN SIE IMMER EIN SURVIVAL-KIT ZUR HAND!

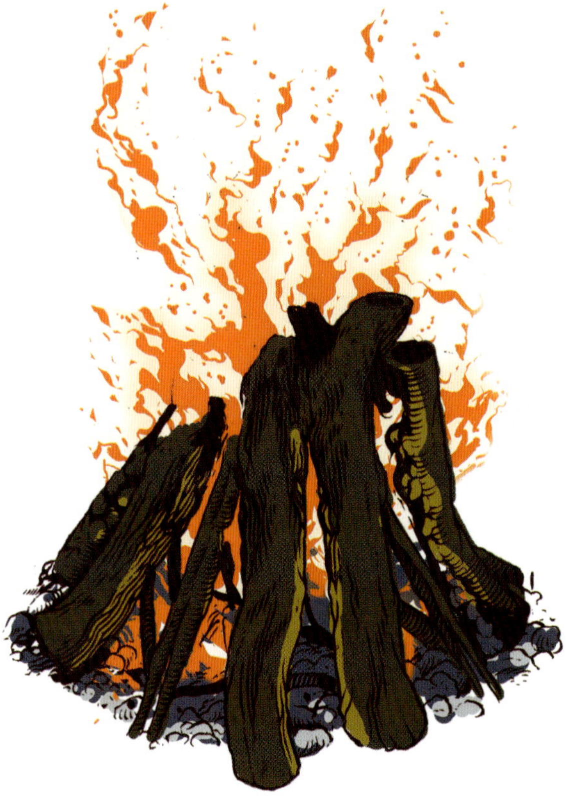

deln. Es geht darum, einige Mittel der ersten Wahl mitzunehmen und, falls diese versagen, einen Plan B in der Hinterhand zu haben, damit Sie in der Wildnis nie ohne Ihren besten Freund auskommen müssen.

NAHRUNG Essen steht auf der Prioritätenliste hinter dem Unterschlupf, Wasser und Feuer, aber in länger andauernden Survival-Situationen wird diese fordernde Aufgabe zu Ihrem Fulltime-Job. Und glauben Sie mir, es macht nicht unbedingt Spaß, eine karge Umgebung nach Essbarem abzusuchen, um am Leben zu bleiben. Wenn Sie in der lokalen Pflanzenwelt nicht ganz sicher die essbaren Pflanzen identifizieren können, halten Sie sich an tierische Nahrungsmittel. Wenn es Feder, Fell, Schuppen oder einen Panzer hat, stehen die Chancen gut, dass es sich in etwas Essbares verwandeln lässt. Die Vertreter mit Fell oder Federn sind dabei die sicherste Variante. Wenn sie erbeutet und gut durchgegart sind, bieten selbst kleine Säuger und Minivögel einen akzeptablen Nährwert und sind meist auch noch überraschend lecker. Auch Süßwasserfische sind eine gute Nahrungsquelle, weswegen die meisten Survival-Kits eine kleine Angelausrüstung enthalten. Würmer, Grillen, Termiten und viele andere Krabbelwesen sind ebenfalls für die menschliche Ernährung geeignet. Sehen Sie nur zu, die Tiere gründlich durchzuerhitzen, für den Fall, dass sie von Parasiten oder krankmachenden Keimen besiedelt sind. Lassen Sie die Finger von Nüssen und Beeren, falls Sie nicht hundertprozentig sicher sind, was Sie da vor sich haben. Jetzt ist nicht der Zeitpunkt, um Roulette mit giftigen Wildbeeren zu spielen.

NOTSIGNALE Sie haben meine Erlaubnis, richtig penetrant zu sein. Seien Sie laut, verursachen Sie Chaos und zünden Sie Sachen an. In der Zivilisation ist dieses Verhalten verpönt, aber um in der Wildnis um Hilfe zu rufen, liegen Sie damit genau richtig. Sie sollten sowieso ein Mobiltelefon, Satellitentelefon oder ein Ortungsgerät mitführen, wenn Sie sich in die Wildnis aufmachen. Aber wenn Sie keines haben, kein Netz finden oder der Akku leer ist, haben Sie hier drei bewährte Alternativen.

Die wahrscheinlich einfachste und bekannteste Methode, nach Hilfe zu rufen, ist Feuer. Bauen Sie Ihr Signalfeuer frühzeitig auf einer großen Lichtung oder einem hoch gelegenen Punkt auf und zünden Sie es an, wenn jemand in Sichtweite kommt. Das Licht und die Farbe eines lodernden Feuers sind in der Dunkelheit hervorragend sichtbar, wohingegen tagsüber dichter Rauch am besten funktioniert. Um weißen Rauch zu erzeugen, sorgen Sie für ein kräftig brennendes Feuer, auf das Sie dann viel frisches Grünzeug legen. Für schwarzen oder grauen Rauch werfen Sie alle möglichen Plastikgegenstände oder Öle ins Feuer, die Sie verfügbar haben.

Auch Signalfackeln sind eine gute Ergänzung für jedes Survival-Kit. Es gibt solche, die man in der Hand halten kann, besser sind aber kleine Signalraketen, die einige Dutzend Meter in die Luft feuern können. Größere Signalraketen oder Leuchtpistolen erreichen noch größere Höhen und bessere Sichtbarkeit. Signalfackeln und -raketen haben aber einen Nachteil: Sie müssen bei Trockenheit extrem vorsichtig damit umgehen. Sie haben sich in einer ausgedörrten Steppe verlaufen? Nicht unbedingt der beste Platz, um Ihre Signalfackel herauszuholen. In jedem Fall tauschen Sie Ihre Fackeln einmal pro Jahr aus, sie sind nicht ewig haltbar.

Das Aufblitzen eines Spiegels kann auch als weit reichendes Hilfesignal verwendet werden. Wenn Sie einen speziell darauf ausgelegten Signalspiegel haben, folgen Sie der Gebrauchsanweisung. Bei anderen Spiegeln oder sonstigem reflektierenden Material gehen Sie so vor: Halten Sie den Spiegel so unter Ihr Auge, dass die Reflektion auf die Finger Ihrer ausgestreckten Hand fällt. Bringen Sie dann Ihre angeleuchteten Finger langsam in Richtung des Ziels, wohin Sie ein Signal schicken wollen. Kippen oder drehen Sie den Spiegel dann ein wenig hin und her, damit der Spiegel aufblitzt und so Lichtsignale sendet.

W/F

MOOS WÄCHST IMMER AN DER NORDSEITE VON BÄUMEN

FALSCH Da wo ich wohne, findet man im Wald mehr Bäume mit Moos auf der Südseite. Es würde mich völlig in die Irre leiten, wenn ich auf diese Weise Norden und Süden durcheinanderbrächte. Scheinbar ziehen die lokalen Moosarten in meiner Gegend die Südseite vor, wo es sonniger und wärmer ist, was dem Pflanzenwachstum gut tut. Aber je nach Moosart und örtlichem Klima könnte das Moos auf jeder beliebigen Seite eines Baumes wachsen – oder auf allen Seiten. Die oft zitierte Volksweisheit funktioniert bestimmt irgendwo auf der Welt – aber nicht überall.

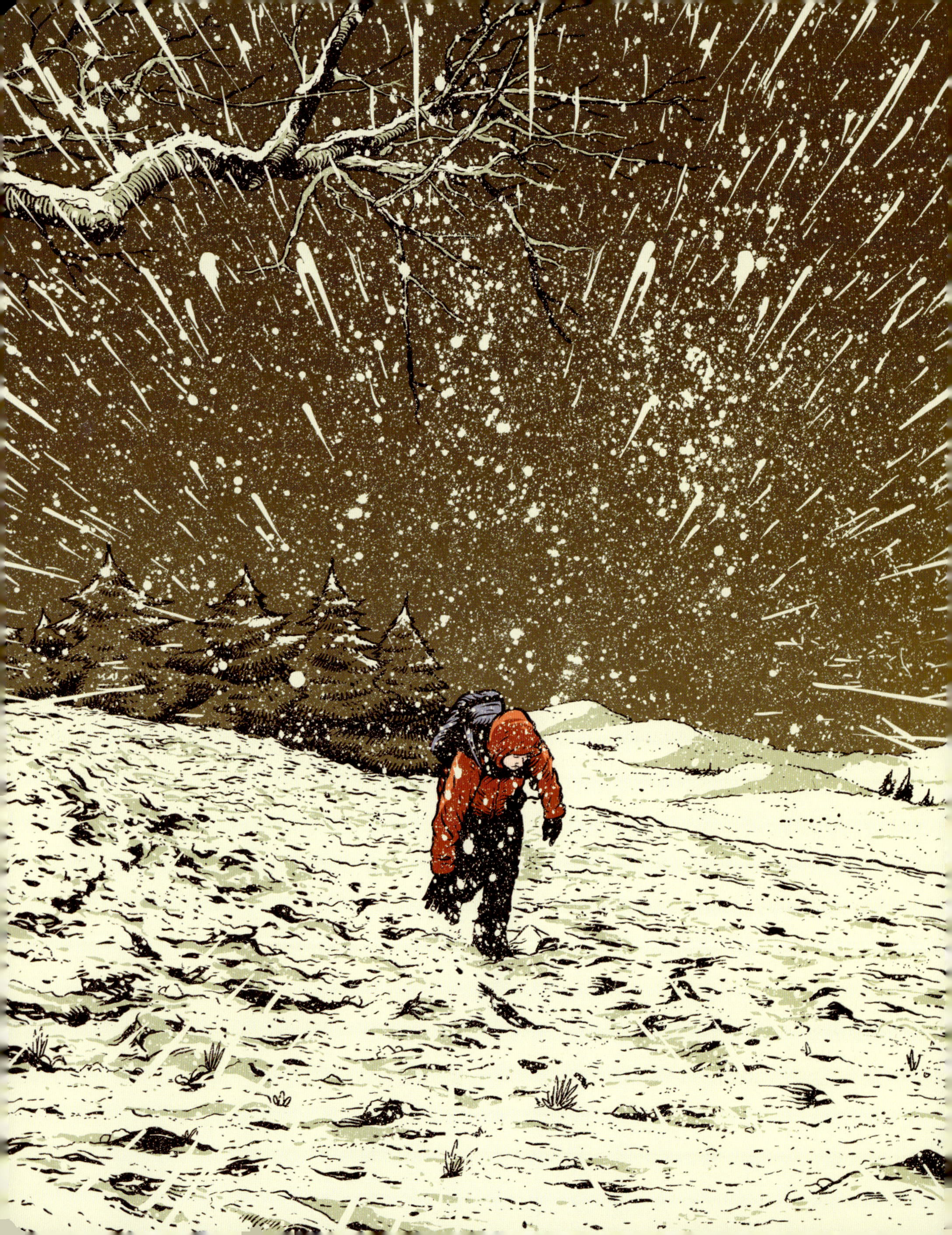

IN DER KÄLTEZONE

DIE TAGE WERDEN KÜRZER, DIE NÄCHTE DUNKLER. WASSER UND KÖRPER ERSTARREN. DER WINTER KOMMT, UND MIT IHM SCHNEE UND EIS, DIE UNSERE WELT LAHMLEGEN UND UNS DAS LEBEN RAUBEN KÖNNEN. WIE KOMMEN SIE ZU WÄRME, WENN DER STROM AUSFÄLLT ODER SIE DRAUSSEN FESTSITZEN?

Wenn wir hören, dass jemand an Unterkühlung (Hypothermie, das extreme Absinken der Körperkerntemperatur) gestorben ist, denken wir automatisch, dass derjenige einer extremen Kälte ausgesetzt war. Aber tatsächlich ist es so, dass die meisten Hypothermie-Opfer bei Werten knapp über dem Gefrierpunkt in geschlossenen Räumen gefunden werden. Es gibt mehrere Gründe für diese überraschende und tragische Tatsache. Oft handelt es sich bei den Opfern um alte oder arme Menschen, die es sich nicht leisten können zu heizen. Drogen- und Alkoholmissbrauch können auch dazu führen, dass Menschen leichter zur Unterkühlung neigen.

Aus diesen traurigen Verlusten sollten Sie eine wichtige Erkenntnis ziehen: Man muss nicht durch die arktische Wüste wandern, um an Hypothermie zu sterben. Das kalte, langsame Dahinscheiden kann Sie auch bei Temperaturen über null Grad ereilen, in Ihrer eigenen Wohnung, Ihrem Haus oder im vom Schnee umgebenen Auto. Wenn die Heizung versagt, kann die Kälte innerhalb von Stunden Leben rauben, egal ob jemand jung oder alt, fit oder fett, krank oder gesund ist.

HYPOTHERMIE-TEST Ich habe zahlreiche Rituale für kaltes Wetter, was wahrscheinlich der Grund dafür ist, dass ich noch alle Finger und Zehen besitze. Aber ein Ritual ist wichtiger als alle anderen: Ein Fingerbeweglichkeitstest sagt Ihnen so viel wie (oder mehr als) jeder andere Test. Diese Überprüfung geht schnell und kann bei Kälte jederzeit durchgeführt werden. Berühren Sie einfach mit der Spitze des Daumens alle anderen Fingerspitzen derselben Hand. Vorausgesetzt, Sie schaffen diese Übung bei warmem Wetter, zeigt Ihnen diese Beweglichkeit, dass die Muskeln Ihrer Unterarme nicht dichtgemacht haben und Sie nicht unterkühlt sind – jedenfalls noch nicht. Wenn Sie Ringfinger und kleinen Finger nicht mehr berühren können, machen Ihre Muskeln zu, und weitere Hypothermie-Symptome (wie Zähneklappern, Zittern, Ungeschicklichkeit) werden bald folgen.

DIE FAKTEN

35 °C Tiefste Temperatur, die der menschliche Körper erreichen kann, bevor es zur Unterkühlung kommt.

13,7 °C Körpertemperatur von Anna Bagenholm, die 1999 80 Minuten lang unter dem Eis eines zugefrorenen Flusses gefangen war und überlebte.

29 METER Höchste gemessene Schneemenge in einem Winter (1998–1999) am Mt. Baker, Washington.

-92 °C Tiefste je auf der Erde gemessene Temperatur auf einem Grat in der östlichen Antarktis.

38 ZENTIMETER Durchmesser der größten je gemessenen Schneeflocke 1887 in Fort Keogh, Montana.

689 Anzahl der Todesfälle durch Unterkühlung pro Jahr in den Vereinigten Staaten.

10 ZENTIMETER Mindestdicke einer Eisdecke, die einen Menschen tragen kann.

EINEN SCHNEESTURM ZU HAUSE AUSSITZEN In Ihrem eigenen Zuhause sollte es am einfachsten sein, einen Wintersturm zu überstehen. Sie haben alle vertrauten Dinge um sich herum und müssen sich nur darum kümmern, genug Wärme, Essen und Trinken zu haben.

Ihre Planungen und Vorbereitungen müssen alles einschließen, was notwendig ist, um einen Blizzard zu überdauern. Wenn der Strom ausfällt, was wahrscheinlich ist, helfen Ihnen verschiedene Alternativen weiter. Benutzen Sie einen Holzofen oder Kamin, um Wärme zu erzeugen, oder auch eine tragbare Heizung, die für die Benutzung in Innenräumen geeignet ist. Halten Sie mehrere Liter Wasser pro Person vorrätig, falls die Wasserversorgung einfriert oder ausfällt. Vergessen Sie nicht, Decken oder Handtücher vor Fenster und Türen zu hängen, um eine zusätzliche Isolierung zu schaffen.

Benutzen Sie Ihre Notbeleuchtung, um zu lesen, zu schreiben, Brettspiele zu spielen oder wichtige Dinge zu erledigen. Batteriebetriebene Lichtquellen sind sicherer als Kerzen. Sie brauchen ja nicht obendrein auch noch einen Wohnungsbrand. Und schließlich: Versuchen Sie, gegenüber sich selbst, Ihren »Mitgefangenen« und der Situation geduldig zu sein. Der Schnee wird irgendwann ganz bestimmt schmelzen, ob Sie nun ruhig oder gereizt sind. Ruhig ist besser.

ZU FUSS UNTERWEGS BEI SCHNEESTURM Es ist sehr gefährlich, bei dichtem Schneetreiben mit »Whiteout« zu Fuß unterwegs zu sein. Dafür sollten Sie schon einen sehr guten Grund haben – im Allgemeinen haben Sie in einem Blizzard draußen nichts zu suchen. Wenn Sie jedoch wegen eines Notfalls zu Fuß hinaus in den Schneesturm müssen, können Sie ein paar Dinge tun, um sicher durchzukommen. Ziehen Sie geeignete Kleidung an, inklusive Anorak, Fäustlingen, Sturmhaube und Schneebrille. Benutzen Sie Markierungen. Stecken Sie zum Beispiel alle paar Meter einen dunklen Stock in den Schnee, um den Weg sichtbar zu machen. Benutzen Sie einen Kompass oder ein GPS, um auf der richtigen Strecke zu bleiben. Oder bauen Sie schon vor einem Schneesturm ein langes Seil als »Handführung« auf, zum Beispiel von der Hütte zum Abort.

MIT DEM AUTO DURCH EINEN SCHNEESTURM Punkt eins bei der Fahrt durch einen Schneesturm ist es, darüber nachzudenken, ob es wirklich so eine gute Idee ist, dadurch zu fahren. Punkt zwei: Versuchen Sie nicht, durch einen Schneesturm zu fahren. Aber wenn es einen dringenden, nicht aufschiebbaren Grund gibt, dann bereiten Sie sich auf eine nervenaufreibende Fahrt durch die weißen Massen vor. Ob Tag oder Nacht, Sicht (»whiteout«) und Grip sind unter diesen

GUT ZU WISSEN

WINDCHILL Der Ausdruck »Windchill« beschreibt das Phänomen, dass die gefühlten Temperaturen sinken, wenn der Wind stärker wird. Dieser Tatsache sollten Sie sich bewusst sein, wenn Sie unter extremen Bedingungen unterwegs sind, da der Wind kalte Temperaturen in tödliche verwandeln kann.

0°C	-3°C	-6°C	-8°C	-9°C	-10°C
-7°C	-11°C	-13°C	-16°C	-17°C	-18°C
-12°C	-17°C	-20°C	-23°C	-24°C	-26°C
-17°C	-24°C	-27°C	-30°C	-32°C	-34°C
-23°C	-30°C	-33°C	-37°C	-39°C	-42°C
-29°C	-37°C	-41°C	-44°C	-47°C	-49°C
-34°C	-43°C	-47°C	-52°C	-55°C	-57°C
	8KM/H	16KM/H	32KM/H	48KM/H	64KM/H

ERFRIERUNGEN NACH 30 MINUTEN
ERFRIERUNGEN NACH 10 MINUTEN
ERFRIERUNGEN NACH 5 MINUTEN

Bedingungen die zwei größten Schwierigkeiten. Sie können sich für die anderen verrückten Fahrer erkennbar machen, indem Sie die ganze Zeit die Warnblinkanlage anlassen. Ob Sie selbst auch etwas sehen können, hängt voll und ganz von den Bedingungen ab. Achten Sie darauf, genug Frostschutzmittel in der Scheibenwaschanlage zu haben,

ES MAG EINLEUCHTEND ERSCHEINEN, DIE SCHUHE ENGER ZU SCHNÜREN, WENN ES KALT WIRD. ABER WENN SIE GENAU DAS GEGENTEIL TUN, VERBESSERT SICH DIE DURCHBLUTUNG, UND IHRE FÜSSE BLEIBEN WÄRMER. SO KÖNNEN SIE UNTER UMSTÄNDEN AUCH ERFRIERUNGEN AN DEN ZEHEN VORBEUGEN.

SURVIVAL-SKILLS

ERFRIERUNGEN BEHANDELN Erfrierungen entstehen, wenn sich Eiskristalle in Haut und Gewebe bilden. Meist wird die Haut unmittelbar vor der Erfrierung taub. Später, wenn das Gewebe auftaut, tritt ein starker brennender Schmerz auf, dauerhafte Schäden können bleiben. Oberflächliche Erfrierungen treten als Flecken auf, die stumpf, wachsartig und blass aussehen können. Bei tiefen Erfrierungen ist die Haut blass und fest, das darunterliegende Gewebe fühlt sich hart an.
Zur Behandlung wärmen Sie das betroffene Gewebe auf (wenn nicht die Gefahr besteht, dass es wieder einfriert). Bei einer oberflächlichen Erfrierung legen Sie die betroffene Stelle an einen warmen Körperteil. Tiefe Erfrierungen benötigen warmes Wasser mit konstanter Temperatur (ca. 41 °C). Benutzen Sie Schmerzmittel, wenn Sie mit der Erwärmung beginnen. Reiben Sie erfrorene Stellen nicht. Sorgen Sie dafür, dass das betroffene Gewebe nicht wieder einfriert.

um Ihre Windschutzscheibe freizuhalten. Wenn die Bedingungen sich weiter verschlechtern und Sie nichts sehen können, fahren Sie rechts ran und lassen Sie die Warnblinkanlage an, um Zusammenstöße zu vermeiden. Machen Sie das Beste aus der Situation. Es schadet nicht, wenn Sie darauf vorbereitet sind, im eingeschneiten Auto festzusitzen.

ÜBERLEBEN IM EINGESCHNEITEN AUTO Ich hab's Ihnen doch gesagt: Fahren Sie nie in einem Schneesturm! Aber vielleicht sind Sie ja auch einfach nur in einer Schneewehe steckengeblieben. Egal wie Sie in der Lage gelandet sind, jetzt stecken Sie in Ihrem Auto fest und sind von Schnee umgeben. Die Situation verschlimmert sich noch, wenn Ihr Fahrzeug nicht sichtbar ist oder wenn Sie sich in einer wenig befahrenen Gegend befinden. Aber machen Sie sich nichts draus, das ist ein richtiges Survival-Event.

Das Auto bietet Ihnen eine Art Unterschlupf, wenn auch einen kalten. Und wenn Sie es für Winternotfälle ausgerüstet haben, sollten Sie jetzt genügend Hilfsmittel zur Hand haben. Der erste Schritt ist es, Hilfe anzufordern. Die meisten Leute haben heutzutage Mobiltelefone, und Sie sollten auch immer ein Ladegerät fürs Auto dabeihaben. Wenn keine Hilfe kommt, packen Sie sich dick ein und versuchen Sie, das Auto auszugraben (wenn möglich). Sorgen Sie dafür, dass sich im Auto warme Unter- und Überbekleidung befindet, ebenso wie eine Schaufel (im Idealfall eine Schneeschaufel). Wenn das Ausgraben nicht gelingt oder von vornherein unmöglich ist, verschanzen Sie sich im Auto. Hochkalorische Nahrung, Wasser und Schlafsäcke gehören zur Standardausrüstung für Autofahrten in der Kälte. Packen Sie noch einen kleinen Eimer mit dicht schließendem Deckel und ein paar Hygieneprodukte ein, falls Sie länger feststecken und zur Toilette müssen. Machen Sie, wenn der Auspuff frei ist, gelegentlich den Motor an, damit es warm wird. Stellen Sie draußen irgendeinen Hinweis auf, damit Vorbeifahrende Sie sehen können. Und gehen Sie nicht zu Fuß los, um Hilfe zu holen. Menschen, die beim Auto bleiben, überstehen die Situation normalerweise. Die, die losgehen, verirren sich häufig.

WENN SIE SICH IM WALD VERIRREN Diese Situation ist wahrscheinlich die schlimmste von allen, da sich das romantische Winterwunderland so blitzschnell in eine eiskalte Todesfalle verwandelt. Wenn Sie sich in kalten, unwirtlichen Bedingungen draußen verlaufen, brauchen Sie die richtigen Fähigkeiten und das richtige Material, um zu überleben, und Sie müssen das Richtige tun. Gehen Sie als erstes die Aufgabe an, einen Unterschlupf zu finden. Bauen Sie eine Schneehöhle, einen Schneegraben, einen Unterstand, ein Iglu, oder was auch

OHNE GEHT'S NICHT

HANDSPIKES Ob gekauft oder selbstgemacht, Handspikes sind das wichtigste Hilfsmittel, wenn Sie sich in der Nähe von vereistem Wasser bewegen. Die Spikes sind an einzelnen Griffen befestigt und können, wenn sie ins Eis gerammt werden, dazu dienen, dass eine durch das Eis eingebrochene Person sich damit wieder auf die Oberfläche zieht. Um Ihr eigenes Eisrettungsset herzustellen, nehmen Sie eine Metallsäge, einen Bohrer, zwei an Holzgriffen befestigte Eisspikes und 2 Meter stabile Schnur. Schneiden Sie von jedem Eisspike jeweils die Hälfte des Metalls schräg ab, so dass er vorne weiterhin spitz ist. Bohren Sie ein Loch in das Ende jedes Holzgriffs und befestigen Sie die Schnur daran. Nehmen Sie dieses Eisrettungsset auf jede Tour auf dem Eis mit.

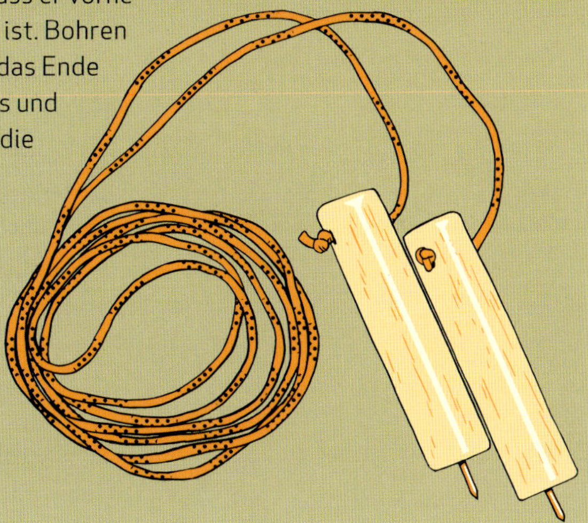

immer Ihre Fähigkeiten und das vorhandene Material zulassen. Als zweites machen Sie ein Feuer. Das mag im Schnee schwierig sein, aber es ist möglich. Bauen Sie eine Art Pritsche oder Plattform aus frisch geschnittenem Grünzeug auf dem Schnee. Wenn Sie kein Schneidewerkzeug haben, benutzen Sie dicke oder morsche abgebrochene Äste. Auf dieser Struktur errichten Sie dann Ihr Feuer, um die Glut vom schmelzenden Schnee fernzuhalten. Entzünden Sie das Feuer mit toten immergrünen Ästen, die Sie um die Stämme verschneiter Bäume herum sammeln. Diese Äste sind trockener und harzig, was dazu beiträgt, dass sie bei Kälte besser brennen. Als drittes schmelzen Sie etwas Schnee als Trinkwasser. Füllen Sie Schnee in eine Flasche oder einen Becher, den Sie in die Nähe des Feuers stellen, bis der Schnee geschmolzen ist. Und danach machen Sie sich daran, Notsignale auszusenden. Ihr Feuer ist dazu schon ein guter Anfang, aber es geht noch mehr. Nutzen Sie alle

W/F

EIN STARKER DRINK HÄLT SIE WARM

FALSCH Tut mir Leid, Ihnen das sagen zu müssen, aber der liebenswerte Bernhardiner mit dem Rumfässchen um den Hals tut leider niemandem einen Gefallen. Warum nicht? Weil selbst niedrigprozentiger Alkohol den Körper dehydriert (und so Wasser vergeudet) und die Haut rötet (wobei Wärme vergeudet wird). Durch diese Effekte wird man anfälliger für eine Unterkühlung. Alkohol kann außerdem Gleichgewichtsprobleme, Gedächtnisverlust und impulsives Verhalten hervorrufen, was in einer Survival-Situation alles gefährlich ist. Und wenn die Wirkung nachlässt, ist die Person oft müde und durcheinander. Die physiologischen Effekte des Alkohols in Kombination mit einer Notsituation in der Kälte ergeben einen unter Umständen katastrophalen Cocktail.

WERDEN SIE NICHT NASS, UM NICHT ZU FRIEREN! DA FEUCHTIGKEIT KÖRPERWÄRME ABLEITET, VERSUCHEN SIE IHR MÖGLICHSTES, DAMIT IHRE KLEIDUNG TROCKEN BLEIBT. GEHEN SIE NICHT INS WASSER UND VERSUCHEN SIE, NICHT INS SCHWITZEN ZU KOMMEN.

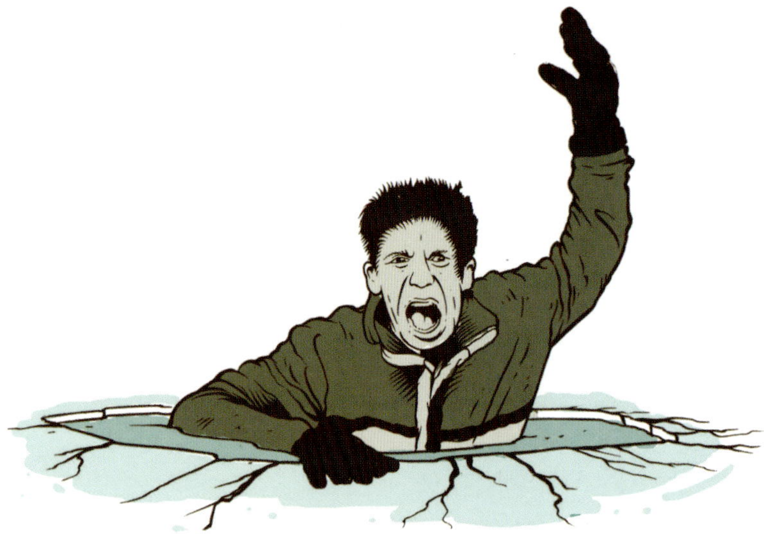

anderen Möglichkeiten, die Ihnen zur Verfügung stehen. Versuchen Sie es mit Ihrem Handy, bis der Akku leer ist. Pfeifen Sie mit Ihrer Trillerpfeife S.O.S. (drei Mal kurz, drei Mal lang, drei Mal kurz), bis Sie nicht mehr können. Formen Sie mit dunklem Holz die Wort HILFE oder SOS auf dem weißen Schnee. Tun Sie, was Sie können, damit man Sie bemerkt, denn das ist Ihr Ticket nach Hause.

WENN SIE INS EIS EINBRECHEN Auch dickes Eis kann dünne Stellen haben, die plötzlich nachgeben und einen Eisläufer oder Angler ins eiskalte Wasser befördern. Jetzt müssen Sie schnell reagieren und das richtige Equipment zur Hand haben. Wann immer Sie auf dem Eis sind, sollten Sie ein Eisrettungsset (Handspikes) an einer Schnur um den Hals tragen – wenn Sie auf einem Teich oder See Schlittschuhlaufen, sollte zumindest jemand mit einem Seil in der Nähe sein. Wenn Sie sich mit den Handspikes selbst retten, bewegen Sie sich zum Rand des festen Eises und hacken Sie beide Spitzen fest in die Oberfläche. Ziehen Sie sich mit aller Kraft aus dem Loch. Benutzen Sie dann Ihre Spikes, um sich Hand vor Hand rutschend vom Loch wegzubewegen. Wenn Sie sich ein paar Meter vom Loch entfernt haben, sollten Sie so schnell wie möglich zu einem Unterschlupf und in trockene Klamotten kommen. Achten Sie auf Anzeichen von Unterkühlung oder Schock. Wenn Sie jemand anderen aus dem Eis retten, binden Sie ein Seil an einen festen Gegenstand und werfen oder bringen Sie das Seil zu der Person im Eis. Am Ende des Seils sollte eine Schlinge sein, damit sich der Verunglückte daran festhalten kann. Ziehen Sie ihn aus dem Loch, bringen Sie ihn ins Warme und achten Sie auf Anzeichen von Unterkühlung oder Schock.

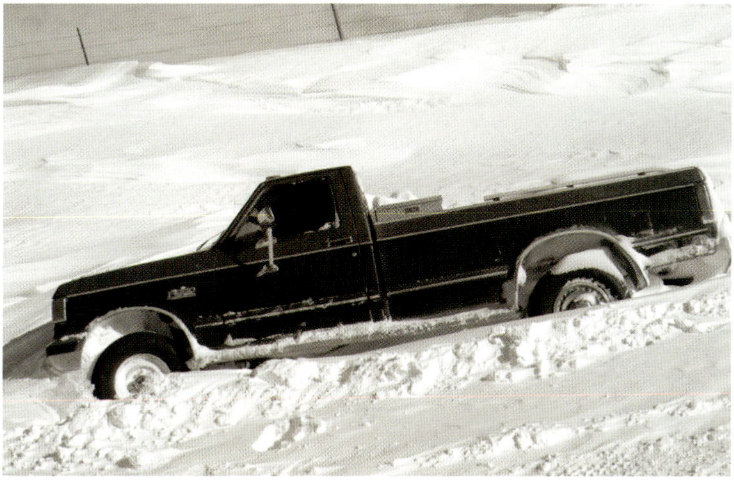

Drei Tage im Schnee

Zu dünn angezogen und schlecht vorbereitet überlebte ein Mann aus Nome in Alaska nur knapp, als er mit seinem Pick-up in einer Schneewehe steckenblieb und dort Tage bei Temperaturen unter dem Gefrierpunkt verbrachte. Der 52-Jährige begab sich am 5. Dezember 2011 auf eine Autofahrt, ohne jemandem von seinen Plänen zu erzählen. Weit außerhalb der Stadt rutschte sein Pick-up in eine tiefe Schneeverwehung und blieb dort hoffnungslos stecken. Die Tiefsttemperatur in jener ersten Nacht lag bei –24 °C, den Windchill nicht einberechnet.

Da sein Handy kein Netz hatte, war dem Mann klar, dass er feststecken würde, bis ihn jemand findet. Stunden wurden zu Tagen, und er wartete. Der Schnee wurde über den Pick-up geweht und bedeckte ihn mehr und mehr. Der Mann ließ gelegentlich den Motor laufen, um sich zu wärmen, doch am dritten Tag war fast kein Benzin mehr da. Die einzigen Dinge, die er in seinem Auto hatte, waren ein Handtuch, eine Mülltüte, ein Messer und einige Dosen gefrorenes Bier.

Wie er da rauskam? Neben ein paar Schlucken Bier, die er trank, um nicht auszutrocknen, rettete ihn die Tatsache, dass er stets sehr pünktlich bei der Arbeit erschienen war. Als sein Chef und seine Kollegen bemerkten, dass er verschwunden war, kontaktierten sie am zweiten Tag die Polizei. Nach stundenlanger Suche entdeckte ein Rettungsteam am dritten Tag die Stoßstange des Pick-ups und fand den Mann lebend darin – 7 Kilogramm leichter, nachdem er 60 Stunden lang gezittert hatte.

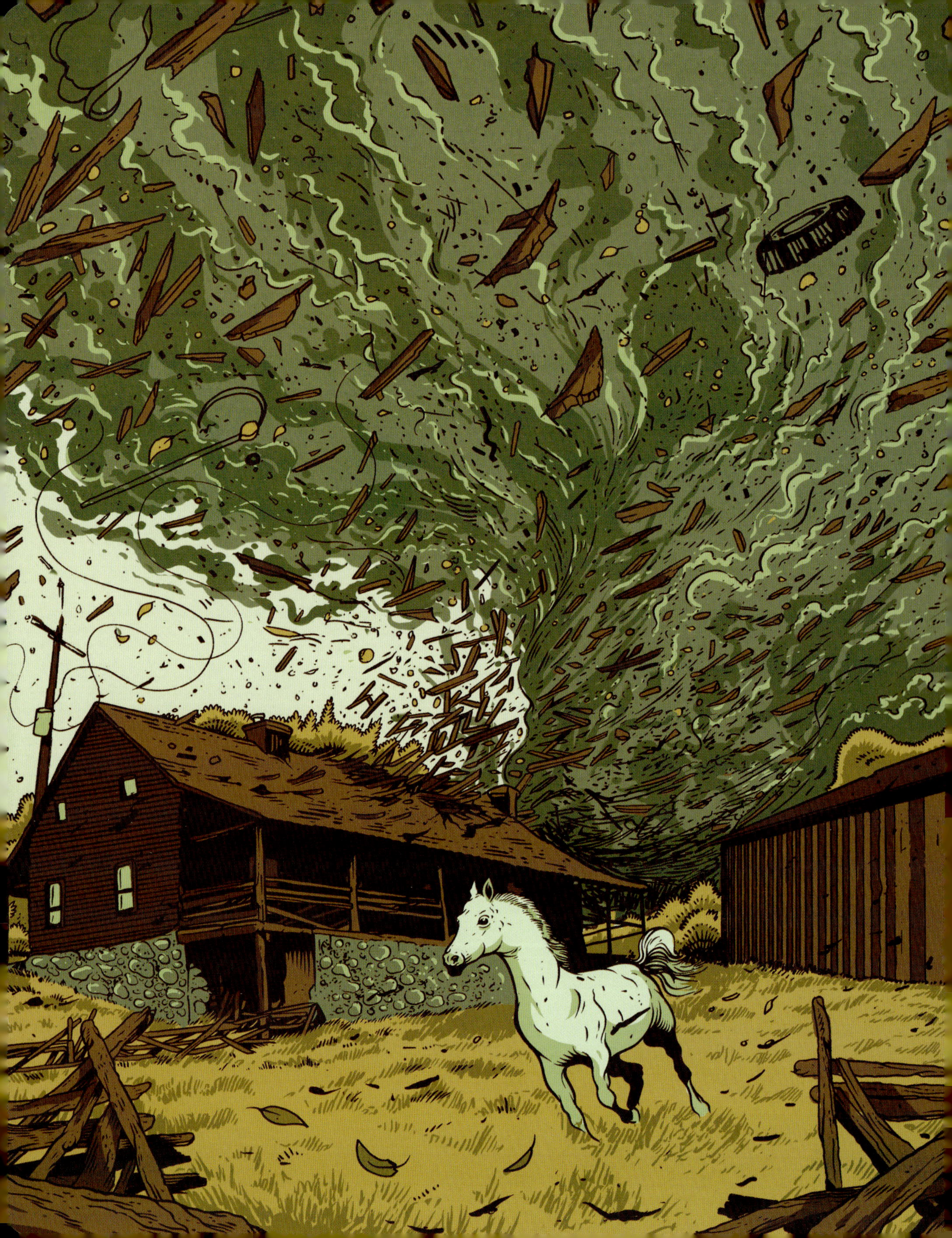

TORNADO

BRÜLLENDER WIND, DANN STILLE. KELLERTÜREN ÖFFNETEN SICH, BESTÜRZTE MENSCHEN KAMEN HERAUS. EIN AUTO HING IN EINER HOHEN BAUMKRONE WIE EIN GROTESKER VOGEL. EIN HAUS STAND UNBESCHÄDIGT DA, DRUMHERUM SCHUTT UND ASCHE. WILLKOMMEN IN DER TORNADO ALLEY.

Tornados treten auf jedem Kontinent außer in der Antarktis auf, aber die USA sind die Nation, die am häufigsten betroffen ist. Das liegt an der Größe des Landes, an den weiten Ebenen und aufeinanderprallenden Klimazonen.

Obwohl Tornados in allen 50 US-Staaten auftreten, wird die Region rund um die sogenannte Tornado Alley (Tornado-Gasse) Jahr für Jahr am öftesten heimgesucht. Diese Gegend schließt einen Großteil von Arkansas, Iowa, Kansas, Louisiana, Minnesota, Nebraska, North Dakota, Ohio, Oklahoma, South Dakota und Texas ein. Die hohe Anzahl von Tornados kommt daher, dass Kaltluft aus Kanada absinkt und auf tropische Warmluft aus Mexiko und trockene Luft aus dem Südwesten trifft.

Dieser Zusammenprall der Wettersysteme löst eine Kettenreaktion aus, die häufig damit endet, dass ein Wirbelsturm eine Schneise der Verwüstung durch Eigentum und Leben vieler Menschen zieht. Die einzige Möglichkeit, zu entkommen, ist ein sicherer Unterschlupf. Das kann ein spezieller Sturmkeller sein, ein gewöhnlicher Keller oder auch ein Graben, falls Sie draußen überrascht werden.

WARNZEICHEN Tornados bestehen nicht immer aus einem riesigen Rüssel, der aus einem gefährlich-grünen Himmel kommt. Manchmal ist der Rüssel nicht sichtbar, wenn er keinen Schutt und keine Feuchtigkeit mitführt. Wenn es eine Tornado-Warnung gibt oder ein Tornado vermutet wird, schauen Sie nach den folgenden Warnzeichen. Tagsüber sehen Sie vielleicht dicke Gewitterwolken mit einer konstanten Rotation an der Unterseite. Ein anderes Zeichen ist wirbelnder Staub und Schutt unterhalb einer Gewitterwolke, verursacht von einem nicht sichtbaren Tornado. Horchen Sie zu jeder Zeit auf ein lautes, durchgängiges Grummeln, das sich wie ein herannahender Zug anhört und nicht wie Donner nachlässt. Nachts können Sie vielleicht auch kleine, helle Lichtblitze auf Bodenhöhe in einem Gewitter entdecken, die nicht wie die typischen Gewitterblitze aussehen. Das können Stromleitungen sein, die vom kräftigen Wind des Wirbelsturms zerrissen werden.

DIE FAKTEN

1300 Höchste Anzahl von Todesopfern durch einen Tornado in Bangladesch 1989.

484 KM/H Höchste gemessene Windgeschwindigkeit, gemessen in einem Tornado in Oklahoma City 1998.

207 Größte Anzahl von Tornados innerhalb von 24 Stunden, gezählt in den Vereinigten Staaten 2011.

352 KILOMETER Längste Schneise eines einzelnen Tornados (durch drei Bundesstaaten), gemessen in den USA 1925.

81.000 KILOGRAMM So viel wog ein Öltank, der 1990 von einem Tornado in Texas 5 Kilometer weit mitgeführt wurde.

DIE MATRIX

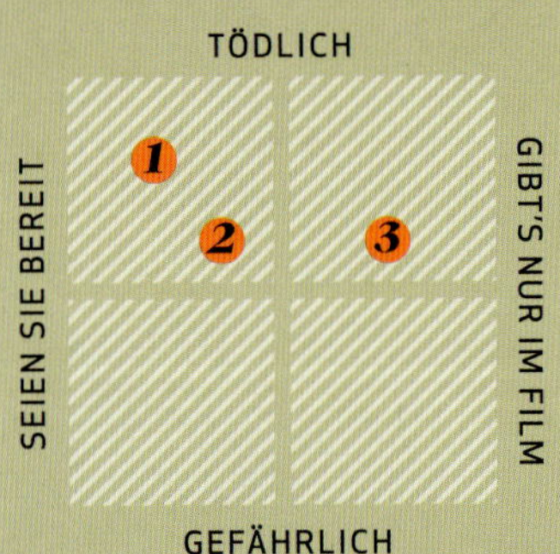

1. Tornado
2. Wasserhose
3. Schwere Sturmfront (Derecho)

SUCHEN SIE SICH EINEN VERNÜNFTIGEN UNTERSCHLUPF

Wo können Sie sich verkriechen, wo sind Sie sicher? Wenn Sie ohnehin schon einen schlechten Tag haben und dann auch noch ein Tornado hinter Ihnen her ist, werden Sie nicht in irgendeinem beliebigen Unterschlupf ausharren wollen. Entscheiden Sie sich für den sichersten und stabilsten Ort, den Sie schnell erreichen können. Egal wo Sie sich verkriechen, schützen Sie Ihren Körper mit folgender Methode: Gehen Sie tief in die Hocke, Gesicht nach unten. Bedecken Sie Ihren Kopf mit den Händen oder setzen Sie sich einen Helm auf, um wenn irgend möglich Kopfverletzungen zu vermeiden. Wickeln Sie sich in Schlafsäcke oder Decken, um Ihren Körper vor Verletzungen zu schützen, oder legen Sie als Schutz vor herumwirbelnden Trümmerteilen eine Matratze über sich.

IN EINEM HAUS Wenn Sie sich in einem Haus mit Keller befinden, gehen Sie auf jeden Fall dort hinunter und suchen Sie unter einem stabilen Gegenstand Schutz. Das könnte ein Tisch sein, eine Werkbank, eine Matratze oder ähnliches. Überlegen Sie sich genau, wo in den Stockwerken über Ihnen schwere Objekte (Kühlschrank, Wasserbett, Klavier etc.) stehen und halten Sie sich von diesen Stellen fern. Meiden Sie auch Fenster und Glastüren.

Wenn Sie sich in einem Haus oder einer Wohnung ohne Keller befinden, so lautet die erste Regel, von den Fenstern wegzubleiben. Begeben Sie sich ins Bad, eine Abstellkammer oder in den Raum unter einem Treppenaufgang im untersten Stockwerk. Wenn das nicht möglich ist, gehen Sie in einen fensterlosen Flur. Alternativ können Sie sich auch in die Badewanne legen, aber bedecken Sie sich mit einer dicken Matratze oder mehreren Decken, um vor herabfallendem Schutt geschützt zu sein.

IN EINEM MOBILE HOME ODER TRAILER Wenn Sie in einem Mobile Home oder Trailer sind – rennen Sie um Ihr Leben! Kein Mobile Home oder Trailer ist so sicher wie ein massiv gebautes Haus (oder ein Sturmkeller). Wenn Sie in einem Trailer oder einer ähnlichen Behausung wohnen, machen Sie rechtzeitig einen Evakuierungsplan für den Fall eines Tornados und suchen Sie ein massives Bauwerk in Ihrer Nähe auf. Schon kleine Tornados können am Grund befestigte Mobile Homes zerstören. Lassen Sie es nicht darauf ankommen. Selbst die qualitativ hochwertigsten und modernsten dieser Behausungen können den starken Winden und der unglaublichen Zugkraft eines Wirbelsturms nicht standhalten. Die zwei größten Schwächen dieser Domizile sind der Hohlraum unter dem Boden und die leichten Materialien. In den Hohlraum unter dem Boden kann der Wind eindringen und

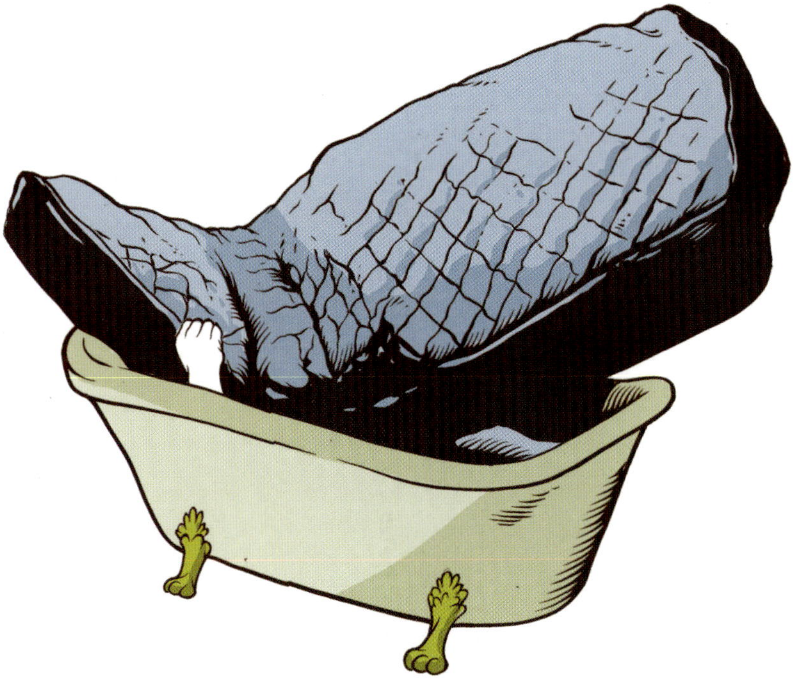

den Trailer umkippen oder hochheben. Die Leichtbauweise, die diese Behausungen beweglich macht, erlaubt es auch dem Tornado, sie zu bewegen, wobei sie manchmal komplett zerschmettert werden. Verlassen Sie das Mobile Home, wenn ein Tornado in Ihrer Gegend angekündigt wird, und suchen Sie sofort ein sicheres Gebäude auf. Auch wenn es sich dabei um einen Supermarkt oder ein anderes Geschäft handelt – bleiben Sie dort, bis die Gefahr vorüber ist.

UNTERWEGS In einem Theater, in der Kirche, im Einkaufszentrum oder einem großen Laden sollten Sie so schnell wie möglich Schutz in einer innenliegenden Toilette, einem Lagerraum oder einem anderen kleinen geschlossenen Raum weit entfernt von den Fenstern suchen. Ich habe einmal miterlebt, dass ein Tornado im Anmarsch war, als ich mich in einem großen Baumarkt aufhielt. Die Geschäftsleitung entschied richtig, alle Kunden und Angestellten ans Ende des Ladens zu bringen, weit weg von den großen Schaufenstern. Ich trieb mich in der Nähe der Badewannen herum, nur für den Fall, dass es richtig dicke kommen sollte. Zum Glück wurde es nicht so schlimm.

Wenn Sie in der Schule sind, folgen Sie den Anweisungen der Lehrer. Diese sollten normalerweise lauten, sich in einen innenliegenden Flur oder Raum zu begeben. Gehen Sie nicht in die Aula oder in die Turnhalle und meiden Sie Fenster.

GUT ZU WISSEN

WELCHER STURM IST DAS? Tornados gibt es in erstaunlich vielen Formen, nicht nur als klassischen Wirbelsturm, wie man ihn aus Filmen kennt. Hier einige artverwandte Phänomene, die Sie kennen sollten.

WASSERHOSE Wasserhosen entstehen, wenn ein Tornado sich über offenem Wasser ereignet. Sie treten am häufigsten bei den Florida Keys und in der Adria auf.

WINDHOSE Als Windhosen bezeichnet man manchmal Tornados, die nicht mit einem Gewitter einhergehen.

DERECHO (STARKE STURMFRONT) Im amerikanischen Englisch bezeichnet man eine starke Sturmfront, die mit Gewitter einhergeht, aber nicht die klassische Tornado-Form aufweist, als Derecho. Sie tritt bei warmem Wetter überall auf der Welt auf.

W/F

EIN TORNADO KANN EINE GABEL IN EINEN BAUMSTAMM TREIBEN

WAHR Häufig sieht man nach Tornados Bilder von Schallplatten oder Gabeln, die in Telefonmasten oder Bäumen stecken. Das sind keine Fälschungen. Tornados schleudern Schutt mit vielen Hundert Stundenkilometern durch die Gegend und zerren an Telefonmasten und Bäumen, die vom Regen durchweicht werden. Die nassen Holzfasern weichen auseinander, die Trümmerteile bleiben stecken, und wenn der Wind nachlässt, kann man die furchteinflößenden Skulpturen betrachten.

OHNE GEHT'S NICHT

DER STURMKELLER Ein Sturmkeller kann ein umgebautes Untergeschoss oder auch ein speziell eingerichteter »sicherer Hafen« sein, wo Sie das Schlimmste überstehen können. Wenn es sich um ein separates Gebäude handelt, sollte es sehr nah an Ihrem Zuhause sein. Sehen Sie zu, dass es immer unverschlossen ist und die Türen von innen fest verriegelt werden können. Sicher wollen Sie nicht mit Schlüsseln herumfummeln, wenn der Tornado im Anmarsch ist. Halten Sie dort unten etwas Trinkwasser und haltbare Vorräte bereit, falls die Umgebung verwüstet ist, wenn Sie wieder herauskommen.

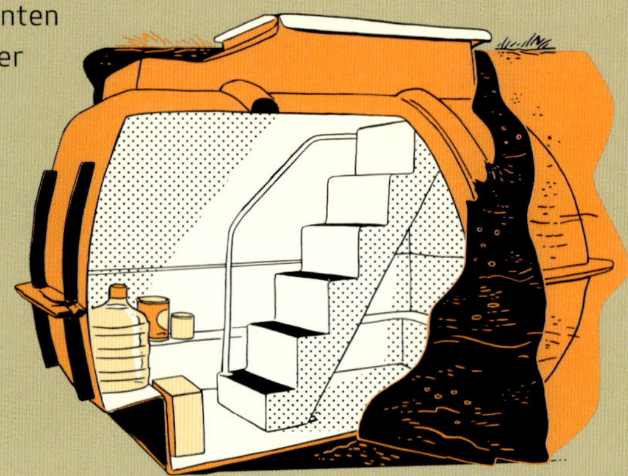

WENN DAS AUTO IHR EINZIGER SCHUTZ IST Das ist ein schwieriger Fall. In einem Auto Schutz zu suchen, ist während eines Tornados ein riskantes Vorhaben. Bei einem starken Wirbelsturm können Autos umgedreht oder davongeweht werden. Es ist wie die Wahl zwischen Pest und Cholera. Wenn Sie einen Tornado erkennen, während Sie im Auto unterwegs sind, während er noch weit entfernt ist, und Sie eine offene Straße vor sich haben, können Sie versuchen, ihm im rechten Winkel zu seiner Bewegungsrichtung (falls Sie diese erkennen können) davonzufahren. Die klügere Entscheidung wäre es natürlich, in einem stabilen Gebäude oder idealerweise unter der Erde Schutz zu suchen.

Wenn es Sie in einem Fahrzeug erwischt und Sie nicht fahren können, ist es im Normalfall am besten, das Fahrzeug zurückzulassen. Laut Statistik sind Sie in einem Graben sicherer als im Auto. Wenn Sie sich doch dafür entscheiden, im Auto zu bleiben, oder nicht mehr genug Zeit haben, um in einen Graben zu springen, dann schnallen Sie sich an, bedecken Sie Ihren Kopf mit den Händen und benutzen Sie eine Jacke, Decke oder ähnliches, um sich vor Trümmerteilen zu schützen. Das Auto steht sicherer an einem tiefer gelegenen Straßenabschnitt als einem höher gelegenen oder auf einer Brücke. Trotzdem sollten Sie es vermeiden, unter Brücken oder Unterführungen Schutz zu suchen. Hier wird der Wind oft noch verstärkt und Sie stecken in einer tödlichen Falle.

IM FREIEN Wenn Sie draußen im Freien von einem Tornado überrascht werden, bedeutet das nicht unbedingt das Todesurteil, auch wenn es sich im ersten Moment so anhören mag. Wenn Sie draußen überrascht werden und sich kein stabiler Unterschlupf in Laufdistanz befindet, legen Sie sich in einer Senke flach auf den Boden. Schützen Sie Ihren Kopf mit den Händen und mit allen zusätzlichen Kleidungsstücken, die Sie haben. Versuchen Sie nicht, sich an einem Baum oder einem anderen scheinbar stabilen Objekt festzuhalten. Dieses könnte auf Sie stürzen, oder Sie werden dagegen geschleudert.

SO GEHEN SIE MIT HERABGESTÜRZTEN STROMLEITUNGEN UM
Eine der größten Gefahren nach Tornados und anderen starken Stürmen sind herabgestürzte Stromleitungen. Es können immer noch tödliche Mengen Strom durch die Leitungen fließen, die einen Sturmüberlebenden zum späten Opfer machen. Es ist ganz einfach: Bleiben Sie weit, weit weg von allen auf dem Boden liegenden Leitungen. Wenn Sie vermuten, dass etwas beschädigt wurde, verständigen Sie die Behörden.

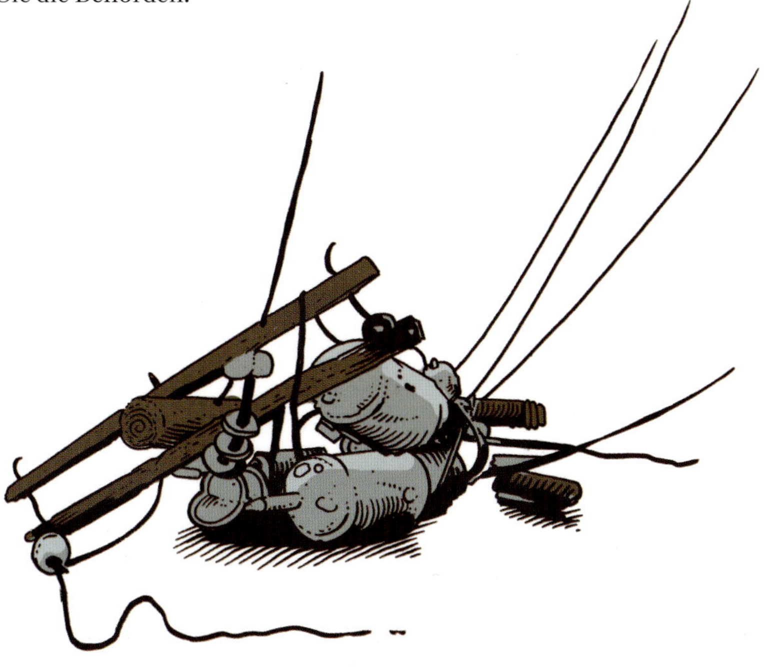

TORNADOS KÖNNEN JEDEN TAG (UND JEDE NACHT) ENTSTEHEN. WENN SIE IN EINER GEGEND LEBEN, IN DER TORNADOS HÄUFIG AUFTRETEN, BESORGEN SIE SICH EIN WETTER-RADIO MIT DEM WETTERSERVICE DES NOAA, DAS BEI LOKALEN WARNUNGEN LAUTE WARNTÖNE VON SICH GIBT.

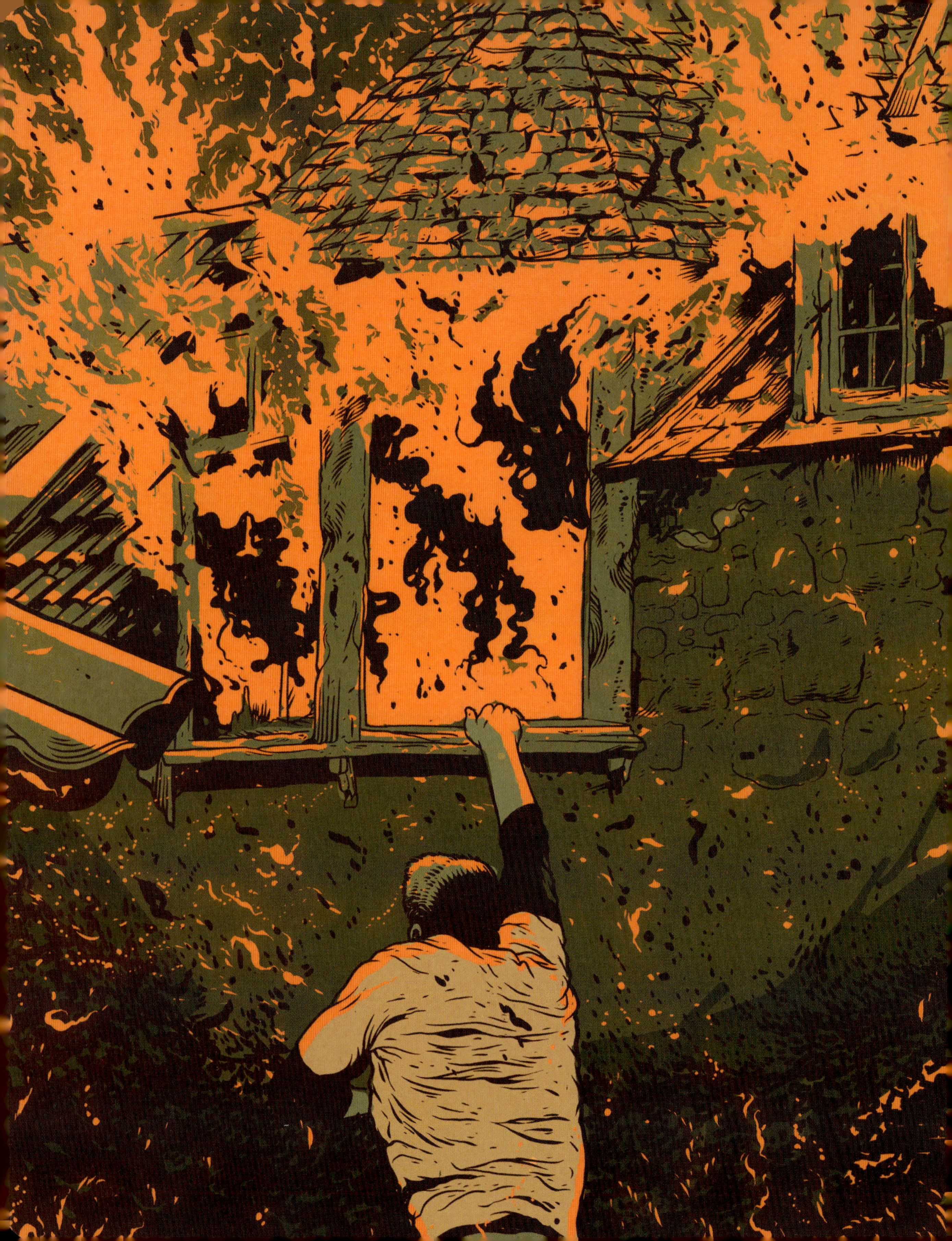

ES BRENNT!

HUSTEND UND SCHWITZEND WÄLZEN SIE SICH HIN UND HER – EIN SCHRILLER ALARM WECKT SIE. SIE SCHNAPPEN SICH DIE KINDER AUS IHREN BETTEN IM OBERGESCHOSS, ABER DIE TREPPE NACH UNTEN STEHT IN FLAMMEN. IHR VERTRAUTES UND GELIEBTES HEIM VERSUCHT PLÖTZLICH, SIE UMZUBRINGEN.

Feuer kann unser bester Freund sein, eines der lebenswichtigen Elemente beim Überlebenskampf in der Wildnis, aber es kann auch schreckliche Kräfte entwickeln, zerstörerisch und tödlich. Feuer kann unsere Häuser und Läden zerstören und unseren hartverdienten materiellen Wohlstand in Schutt und Asche legen.

Wenn die Flammen einmal ausgebrochen sind, ist die Zeit sehr kostbar. Eine versteckte kokelnde Decke kann sich urplötzlich in einen furchtbaren Albtraum aus beißendem Rauch und glühender Hitze verwandeln.

Das Schlimmste an dieser Gefahr ist, dass sie absolut nicht vorhersehbar ist. Es kann sein, dass Sie nie mit einem schrecklichen Brand zu tun haben werden – oder, obwohl Sie sich bemühen, alles richtig zu machen, mehrmals im Leben davon betroffen sind. Bei uns kam es in meiner Kindheit zu einem Brand im Kamin. Ich erinnere mich nicht genau daran, nur an die Zerstörung danach, aber ich weiß noch, wie sich daraufhin die Einstellung meiner Eltern gegenüber Holzöfen und Kaminen fundamental änderte. Und das sind nicht die einzigen potentiellen Brandherde. Feuer am Herd, elektrische Brände, ein brennender Wäschetrockner und viele andere Brände können uns aus dem Nichts

SEIEN SIE KEIN HELD! Die Chancen stehen gut, dass einige von Ihnen, die das hier lesen, Feuerwehrmänner sind (oder es einmal waren). Ihnen möchte ich für Ihren Mut und Einsatzwillen uns anderen gegenüber danken. Wir übrigen Menschen jedoch haben nicht das gleiche Training durchlaufen. Wir wissen nicht, wie gefährlich Rauch und Gase eines brennenden Hauses wirklich sind. Wir können uns nicht vorstellen, wie rasend schnell ein Haus den Flammen zum Opfer fallen kann. Wir wissen nichts über das Verhalten des Feuers, darüber wie es sich ausbreitet, klettert und atmet. Und da wir das alles nicht wissen, ist unsere einzige Aufgabe bei einem Brand die, alle Menschen in unserem Zuhause zu schnappen, die Beine in die Hand zu nehmen und zu fliehen, so schnell wir nur können. Wenn alle Personen sicher draußen sind, nehmen Sie Ihr Handy und rufen Sie den Notruf an. Überlassen Sie den Profis den Kampf gegen das Feuer und suchen Sie Ihre verängstigten Haustiere.

DIE FAKTEN

56 PROZENT Anteil der Hausbrände, die auf Unachtsamkeit beim Kochen zurückzuführen sind.

5 PROZENT Geschätzter Anteil der US-Haushalte, die über einen Feuerlöscher verfügen.

7,5 MILLIARDEN DOLLAR Jährliche Kosten durch Feuer- und Brandverletzungen.

374.000 Durchschnittliche Zahl von Wohnungsbränden pro Jahr in den USA.

7 So viele Todesopfer durch Brände gibt es durchschnittlich pro Tag in den Vereinigten Staaten.

593 °C Durchschnittstemperatur bei einem Gebäudebrand.

DIE MATRIX

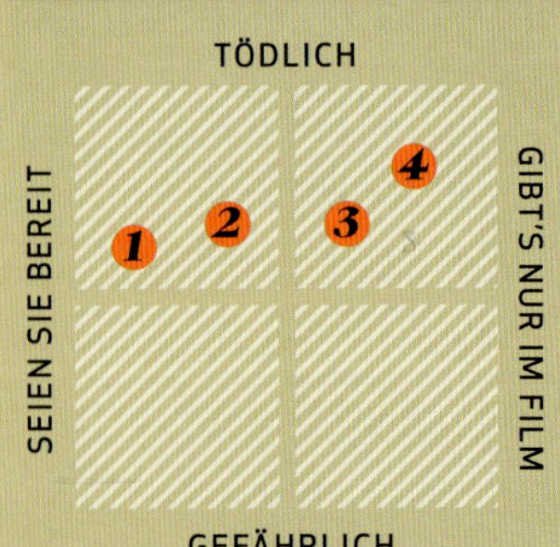

1. Hausbrand
2. Öl- oder Fettbrand
3. Elektrischer Brand
4. Chemischer Brand

heraus überraschen und zu einer Feuersbrunst werden, die das Haus dem Erdboden gleichmacht.
Hausbrände sind bedrohliche Ereignisse, die das Leben komplett verändern können. Das Feuer ergreift Besitz von Holz und Stoff und verwandelt ein friedliches Zuhause in eine Todesfalle. Um dieses Szenario zu verhindern, befolgen Sie folgende Maßnahmen zur Feuerprävention und zur Evakuierung.

BRANDPRÄVENTION Der erste Schritt hin zu einem sicheren Zuhause ist es, potentiell feuergefährliche Dinge in Ihrem Haushalt zu identifizieren. Untersuchen Sie Ihr Heim regelmäßig auf überlastete Steckdosen und Mehrfachstecker. Sehen Sie zu, dass Kinder keinen Zugang zu Streichhölzern, Feuerzeugen und anderem haben. Entfernen Sie brennbares Material wie Handtücher und Papier aus der Umgebung der Herdplatten. Reinigen Sie regelmäßig den Flusenfilter des Trockners, um zu verhindern, dass sich entzündliche Fasern ansammeln. Ersetzen Sie gasbetriebene Geräte, wenn sie pannenanfällig werden, vor allem, wenn die Kontrolllämpchen versagen. Um Brandverletzungen zu vermeiden und Leben zu retten, sind Rauchmelder das Mittel der Wahl. Bringen Sie in jedem Bereich Ihres Zuhauses einen funktionierenden Rauchmelder an. Diese günstigen Alarmgeräte sollten hoch oben an den Wänden oder an der Decke von Küche, Keller und allen Schlafräumen angebracht sein. Wechseln Sie jährlich die Batterien und tauschen Sie die Geräte selbst alle zehn Jahre. Noch nicht überzeugt? Mehr als 60 Prozent aller Todesfälle bei Wohnungsbränden ereignen sich in Häusern ohne funktionierende Rauchmelder.

FEUERLÖSCHER Sollten Ihre Präventionsbemühungen fehlschlagen, ist es möglich, dass es Ihnen gelingt, einem kleinen Feuer Einhalt zu gebieten. Feuerlöscher haben schon zahllose Leben und Dinge gerettet, aber sie sind nicht idiotensicher oder funktionieren wie von Zauberhand. Es lohnt sich, die richtige Art auszuwählen und genau zu wissen, wie man einen modernen Feuerlöscher bedient. Wann sollten Sie versuchen, einen Feuerlöscher einzusetzen? Nachdem Sie sich darum gekümmert haben, dass alle Personen im Haus in Sicherheit sind, und nur, wenn es sich um ein kleines Feuer mit wenig Rauchentwicklung handelt. Rufen Sie den Notruf an, wenn der Feuerlöscher nicht wirkt.

DER PLAN FÜR IHRE FAMILIE Der Fluchtplan für den Fall eines Brandes könnte der wichtigste Plan sein, den Sie jemals erstellen, also gehen Sie sorgfältig vor und denken Sie an die Details. Wählen Sie zuerst einen Treffpunkt, für den Fall, dass Sie getrennt werden – das

OHNE GEHT'S NICHT

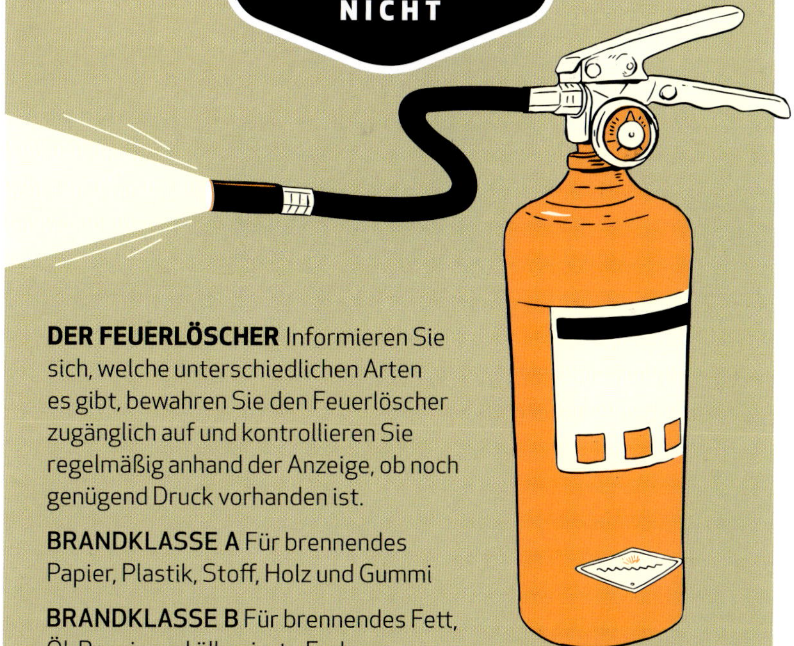

DER FEUERLÖSCHER Informieren Sie sich, welche unterschiedlichen Arten es gibt, bewahren Sie den Feuerlöscher zugänglich auf und kontrollieren Sie regelmäßig anhand der Anzeige, ob noch genügend Druck vorhanden ist.

BRANDKLASSE A Für brennendes Papier, Plastik, Stoff, Holz und Gummi

BRANDKLASSE B Für brennendes Fett, Öl, Benzin und ölbasierte Farben

BRANDKLASSE C Für brennende elektrische Gerätschaften

BRANDKLASSE F Für brennendes tierisches oder pflanzliches Öl und anderes brennbares Kochgut

Haus eines Nachbarn oder Verwandten zum Beispiel oder eine Polizei- oder Feuerwache, Kirche oder Schule in der Nähe. Als nächstes wählen Sie ein Familienmitglied aus, das im Notfall zum Haus des Nachbarn läuft und Hilfe herbeiruft. Selbst wenn Ihr Mobiltelefon funktioniert, schadet es nicht, einen Plan in der Hinterhand zu haben, von wo ein Notruf über das Festnetz getätigt werden kann.

Legen Sie in der Gruppe einen Fluchtwegeplan fest. Im Idealfall enthält dieser unterschiedliche Fluchtrouten aus jedem Zimmer des Hauses, für den Fall, dass der Eingangsbereich oder die Flure durch Rauch oder Feuer blockiert sind. In mehrstöckigen Gebäuden sollten Sie über die Anschaffung einer einfachen Rettungsleiter nachdenken, die von einem Fenster oder Balkon im oberen Stockwerk heruntergelassen werden kann. Machen Sie als Familie mehrmals pro Jahr Feueralarmübungen, üben Sie das Kriechen auf dem Boden, um das Haus zu verlassen, das Rollen auf dem Boden, um in Flammen stehende Kleidung zu löschen, und trainieren Sie die Flucht aus dem Haus im Dunkeln.

KIPPEN SIE NIE WASSER ODER MEHL IN BRENNENDES FETT – DAS WÜRDE EINE EXPLOSIVE REAKTION HERVORRUFEN. BENUTZEN SIE EINEN FEUERLÖSCHER, KIPPEN SIE BACK-NATRON DARÜBER ODER LEGEN SIE EINEN GROSSEN METALLDECKEL AUF DIE BRENNENDE PFANNE. WENN DAS NICHT FUNKTIONIERT, VERLASSEN SIE DEN RAUM UND RUFEN SIE DEN NOTRUF AN.

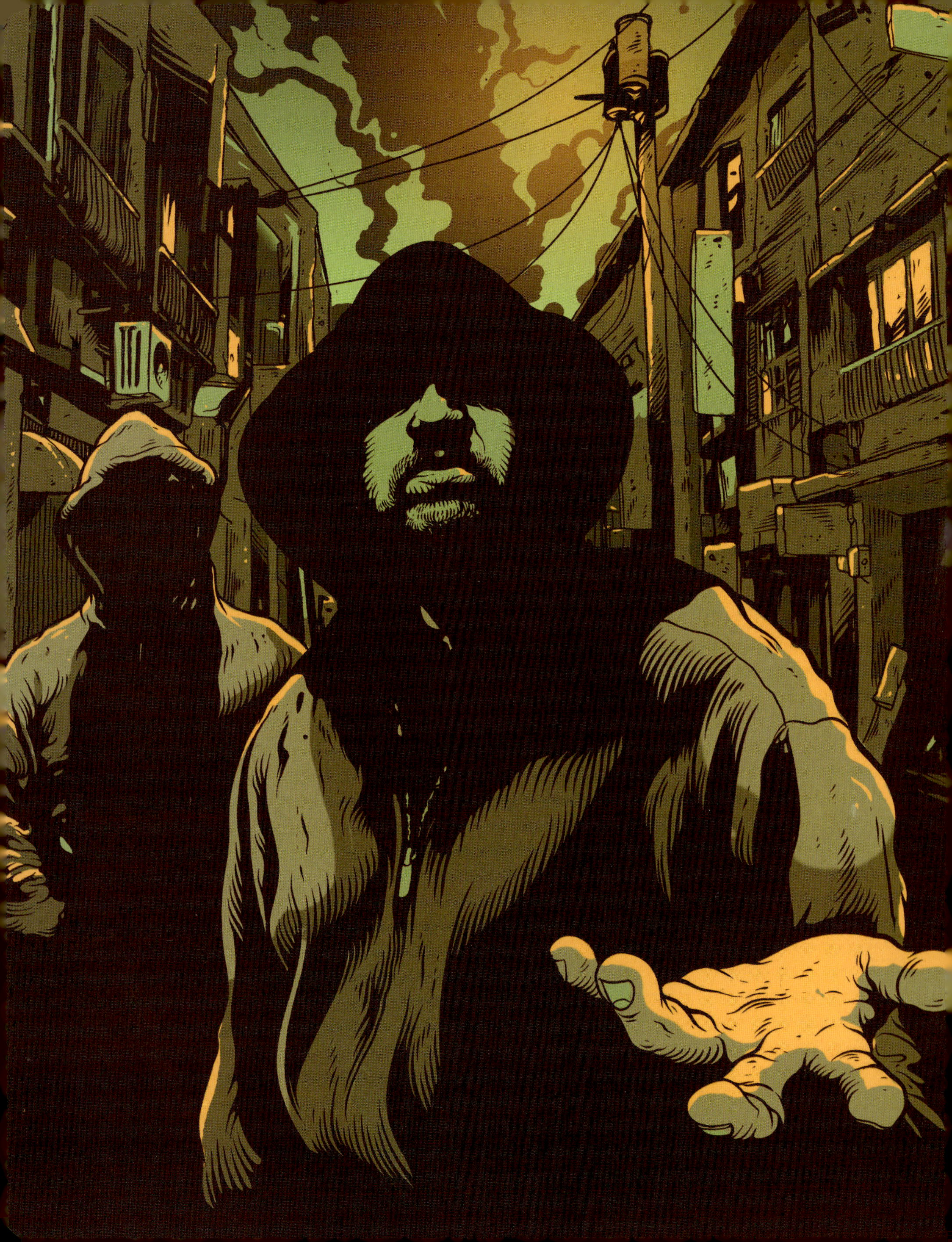

GEFÄHRLICHE STRASSEN

DAS URALTE SPIEL VON JÄGER UND GEJAGTEM GEHT WEITER, AUCH IN EINEM NEUEN JAGDREVIER. MIT KLINGEN UND PISTOLEN MACHEN SICH EINSAME JÄGER ODER GANZE GANGS AUF DIE JAGD NACH UNSEREM GELD ODER UNSEREM BLUT. DIE KRIMINELLEN SIND DIE JÄGER, UND WIR SIND IHRE BEUTE.

Gewalt ist nichts Neues. Man könnte fast schon sagen, dass die menschliche Rasse Geschmack an ihr findet. Unsere Vorfahren kämpften um Land, Wasser, Wohlstand und Ideen. Und unsere Zeitgenossen tun das immer noch. Im Laufe der Jahrtausende hat sich daran wenig geändert. In jeder friedlichen Gruppe gibt es einen Wolf unter den Schafen. Und selbst friedliebende Gesellen kämpfen um ihre Rechte, wenn man sie zu sehr drangsaliert.

Für die Behauptung, der Mensch sei das tödlichste aller Tiere, gibt es genügend Belege. Man muss nur die Nachrichten verfolgen, um genügend Beispiele von Menschen zu sehen, die zu Jägern geworden sind. Was also dagegen tun? Wie wehrt man sich gegen diese menschlichen Tiere, die sich dem Schlechten zugewandt haben? Indem man sie meidet, besonders aufmerksam ist, ablenkt, abhaut und sich selbst verteidigt – in dieser Reihenfolge.

Bringen Sie diese Reihenfolge nicht durcheinander und betrachten Sie den Kampf immer nur als letzten Ausweg. Nur weil Sie mal an einem Martial-Arts-Kurs teilgenommen haben oder nach einem Actionfilm vor Adrenalin strotzen, heißt das nicht, dass Sie sich in einen Kampf stürzen und unnötige Risiken eingehen sollten.

WERFEN SIE EINE ATTRAPPE HIN Wenn die Diebe oder Räuber nur hinter Ihrem Geld her sind, gibt es eine clevere Methode, um ihnen etwas zu geben und doch das meiste selbst zu behalten. Geldbeutelattrappen werden überall auf der Welt erfolgreich eingesetzt und sind ein toller Trick, damit Sie mit einem Großteil Ihrer Kohle wieder nach Hause kommen. Wenn Sie sich das nächste Mal einen neuen Geldbeutel besorgen, behalten Sie den alten. Legen Sie ein bisschen Geld und die Kreditkartenattrappen hinein, die Sie vielleicht in Ihrem neuen Geldbeutel vorfinden. Tragen Sie beide bei sich, und bei einem Überfall werfen Sie die Attrappe und rennen Sie davon. Der Räuber wird sich auf den Geldbeutel stürzen, vor allem, wenn er beim Fallen die Scheine und Karten darin gesehen hat. Bonuspunkte gibt's, wenn Sie auch noch ein Foto Ihrer kanadischen Freundin hineinlegen.

DIE FAKTEN

20 UHR BIS 3 UHR Zeitspanne, in der die meisten Überfälle geschehen

25 PROZENT So viel größer ist die Wahrscheinlichkeit, in London zu überfallen werden als in Harlem.

50 So viele Kinder werden durchschnittlich pro Tag in London ausgeraubt – meist wegen ihrer Handys.

3 Durchschnittliche Anzahl von Todesopfern pro Jahr in New York nach Überfällen.

44,5 PROZENT Anteil der Raubüberfälle, bei denen Gewalt angedroht oder angewendet wird.

90 PROZENT Anteil der männlichen verhafteten Tatverdächtigen für Überfälle.

5 Alter des jüngsten Räubers.

449.246 Anzahl der von der Polizei aufgenommenen Raubdelikte (inklusive Überfälle und gewalttätige Diebstähle, ohne Taschendiebstähle und Erpressungen) im Jahr 2006 in den Vereinigten Staaten.

354.520 Anzahl der Raubüberfälle in den USA 2012.

BEOBACHTEN SIE AUFMERKSAM IHRE UMGEBUNG Aufmerksames Beobachten der Situation ist das täglich Brot der Verbrechensprävention. Einfach gesagt, handelt es sich um eine Kombination der Fähigkeiten, Details zu beobachten, die Beobachtungen richtig einzuordnen und auszuwerten, um Bedrohungen zu erkennen und einen Plan zu entwickeln, die Bedrohungen anzugehen oder zu vermeiden. Das gleiche mentale Multitasking setzen auch Soldaten und Polizisten im Einsatz ein. Sie beobachten alles, vor allem solche Individuen und Situation, die Ärger versprechen. Zwar durchlaufen wir nicht das Training, das diese Profis erhalten haben, um ihre Sinne soweit zu stärken, aber wir können alle daran arbeiten, aufmerksamer zu werden. Sie können Ihre natürliche Wahrnehmungskraft mit folgenden drei Schritten schärfen.

Als erstes schalten Sie Ablenkungen aus. Auf Ihrem Smartphone zu chatten oder mit Ohrstöpseln Musik zu hören scheint harmlos, schränkt Ihre Aufnahmefähigkeit aber deutlich ein. Auch in der Öffentlichkeit zu lesen oder Spiele auf dem Handy zu spielen vermindert die Aufmerksamkeit, die Sie Ihrer Umgebung schenken sollten.

Als nächstes schauen Sie sich die Leute an. Nehmen Sie keinen Blickkontakt mit Fremden auf (diese könnten Ihr Starren als Bedrohung empfinden), aber werfen Sie einen Blick auf die Menschen um Sie herum, wohin Sie auch gehen. Achten Sie auf die Körpersprache und Handlungen der Personen in Ihrer Umgebung.

Schließlich richten Sie einen genauen Blick auf Ihre Umgebung. Ob Sie nun in der Stadt oder in der Wildnis sind, es lohnt sich immer, die Beschaffenheit Ihrer Umwelt wahrzunehmen. Seien Sie sich dessen bewusst, wo Sie sind, wo Sie hingehen und wo Ihre Rückzugsmöglichkeiten sind, falls Sie welche benötigen. Und wo Sie schon dabei sind, prüfen Sie Ihr Umfeld auf Gefahrenquellen.

SORGEN SIE FÜR ABLENKUNG Angenommen, Sie haben Ihre Umgebung nicht aufmerksam genug beobachtet oder ein Angreifer kommt aus dem Nichts auf Sie zu, dann ist die Zeit für ein Ablenkungsmanöver gekommen. Manche Ganoven mögen schlau sein, aber nicht alle sind es. Auch Drogen und Alkohol können die kognitiven Fähigkeiten der Kriminellen beeinträchtigen. Eine Freundin von mir schleuderte einmal einen heißen Burrito auf einen Mann, der sie bedrohte. Das verschaffte ihr die Zeit, in einen Laden in der Nähe zu verschwinden. Ablenkung mag nicht in jedem Fall funktionieren, aber ein gutes Ablenkungsmanöver kann Ihnen die Zeit für unseren nächsten Punkt verschaffen: Flucht.

SURVIVAL-SKILLS

ZIELEN SIE RICHTIG Sie sind sich nicht sicher, wo Sie den Bösewicht treffen sollen? Zielen Sie auf empfindliche Punkte am Körper des Angreifers und treffen Sie sie mit Ihrer Faust, dem Ellenbogen, Knie oder mit einem Tritt. Wenn Sie eine Waffe, beispielsweise einen Taser, abfeuern wollen, zielen Sie auf die Körpermitte. Hier einige gute Treff-Punkte:

- Schläfe
- unter dem Ohr
- Seite des Halses
- Halsansatz
- Solarplexus
- Armhöhle
- Unterbauch
- Schritt.

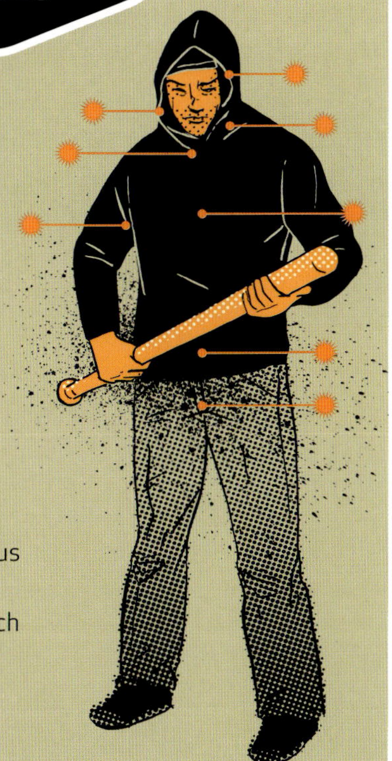

EIN KURZER SCHREI KANN HILFE HERBEIHOLEN. WENN SIE IN DER ÖFFENTLICHKEIT – JE NACH SITUATION – »HILFE«, »DIEBE«, »VERGEWALTIGUNG« ODER »FEUER« RUFEN, KÖNNEN SIE EVENTUELL IHREN ANGREIFER ABLENKEN UND EINEN HELFER HERBEIRUFEN.

HAUEN SIE MUTIG AB Schießen Sie davon, klettern Sie weg, schleichen Sie sich raus – sehen Sie nur zu, eine möglichst große Entfernung zwischen sich und den Gauner zu bringen. Dann verstecken Sie sich irgendwo, möglichst dort, wo andere Menschen sind. Am meisten bringen Ihnen Orte wie Cafés, Läden oder Gebäude mit Polizei oder Wachpersonal. Versuchen Sie nicht, sich in einer dunklen Gasse oder einer abgeschlossenen Toilette zu verstecken, das macht die Lage nur schlimmer, falls Ihr Verfolger Sie dort findet. Wenn Sie in einer Menschenmenge untertauchen können, tun Sie das – und versuchen Sie dabei, Ihr Aussehen so weit wie möglich zu verändern. Legen Sie Ihren Mantel oder Ihre Jacke ab, vor allem, wenn Sie eine andere Farbe drunter tragen. Ändern Sie Ihre Frisur, werfen Sie Ihren Hut ab, setzen Sie eine Sonnenbrille auf, tun Sie, was Sie können, um ganz anders auszusehen. Ändern Sie ständig die Richtung und rufen Sie den Notruf an, wenn Sie dazu Gelegenheit haben. Und wenn Sie in der Stadt ausgehen, tragen Sie Schuhe, in denen Sie im Notfall auch

W/F

WARNSCHÜSSE VERTREIBEN DEN ANGREIFER

FALSCH Wenn Sie nicht gerade eine öde postapokalyptische Trümmerlandschaft durchstreifen, gelten die gesetzlichen Regelungen zur Selbstverteidigung noch. Eine Feuerwaffe zu benutzen, um jemanden zu vertreiben, gilt als Bedrohung und ist illegal – vor Gericht sind Sie damit der Übeltäter. Schüsse abzufeuern, um jemanden zu verletzen, oder Warnschüsse abzugeben, kann Sie in rechtliche Schwierigkeiten bringen. Eine Waffe mit nicht-tödlicher Absicht in einer bedrohlichen Situation einzusetzen mag vernünftig erscheinen. Aber eigentlich haben Sie geschossen, bevor Sie wirklich bedroht wurden. Ziehen Sie nie eine Waffe, wenn Sie nicht wirklich glauben, in unmittelbarer Gefahr zu sein. Und dann tun Sie, was Sie trainiert haben: Zielen Sie auf die Körpermitte des Angreifers.

rennen können, und Oberbekleidung, die locker genug sitzt, dass Sie sich herauswinden können, wenn ein Angreifer Sie packt.

SELBSTVERTEIDIGUNG OHNE WAFFE Sie haben es mit Ablenkung probiert, Sie haben es mit Wegrennen probiert – jetzt bleibt nur noch der Kampf. Man könnte ganze Bücher mit den verschiedenen Techniken der Selbstverteidigung und des Straßenkampfs füllen, aber eines darf man nicht vernachlässigen: den Überlebensinstinkt eines unbewaffneten, untrainierten, in die Enge getriebenen Tiers (Sie!).

Wenn Sie sich ohne Waffe in einer Angriffssituation wiederfinden (schlechte Idee!), dann lassen Sie diese ungebändigte Wut raus und kämpfen Sie, wie ein Vielfraß gegen einen Bär kämpft. Auch wenn der Bär zehn Mal so viel wiegt wie der Vielfraß, gewinnt der knurrende, beißende, kratzende, zappelnde Vielfraß diese Kämpfe oft durch pure Wildheit.

Ich sage nicht, dass Sie die Finger von Kampfsport lassen sollten, tatsächlich empfehle ich Ihnen sogar, irgendeine Art von Training aufzunehmen. Suchen Sie sich ein Dojo oder einen Boxclub in Ihrer Nähe und nehmen Sie so viele Stunden, wie Sie können. Lernen Sie, Schläge einzustecken und sie effektiv auszuteilen. Und ob Sie nun dabeibleiben oder nicht, vergessen Sie nie den angriffslustigen Vielfraß. Wenn es zu einem Kampf kommt, dann ist es an der Zeit, dass Sie schlagen, beißen, treten, boxen, knurren, schreien, bis Sie gewonnen haben.

BEWAFFNETE SELBSTVERTEIDIGUNG Seien Sie nicht derjenige, der mit einem Messer zum Pistolenduell kommt, statten Sie sich gut (und gesetzeskonform) aus. Wenn Sie das Pech haben, in eine Auseinandersetzung oder eine Straftat verwickelt zu werden, führen Sie im Idealfall eine Waffe mit, welche vom Gesetzgeber erlaubt ist. Pfefferspray und Taser können ebenso wie ein Messer nützlich sein.

Für was auch immer Sie sich entscheiden, besuchen Sie einen Selbstverteidigungskurs, in dem Sie den Umgang mit der Waffe Ihrer Wahl erlernen. Und wenn das alles nicht funktioniert, dann benutzen Sie alles als Waffe, was Sie in die Finger bekommen können. Eine Münzrolle ist nicht besonders schwer und sollte überall legal sein, und sie verleiht einem Faustschlag mehr Kraft. Ein Tactical Pen oder ein normaler Kugelschreiber können schmerzhaft zustechen. Selbst eine zusammengerollte Zeitschrift kann hilfreich sein, um einen Schlag auszuteilen oder einen Messerangriff abzuwehren.

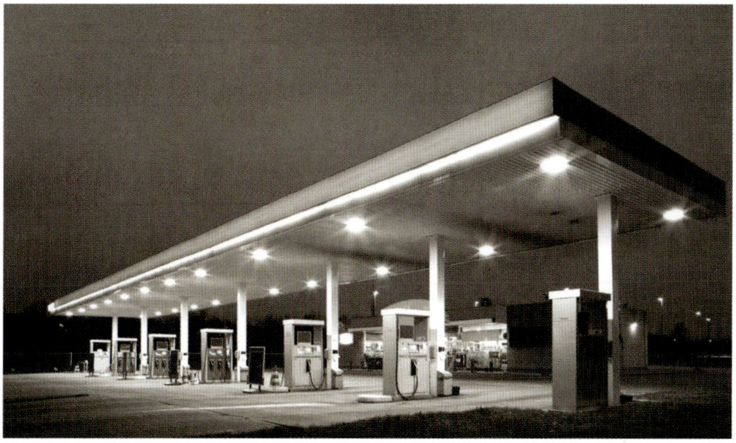

Zur falschen Zeit am falschen Ort

Ich war zur falschen Zeit am falschen Ort. Spoiler-Alarm: Ich habe es geschafft, aber es hätte auch ganz anders ausgehen können. Ich war spät dran und auf dem Weg nach Hause, fuhr mit dem letzten Tropfen Benzin und musste pinkeln. Ich hielt an einer Tankstelle und fragte den Angestellten nach der Toilette. Er deutete hinter das Gebäude. Nachdem ich alles abgesucht und keine Toilette gefunden hatte, kapierte ich, dass er meinte, ich solle einfach hinter das Gebäude gehen. Kaum war ich fertig, sprang ein Mann in dunkler Kleidung aus dem Gebüsch und schrie: »Legen Sie sich hin! Legen Sie sich sofort hin!« Ich fummelte noch an meinem Reißverschluss herum, als er mich auf alle Viere niederdrückte. Dann spürte ich ein kaltes Stück Metall am Hinterkopf. Als ich das Klicken gleichzeitig hörte und spürte, wurde mir klar, dass es eine Schusswaffe war. Ich wehrte mich nicht. Zu jener Zeit wusste ich noch nicht wie. Und es war ein Glücksfall, dass ich das nicht tat (und ein Glück, dass meine Blase bereits leer war). Der Mann mit der Waffe war ein Polizeibeamter auf der Jagd nach zwei Männern, die das Hotel nebenan ausgeraubt hatten. Die Beschreibung eines der Männer passte auf mich. Nach einigen Erklärungen durfte ich gehen. Und raten Sie mal, wer seither immer vor dem Losfahren auf Toilette geht und das Auto bei Tageslicht tankt?

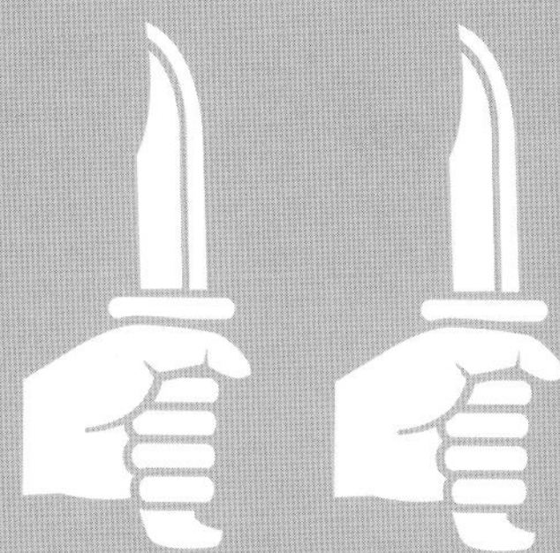

DAS UNVORHERSEHBARE

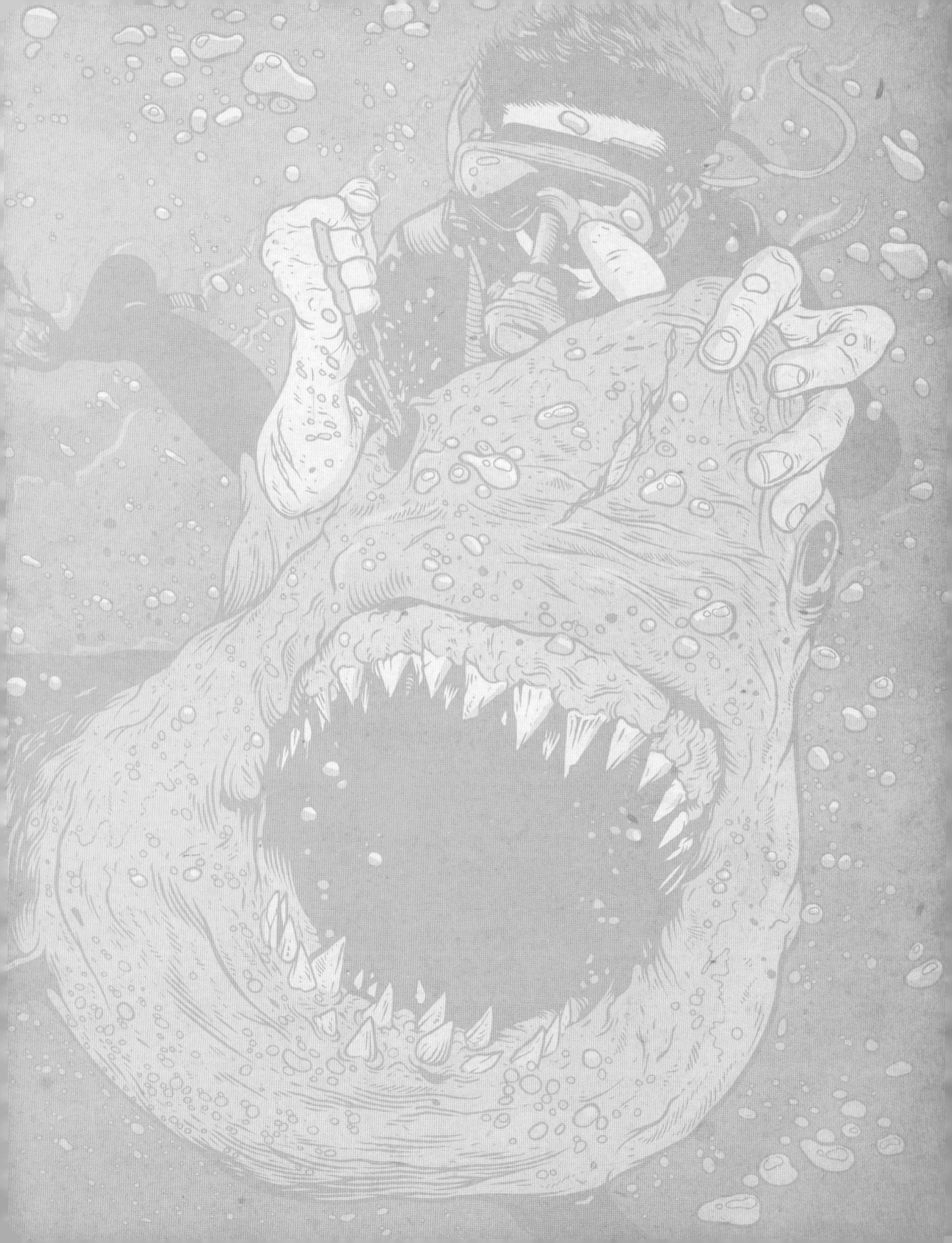

Es passiert nicht gerade jeden Tag, dass Sie in eine Lawine geraten oder Ihr Haus gestürmt wird, aber in diesen lebensbedrohlichen und furchterregenden Situationen ist es unabdingbar, dass Sie wissen, was Sie tun sollen. In diesem Teil des Buches lernen Sie, einige der unheimlicheren Situationen durchzustehen, die das moderne Leben für Sie bereithalten könnte. Für manche gibt es Warnzeichen, die Sie lernen können zu identifizieren, wodurch Sie wertvolle Zeit zur Flucht gewinnen – doch andere Situationen kommen aus dem Nichts und zwingen Sie zu einer schnellen Entscheidung. Diese Probleme haben Sie vielleicht nicht kommen sehen, aber das macht Sie nicht zu einem hilflosen Opfer. Mit den richtigen Fähigkeiten und Techniken können Sie den Kampf um Ihr Leben gut vorbereitet aufnehmen. Und wenn Sie in die Fußstapfen anderer Überlebender treten, können Sie ihn sogar lebendig und in einem Stück überstehen.

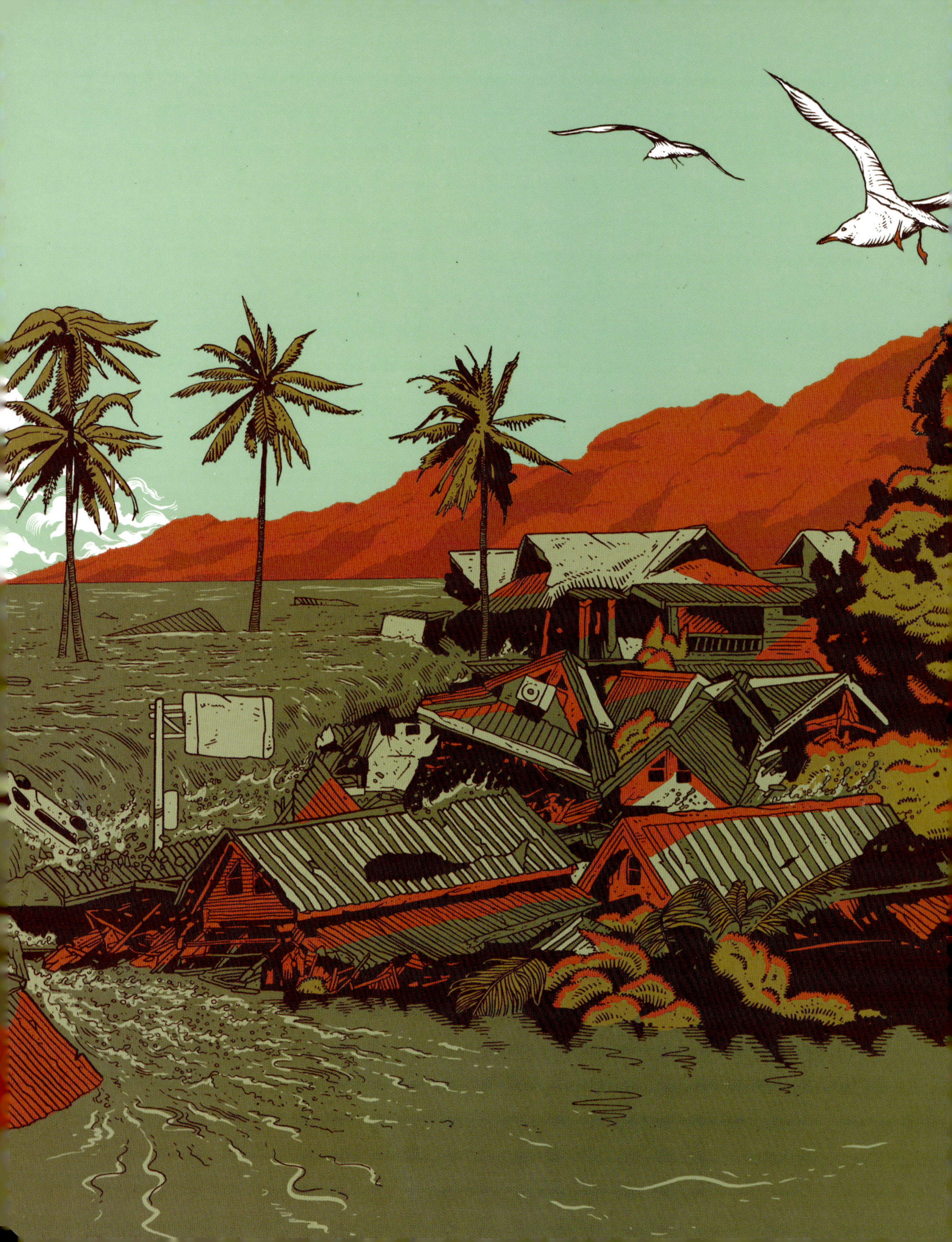

TSUNAMI

EINE WAND AUS WASSER ERHEBT SICH PLÖTZLICH AUS DEM RUHIGEN OZEAN. UNAUFHALTBAR RAMMT ES HOTELS UND SCHIESST DURCH DIE STRASSEN. WIR KÖNNEN DEM MAUL DIESES SEEUNGEHEUERS NICHT DAVONLAUFEN, ABER WIR KÖNNEN HÖHER KLETTERN, ALS SEINE TÖDLICHEN KLAUEN REICHEN.

Tsunamis gehören zu den eigenartigsten und furchteinflößendsten Naturphänomenen. Wenige Dinge sind so beängstigend wie die Vorstellung, von einer Wasserwand aus den Tiefen des Ozeans hinweggefegt zu werden.

Das Wort »Tsunami« kommt aus dem Japanischen und bedeutet »Hafenwelle«. Tsunamis sind auch als Erdbebenwogen bekannt. Diese Wellen entstehen, wenn eine große Wassermenge im Ozean oder einem großen See bewegt wird. Meist werden sie von Erdbeben verursacht, als Ursache kommen aber auch vulkanische Aktivitäten, Erdrutsche, der Einschlag eines Himmelskörpers (z. B. Asteroid) oder die unterseeische Detonation einer Nuklearwaffe in Frage. Das alles passiert nicht besonders häufig, aber wenn es passiert, ist das wirklich zum Fürchten – und die Folgen sind schrecklich.

Tsunamis richten auf zweierlei Weise Schaden an. Die ersten großen Zerstörungen löst der Aufprall der Wasserwand aus, die mit hoher Geschwindigkeit voranrast. Nachdem die Welle gegen die Küste gekracht ist, kommt es zu weiteren Zerstörungen, wenn die riesige Wassermenge weit ins Landesinnere vordringt und dabei gefährliche Trümmerteile mitführt.

SUCHEN SIE EINEN HOCH GELEGENEN ORT AUF Wie hoch sollten Sie steigen, um in Sicherheit zu sein, wenn Sie eine Tsunami-Warnung hören? Ist Ihr Hotelzimmer im zweiten Stock hoch genug? Oder das Dach des Nachbargebäudes? Oder sollten Sie sich ins Landesinnere aufmachen, um dort eine höhere Erhebung zu finden?

Da einige der größten Tsunamis Höhen von bis zu 30 Metern über Meereshöhe erreichen können, sollten Sie sich so hoch hinauf begeben, wie Sie nur können. Nehmen Sie sich zu Beginn jedes Strandurlaubs die Zeit, um Fluchtrouten und erreichbare höher gelegene Orte ausfindig zu machen. Bringen Sie in Erfahrung, ob es in der Gegend ausgewiesene Tsunami-Fluchtwege gibt. Sie sollten immer einen Plan (oder zwei) haben, wie Sie höheres Gebiet erreichen können, und aufmerksam auf Tsunami-Warnzeichen achten.

DIE FAKTEN

230.000 Todesopfer beim Tsunami im Indischen Ozean 2004.

14 Größte Anzahl von Ländern, die vom gleichen Tsunami betroffen wurden.

235 MILLIARDEN DOLLAR Schadenshöhe des Tsunamis, der 2011 von dem Erdbeben in Tohoku in Japan ausgelöst wurde.

10 KILOMETER So weit ins Landesinnere reichten die Wellen, die vom Tohoku-Erdbeben ausgelöst wurden.

80 PROZENT Anteil der Tsunamis, die im Pazifischen Feuerring auftreten.

800 KM/H Spitzengeschwindigkeit eines Tsunamis.

524 METER Höchste Tsunami-Welle, die je gemessen wurde (beim Megatsunami 1958 in Ltuya Bay, Alaska).

12.800 KILOMETER Weiteste Distanz, die die Wellen von dem Beben im Indischen Ozean 2004 erreichten – bis nach British Columbia in Kanada.

Immer, wenn Sie sich an der Küste aufhalten, lohnt es sich zu überlegen, wo Sie im Fall einer Riesenwelle Zuflucht finden könnten. Die Angst vor Tsunamis sollte Sie nicht davon abhalten, Ihren wohlverdienten Strandurlaub zu genießen, aber seien Sie sich darüber im Klaren, dass selbst ein kleiner Tsunami die Ortschaften am Wasser gefährden kann.

ENTDECKEN SIE DIE ANZEICHEN EINES TSUNAMIS Das Wichtigste, was Sie tun können, ist aufmerksam zu sein (und vielleicht sogar etwas schreckhaft). Wenn Sie eine Tsunami-Warnung hören oder eines der folgenden Anzeichen bemerken, die einen Tsunami ankündigen, begeben Sie sich auf höher gelegenes Gebiet. Im schlimmsten Fall haben Sie sich zum Trottel gemacht, leben aber noch. Im besten Fall retten Sie sich so tatsächlich vor einem Tsunami. Der offensichtlichste Vorbote eines Tsunamis ist ein Erdbeben in der Küstenregion. Andere Hinweise kann Ihnen das Verhalten von Tieren geben. Wissenschaftler glauben, dass Tiere die Vibrationen spüren, bevor wir das tun, wenn sie also nervös werden, könnte das einen guten Grund haben. Und zuletzt ist zurückweichendes Wasser das erste Zeichen dafür, dass ein Tsunami das Land erreicht. Wenn die Wasserlinie sich plötzlich stark zurückzieht und eigentlich unter Wasser liegende Bereiche trockenfallen, haben Sie weniger als fünf Minuten, bevor die »Hafenwelle« zuschlägt.

ÜBERLEBEN, WENN SIE DAVONGESPÜLT WERDEN Von einem Tsunami erwischt zu werden wird damit verglichen, in einem brodelnden Fluss voller Äste und scharfer Steine gefangen zu sein. Sie sind in einem wilden Mahlstrom gefangen, zusammen mit einer schwimmenden Müllhalde voll scharfkantigem Metall, Holz mit herausragenden Nägeln, ungeklärten Abwässern, zerquetschten Fahrzeugen, panischen Tieren und Leichen. Wie überleben Sie das?

Zunächst: Meiden Sie den Vorderteil eines Tsunamis. Die größte Kraft entwickelt eine Welle, wenn ihr Vorderteil bricht. Diese sprudelnde Wassermasse pulverisiert auch die meisten Trümmerteile. Wenn Sie davon erwischt werden, versuchen Sie, sich an etwas festzuhalten, bis dieser tödliche Teil der Welle vorbei ist. Danach folgen mehrere weitere Wellen. Und diese tragen das zweischneidige Schwert des Tsunamis mit sich: Trümmer. Diese Teile können tödlich sein oder Ihnen eine Chance auf Rettung verschaffen. Klettern Sie auf einen Gegenstand, der an der Wasseroberfläche schwimmt, und lassen Sie sich damit zu einem höhergelegenen Punkt transportieren. Wenn das Wasser beginnt abzufließen, bewegen Sie sich entweder mit der ersten Welle weiter ins

SURVIVAL-SKILLS

Wollen Sie an einem Seilende mehr Gewicht, benutzen Sie diesen Knoten. Beim Werfen legen Sie das Seil zu Ihren Füßen, beginnend mit dem Ende, das Sie festhalten wollen, damit es sich nicht verheddert.

SCHRITT 1 Machen Sie zwei Schleifen in das Seil – damit bekommt das Seil drei »Sprossen« nebeneinander.

SCHRITT 2 Weben Sie das freie Ende (lassen Sie genug Seil übrig) durch die mittlere Sprosse und über die untere Sprosse, dann legen Sie es um die Rückseite, um es zwischen die oberste und mittlere Sprosse zu bringen.

SCHRITT 3 Umwickeln Sie alle drei Sprossen sechs bis neun Mal. Beim letzten Mal fädeln Sie das freie Ende durch die übrige Schlaufe und ziehen Sie es fest.

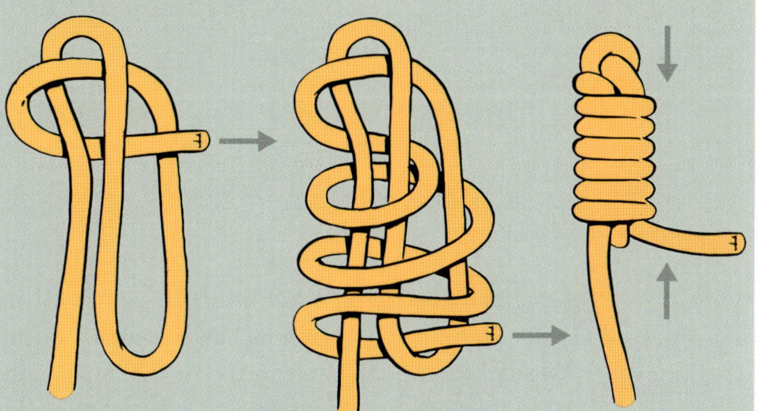

Inland, oder Sie werden hinaus aufs Meer gezogen. Wenn zweiteres der Fall ist, behalten Sie die Küste im Blick und schwimmen Sie parallel dazu, wie in einer Brandungsrückströmung.

EIN TSUNAMI AUF SEE Merkwürdig, aber wahr: Ein Boot oder Schiff in tiefem Wasser ist einer der sichersten Orte während eines Tsunamis. Wenn Sie von einem Beben hören, während Sie mit dem Boot unterwegs sind, fahren Sie sofort in Richtung tieferes Wasser. Wenn Sie auf hoher See sind, ist der Tsunami in den meisten Fällen lediglich eine kleine Woge. Wenn Sie doch in raue See geraten, steuern Sie Ihr Boot Richtung Wellenkamm und geben Sie volle Fahrt, um die Steigung zu bewältigen.

BEI TSUNAMIS KÖNNEN SIE NICHT MIT GROSSARTIGER VORWARNUNG RECHNEN. EIN MERKWÜRDIGES BEBEN ODER BRANDUNGS-VERHALTEN SIND VIELLEICHT DIE EINZIGEN HINWEISE, DIE SIE BEKOMMEN. VERLIEREN SIE KEINE ZEIT, WENN SIE DEN VERDACHT HABEN, DASS EIN TSUNAMI KOMMT. SCHNAPPEN SIE IHRE KINDER UND BEGEBEN SIE SICH AUF HÖHERES GEBIET. GEHEN SIE NICHT – RENNEN SIE.

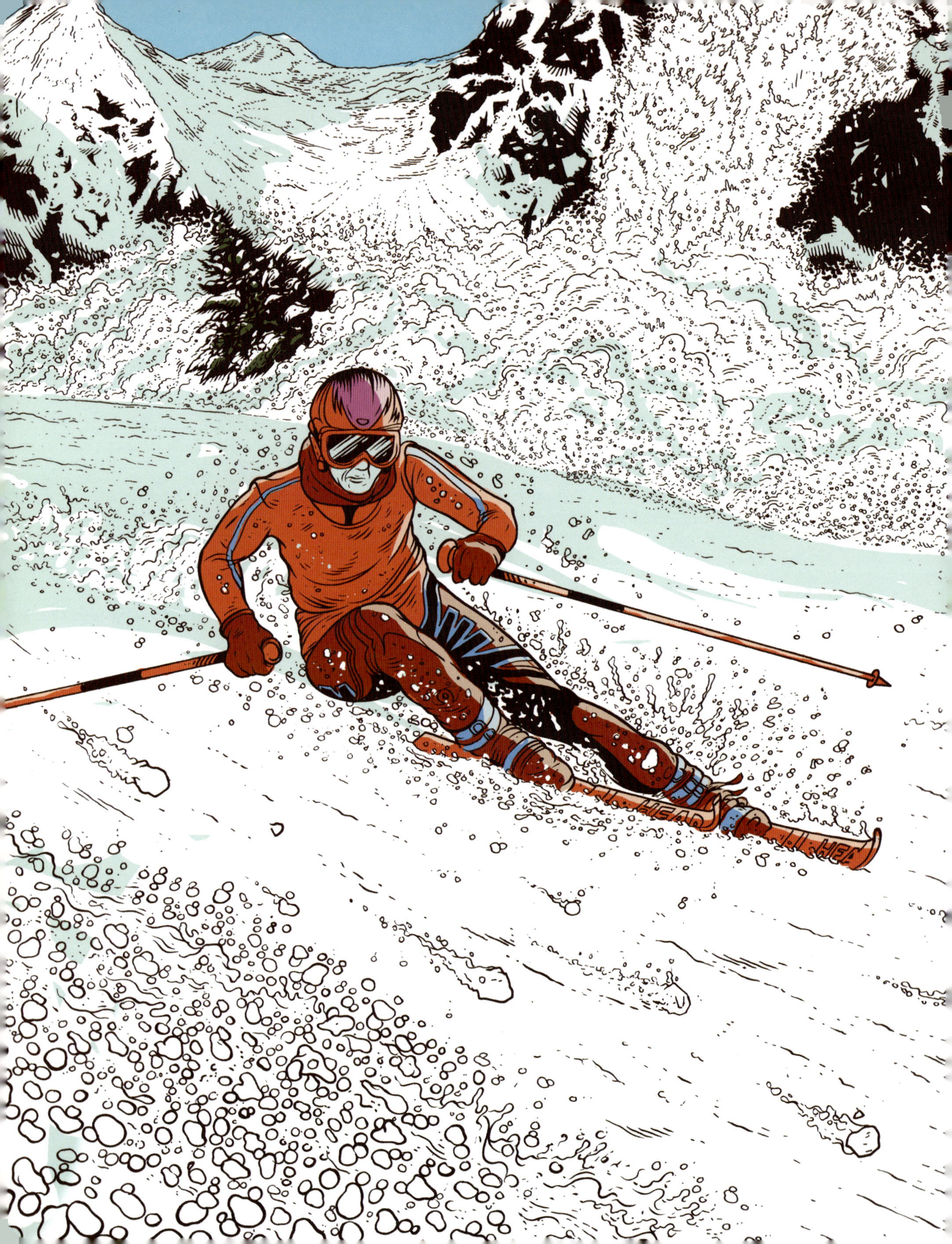
HEAD

LAWINENALARM

KRACHEND RUTSCHEN SCHNEE, MATSCH UND STEINE VON OBEN HERAB, UM ALLES UNTER SICH ZU BEGRABEN. SCHNELL KANN DER BODEN, AUF DEM WIR STEHEN, UNS UNTER SICH BEGRABEN. WAS MACHEN SIE, WENN DER UNTERGRUND NACHGIBT UND DIE URGEWALT DER NATUR SIE LEBENDIG VERSPEISEN WILL?

Schnee, Matsch und Gestein unterscheiden sich in vielerlei Hinsicht, haben aber eine tückische Gemeinsamkeit: Sie können Menschen in einem kurzen Moment unter sich begraben und sie töten.

Felsrutsche, Schneelawinen und Erdrutsche sind normalerweise kleinere, lokal begrenzte Ereignisse, aber sie sind in der Lage, Sie unter die Erde zu bringen – in jeglicher Hinsicht. Ihre Reaktionen auf jedes dieser Phänomene mögen sich leicht unterscheiden, aber es gibt einige Gemeinsamkeiten.

Erstens sollten Sie in gefährdeten Regionen wachsam und aufmerksam sein. Zweitens sollten Sie Bereiche meiden, die schon danach aussehen, als könnte hier etwas abrutschen. Und drittens: Wenn Sie unbedingt einen Bereich überqueren müssen, der nachgeben könnte, dann halten Sie Ausschau nach geschützten Stellen, wo Sie sich im Falle einer plötzlichen Katastrophe in Sicherheit bringen könnten, wie beispielsweise große Bäume oder Gesteinsbrocken, hinter denen Sie Schutz suchen können. Klar, es macht Spaß, ein Geröllfeld hochzukraxeln oder durch ein Schneefeld zu ziehen, aber diese Abenteuer haben ihre ganz eigenen tödlichen Gefahren.

»LESEN« SIE DEN SCHNEE Wie finden Sie heraus, ob Sie in einem lawinengefährdeten Gebiet sind? Es gibt viele Anzeichen, die Ihnen helfen können, nicht als menschliches Eis am Stiel zu enden. Zwei der wichtigsten Dinge, die Sie im Auge behalten müssen, sind kurz zuvor stattgefundene heftige Schneefälle und das Gefälle des Bergs. Das Lawinenrisiko steigt nach heftigem Schneefall und Wetterwechseln enorm. Am schlimmsten ist es, wenn auf Schneewetter warmes oder regnerisches Wetter folgt – und danach wieder kaltes Wetter mit Schneefall. Auch das Gefälle des Bergs ist ein wichtiger Mitspieler in diesem tödlichen Spiel. Die meisten Lawinen treten bei einem Gefälle zwischen 30 und 60 Grad auf, aber auch bei Gefälle von 25 oder 60 Grad kann der Schnee ins Rutschen kommen, wenn die Bedingungen stimmen (oder, aus Ihrer Sicht, überhaupt nicht stimmen).

DIE FAKTEN

90 PROZENT Anteil der Schneelawinen, die vom Opfer ausgelöst wurden.

105 Jährliche Anzahl von Todesopfern nach Winterlawinen weltweit.

20.000 Höchste Anzahl von Todesopfern nach einem Erdrutsch, 1970 in Mt. Huascaran in Peru.

20 KUBIKKILOMETER Größte Erdmenge, die von einem Erdrutsch bewegt wurde, in Saidamarreh (Iran) ca. 10.000 v. Chr.

400 KM/H Schnellste je gemessene Lawine nach der Eruption des Mt. St. Helens 1980.

DIE MATRIX

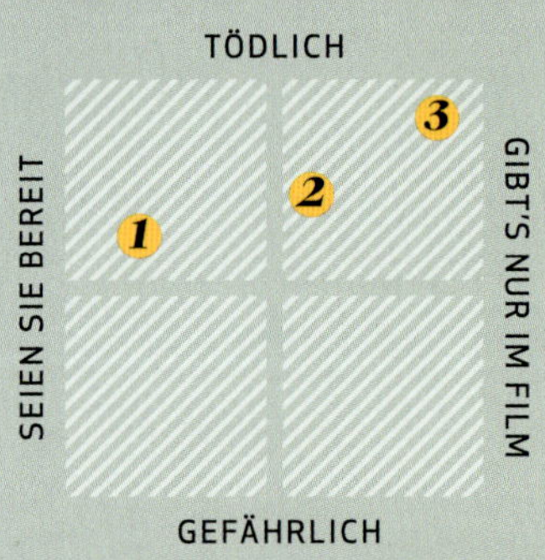

1. Lawinen
2. Felsrutsch
3. Erdrutsch

Lawinen, Erdrutsche und Felsrutsche können tödlich und kaum vorhersehbar sein. Halten Sie die Augen nach den folgenden Warnzeichen offen und befolgen Sie die hier beschriebenen Methoden, um sich in Sicherheit zu bringen.

UMGEHEN SIE LAWINENGEFÄHRDETE GEBIETE Wie oben beschrieben, sind frisch gefallener Schnee und die erwähnten Hangneigungen die größten Risikofaktoren für Lawinen, aber es gibt noch eine Handvoll anderer Indikatoren. Zum einen ist das die Stellung der Sonne. Schnee ist an den Hängen am gefährlichsten, wo er wiederholt aufgetaut und wieder gefroren ist. An wärmeren Wintertagen sollten Sie Ihre Route so planen, dass Sie diese Hänge meiden. Vertrauen Sie auch auf Ihre Augen und Ohren. Gehen Sie nicht auf Schneeflächen, deren Betreten ein hohles Geräusch verursacht oder wo die Schneeflocken wie große, funkelnde Kristalle statt wie Puderzucker aussehen (dieses tödliche Zeug nennt sich Schwimmschnee). Halten Sie auch Ausschau nach Beweisstücken – Schneetrümmer und abgebrochene Bäumen sind Zeugen früherer Lawinen, seien Sie also bei diesen Problemgebieten besonders wachsam. Achten Sie auch auf »Rinnen ohne Gitter«, also offenen Rinnen ohne Bäume und Felsen auf der Rutschfläche. Bäume und große Gesteinsbrocken fungieren wie eine Art Anker für die Schneedecke; wo sie fehlen, ist die Gefahr größer.

Wenn Sie wandern, halten Sie sich an Grate, dem Wind zugewandte Hänge, dichte Wälder oder flache Steigungen. Wenn Sie Ski fahren, bleiben Sie auf den markierten Pisten.

SCHWIMMEN SIE DURCH EINE LAWINE Schnee fließt nicht genau gleich wie Wasser, aber es gibt Ähnlichkeiten. Wenn unter Ihren Füßen eine Lawine abgeht, machen Sie Bewegungen wie beim Skifahren (oder auch beim Surfen), um möglichst auf dem Schnee mitzureiten, und versuchen Sie so, zum Rand der Lawine zu gelangen. Wenn der Schnee sich nur langsam bewegt, versuchen Sie, sich an einem Baum festzuhalten, ohne dagegengequetscht zu werden. Bei einem schnellen Abrutsch, der Sie von den Füßen holt, ist Ihre beste Chance die, zu versuchen, im Schnee zu schwimmen und eine Kollision mit festen Hindernissen zu vermeiden.

LEBENDIG BEGRABEN Unter Schnee begraben zu werden ist kein Spaß, aber es muss nicht tödlich enden. Wenn die Schneemassen einer Lawine aufhören sich zu bewegen, werden sie von einem fließenden Medium zu einer zementartigen Substanz. Arbeiten Sie sich schnell Richtung Oberfläche vor, wenn die Bewegung sich verlangsamt. Wenn

OHNE GEHT'S NICHT

LAWINENSENDER Ein Lawinensender ist unverzichtbar, wenn Sie verrückt genug sind, sich in Gegenden mit unsicherem Schnee herumzutreiben. Schalten Sie das Gerät an, stellen Sie es auf »Senden« und befestigen Sie es unter Ihrer Jacke. Informieren Sie wie immer jemanden über Ihre Pläne, bevor Sie losgehen. Wenn Sie jetzt unter dem Schnee begraben werden, können Ihre Retter das Signal empfangen und wissen, wo sie zu graben anfangen müssen.

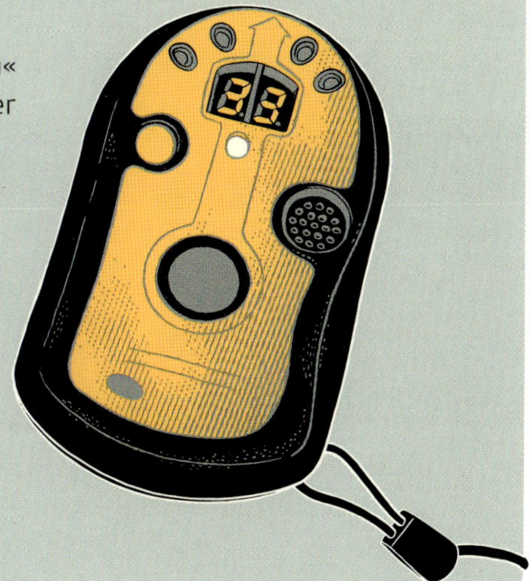

möglich, strecken Sie einen Arm nach oben und bewegen Sie ihn im Kreis, um einen Luftschacht zu schaffen. Benutzen Sie Ihre Hände, um sich Raum zum Atmen zu verschaffen. Gehen Sie methodisch vor, um zu starke Anstrengung zu vermeiden. Sparen Sie Ihren Atem und rufen Sie erst dann um Hilfe, wenn Sie ein Rettungsteam hören.

EINEN ERDRUTSCH VORHERSEHEN Zu einem Erdrutsch kommt es dann, wenn die Erde in abschüssigen Gebieten so nass wird, dass das Erdreich die Haftung verliert und die Schwerkraft das Ruder übernimmt. Dann bekommen Sie es mit einer matschigen Flutwelle zu tun, die Ihren Besitz zerstören und Ihr Leben in Gefahr bringen kann. Passen Sie auf und achten Sie auf die Warnzeichen.

In erster Linie passieren Erdrutsche dort, wo sie schon einmal vorgekommen sind. Erkundigen Sie sich bei örtlichen Behörden über die geographische Geschichte Ihrer Gegend, inklusive eventuell aufgetretener Feuer, die die Vegetation zerstört haben (was oft zu Bodenerosion führt) oder Bauarbeiten, die die Fließwege von Wasser verändert haben.

VIELLEICHT KÖNNEN SIE SICH SELBST AUSGRABEN, WENN SIE WISSEN, WO OBEN IST. WENN SIE LICHT SEHEN, BEWEGEN SIE SICH IN DIESE RICHTUNG. WENN SIE ZU TIEF UNTER DER SCHNEEDECKE SIND, GRABEN SIE EINE STELLE RUND UM IHREN MUND AUS. SPUCKEN SIE AUS UND BEOBACHTEN SIE, IN WELCHE RICHTUNG DER SPEICHEL FÄLLT. BEWEGEN SIE SICH DANN IN DIE ENTGEGENGESETZTE RICHTUNG.

HAT SIE EIN FELSRUTSCH ERWISCHT? DANN STRAMPELN SIE, WAS DAS ZEUG HÄLT, UM OBENAUF ZU BLEIBEN, UND VERSUCHEN SIE, RICHTUNG RAND ZU KOMMEN. WENN SIE SICH UNTERHALB DER BAUMGRENZE BEFINDEN, VERSUCHEN SIE, HINTER EINEN BREITEN BAUM ZU KOMMEN, DAMIT DIESER DEN HAUPTTEIL DES AUFPRALLS ABFÄNGT.

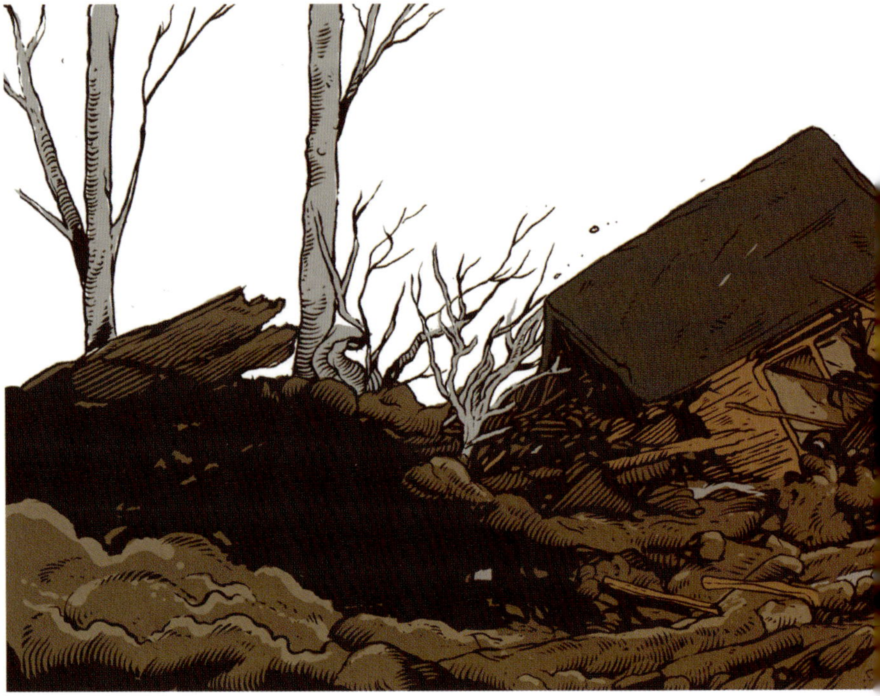

Denken Sie immer daran, steile Abhänge zu meiden. Steile Steigungen nahe am Rande einer Bergkette oder eines Tales bedeuten Gefahr. Wenn Ihr Zuhause sich an einer häufig betroffenen Stelle befindet, sollten Sie ernsthaft über einen Umzug nachdenken.

Ebenfalls zu beobachten gilt es das Abflussverhalten von Wasser nach schweren Regenfällen auf Hängen. Wenn es in der Nähe einen Fluss oder Bach gibt, können plötzliche Veränderungen des Wasserstands – oder eine plötzliche Farbänderung von klar zu braun – auf einen bevorstehenden Erdrutsch hinweisen. Auch wenn Sie Risse in Asphalt oder Gebäudewänden wahrnehmen, bedeutet das, dass die Erde sich bewegt – was auch heißt, dass die Gefahr von Erdrutschen besteht. Das gleiche gilt auch, wenn im Fundament Ihres Hauses Risse auftreten oder Türen und Fenster auf einmal in ihren Rahmen klemmen. Schließlich sollten Sie auch noch die Augen nach schiefen Dingen offenhalten. Bäume oder Telefonmasten, die sich plötzlich neigen, sind nicht einfach nur seltsame Launen der Natur. Sie deuten darauf hin, dass der Boden erodiert, und Sie sollten jetzt gut aufpassen.

EINEN ERDRUTSCH ÜBERLEBEN Erdrutsche können durch Erdbeben, Vulkanausbrüche, Stürme mit großen Niederschlagsmengen oder einfach durch Erosion ausgelöst werden. Egal, wodurch sie ausgelöst werden, sie bedeuten meistens riesigen Ärger. Da die meisten

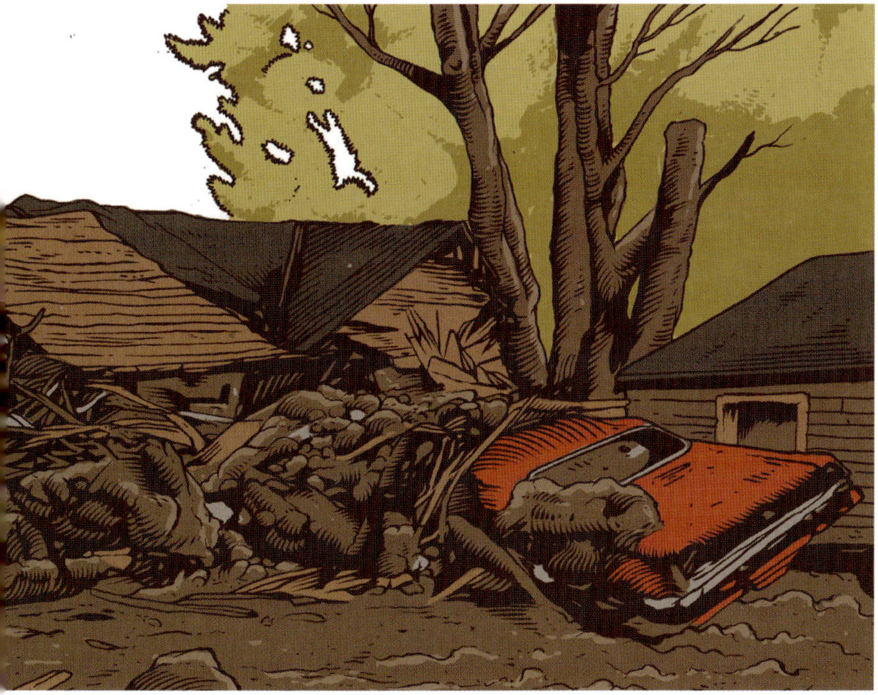

Todesfälle durch Erdrutsche nachts geschehen, ist es vernünftig, dass immer eine Person Wache hält, wenn man in einer gefährdeten Gegend campiert. Wenn Regen vom Himmel stürzt und Überflutungen und Erdrutsche vorhergesagt sind, dann setzen Sie Kaffee auf und verfolgen die Wetterberichte und Evakuierungsaufforderungen.

Auch auf rumpelnde Geräusche zu achten kann Leben retten. Diese riesigen Mengen Wasser, Erde und Trümmer stürzen nicht lautlos herunter. Wenn Sie ein ominöses Rumpeln von oben hören, verlassen Sie den Bereich sofort. Wenn die Zeit nicht zur Evakuierung reicht, tun Sie Ihr Möglichstes, um dem Erdrutsch aus dem Weg zu gehen. Wenn es auch dazu zu spät ist, rollen Sie sich klein zusammen und verschränken Sie die Arme über dem Kopf, um ihn zu schützen.

FELSRUTSCHE MEIDEN Jede hügelige oder bergige Gegend mit losem Gestein kann zum Ort eines Felsrutsches werden. Regenfälle, Frieren und Tauen sowie seismische Aktivitäten können alle zum Auslöser für solch ein Ereignis werden, das sich ausnimmt wie aus einem 80er-Jahre-Videospiel. Ob nun einzelne Felsen den Berg hinabrollen oder ein ganzes Geröllfeld ins Rutschen kommt, nehmen Sie die Beine in die Hand und suchen Sie Schutz. Verstecken Sie sich nicht in Senken, wo sich die losen Steine ansammeln können. Suchen Sie sich eine stabile Deckung und bleiben Sie dort, bis Sie keine Bewegung mehr hören.

W/F

JODELN KANN EINE LAWINE AUSLÖSEN

FALSCH Auch wenn sich das in Filmen oft anders darstellt: Lautes Schreien (oder Jodeln) in den verschneiten Bergen löst normalerweise keine Lawinen aus. Aber ein harter Sturz beim Skifahren oder Snowboarden ist dazu durchaus in der Lage, und es kann sein, dass die Lawine direkt unter Ihren Füßen losgeht. Dieses selbstverschuldete Unglück trifft einen eher in unbefahrenen Bereichen – nicht auf stark frequentierten Pisten. Außer nach lawinengefährdeten Stellen sollten Sie also auch nach anderen Outdoor-Enthusiasten Ausschau halten, deren Verhalten möglichweise eine Lawine auslösen könnte. Ein anderer Sportler, der über Ihnen am Hang stürzt, kann durchaus eine Lawine lostreten. Und versuchen Sie in jedem Fall, Ihr Geschrei und das Abfeuern von Feuerwerksböllern auf ein Minimum zu beschränken.

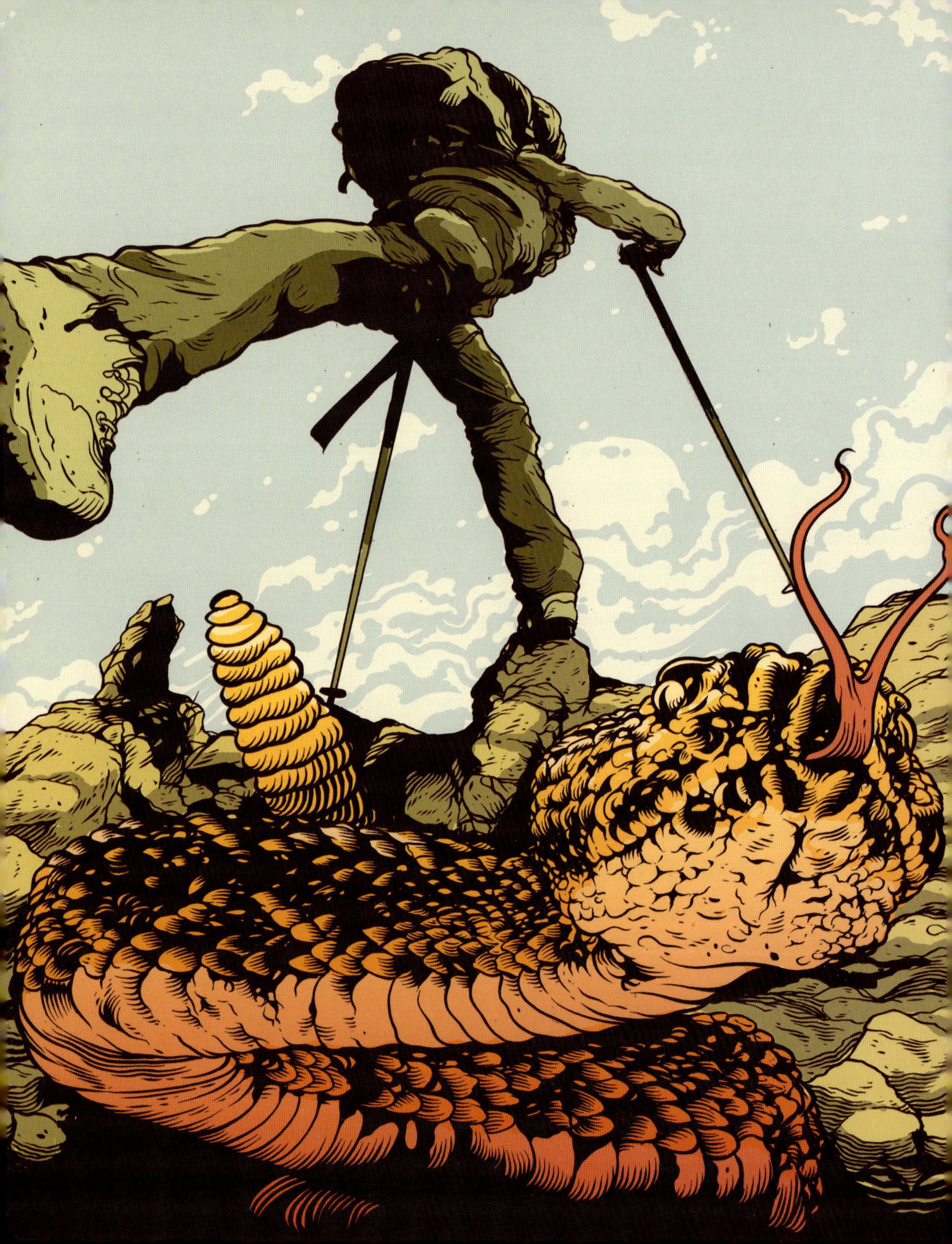

IN DER WÜSTE

STECHENDE SONNE. BRENNENDER SAND. DORNIGE PFLANZEN. DURST IST DAS EINZIGE, WAS SIE NOCH ANTREIBT. DER FLUSS AUF IHRER LANDKARTE IST NAHE, ABER ALS SIE DIE BÖSCHUNG ERKLIMMEN, SEHEN SIE, DASS ER STAUBTROCKEN IST, NUR GERÖLL FÜLLT DAS FLUSSBETT, KEIN WASSER.

Die Wüsten der Welt sind Orte unwirtlicher Schönheit. Die Lebewesen, die ihre Leere füllen, beißen, stechen oder brennen. Alles scheint einen Stachel zu tragen, der nur darauf wartet, Sie zu stechen.

Auch die Wüste selbst kann Sie verletzen – sie wirkt wie ein Schwamm, der die Feuchtigkeit aus Ihrem immer stärker austrocknenden Körper saugt. Auch wenn Sie dieselbe Ausrüstung und Fähigkeiten brauchen, um durchzukommen, sind nicht alle Wüsten gleich. Manche sind voller sich bewegender Sanddünen und beherbergen kaum Leben. Andere scheinen zunächst feindselig, bieten aber Flüsse, Seen und andere unerwartete Wasserquellen. Jede Wüste ist anders und stellt unterschiedliche Herausforderungen, doch es gibt Gemeinsamkeiten zwischen ihnen.

Es sind Orte mit wenig Niederschlag, krassen Temperaturschwankungen und häufig gefährlicher Flora und Fauna. Wo sonst könnten Sie im Lauf von nur zwölf Stunden an Hitzeschlag und an Unterkühlung sterben? Nur die zähesten Pflanzen und Tiere überleben dort, und die zähesten, glücklichsten oder bestvorbereiteten Menschen.

BEREITEN SIE SICH VOR Die Wüste ist mit keiner anderen Gegend auf dem Planeten zu vergleichen. Nahrung ist knapp, und Wasser kann noch knapper sein, wenn nicht sogar unauffindbar. In den meisten Wüsten (ob heiß und trocken oder kalt und trocken) sind die einzigen Ressourcen, die Sie sicher haben, diejenigen, die Sie selbst mitbringen. Das Wasser, das Sie dabeihaben, könnte Ihr einziges sein – also behandeln Sie es wie Ihr Lebenselixier (denn das ist es). Sie brauchen auch eine Strategie, wie Sie sich warm halten, wenn die Temperaturen nachts stark absinken – warme Schlafsäcke und Überbekleidung sind ein Muss. Stellen Sie sich Ihren Trip in die Wüste wie einen Ausflug auf den Mond vor – Sie müssen autark und unabhängig sein. Kurz gesagt: Was Sie nicht mitnehmen, werden Sie nicht haben, wenn Sie es brauchen.

DIE FAKTEN

57 °C Höchste Temperatur der Welt, gemessen im Death Valley in Kalifornien 2012.

–20 °C Durchschnittstemperatur der kältesten Wüste der Welt: McMurdo Dry Valleys in der Antarktis.

15 MM Durchschnittlicher Jahresniederschlag in der Atacama-Wüste in Chile, der trockensten nicht-polaren Wüste der Welt.

33 PROZENT Ungefährer Anteil der Erdoberfläche, der von Wüsten bedeckt ist.

20 PROZENT Anteil der Wüsten, die von Sand bedeckt sind.

12 Anzahl der Länder, die von der Sahara durchzogen sind.

650.000 KM² Landfläche, die von der Rub al-Chali (»Leeres Viertel«) bedeckt wird, der größten Sandwüste der Welt, gelegen auf der Arabischen Halbinsel.

BEWEGUNG Sich durch die Wüste zu bewegen kann riskant sein, auch wenn alles gut läuft. Die heißen Tagestemperaturen, der bewegliche Sand und die unmöglich einzuschätzenden Distanzen ergeben eine gefährliche Kombination. Das Reisen durch eine Wüste ist am sichersten in einem voll ausgerüsteten Off-Road-Fahrzeug. Sie sollten eine üppige Menge an Wasser und Vorräten dabei haben, zusätzliches Benzin, Ersatzteile und Werkzeug sowie Sandmatten, um Ihr Fahrzeug aus dem weichen Sand zu befreien, wenn Sie stecken bleiben. Sollte Ihr Fahrzeug komplett liegenbleiben und nicht mehr zu reparieren sein, bleiben Sie beim Auto – es ist für Helfer leichter zu erkennen und bietet Schatten und Schutz in der Nacht. Wenn Sie zu Fuß weitermüssen und eine Lichtquelle dabei haben, wandern Sie nachts, um die kühleren Temperaturen auszunutzen. Wenn Sie keine Lichtquelle haben, gehen Sie so viel wie möglich morgens und abends und achten Sie sorgfältig auf das lokale Terrain und Gefahren durch Tiere. Sie wollen ja nicht im Dunkeln von einer Klippe stürzen oder bei Dämmerung (der hauptsächlichen Jagdzeit) durch Löwengebiet wandern. Wenn Sie gehen, wählen Sie eine gemächliche Geschwindigkeit, um unnötiges Schwitzen und Wasserverluste zu vermeiden. Machen Sie häufig Pausen, um Überhitzung zu vermeiden. Ob Tag oder Nacht, tragen Sie einen Wanderstock bei sich, um sich in der Finsternis voranzutasten oder sich gegen tierische Wüstenbewohner zu verteidigen.

DEHYDRIERUNG Dehydrierung ist eine der Haupttodesursachen in der Wüste; sie kann unter wüstenhaften Bedingungen sehr schnell geschehen, vor allem wenn Sie sich überanstrengen und ein austrocknender Wind weht. Die erste Maßnahme dagegen ist offensichtlich: Trinken Sie. Rationieren Sie Ihr Wasser nicht. Der beste Ort, um Ihre Flüssigkeit zu speichern, ist Ihr Organismus, nicht eine Flasche. Manche Experten sagen, man solle in den ersten 24 Stunden eines Notfalls in Wüstenklima nichts trinken, aber dadurch können Sie schon so stark dehydrieren, dass der Nutzen des Wassers, das Sie schließlich irgendwann trinken, minimiert wird. Um die Dehydrierung zu minimieren, bedecken Sie Ihren ganzen Körper mit heller Kleidung. Baumwolle eignet sich in heißen Wüsten als Bekleidung für tagsüber. Die Baumwollfasern speichern Wasser und begrenzen den Wasserverlust durch Transpiration von Ihrer Haut. Sehen Sie nur zu, dass Sie noch trockene Wechselkleidung für die Nacht haben, da feuchte Baumwolle die Unterkühlung in kalten Nächten beschleunigen kann. Vergessen Sie alte Tricks wie Steine zu lutschen oder Kaugummi zu kauen, um den Durst zu bekämpfen. Halten Sie Ihren Mund geschlossen und atmen Sie durch die Nase. Wenn Sie Ihr Gesicht bedecken, wird das auch den Feuchtigkeitsverlust durch das Atmen etwas eindämmen.

GUT ZU WISSEN

SOLARDESTILLE Wenn es in der Gegend Luftfeuchtigkeit gibt (und Sie das benötigte Material mit dem zusammenstückeln können, was Sie haben), können Sie möglicherweise mit einer Solardestille Trinkwasser sammeln. Dieses einfache System konzentriert und sammelt Wasser durch Verdunstung. Um es herzustellen, graben Sie ein Loch und stellen Sie Ihr Sammelgefäß hinein. Dann bedecken Sie das Loch mit einem Stück klarer oder milchiger Plastikfolie mit einem Gewicht, das so platziert ist, dass sich Wasser über der Mitte des Gefäßes sammelt. Wenn Sie besonders raffiniert sind, setzen Sie noch eine Art Strohhalm ein.

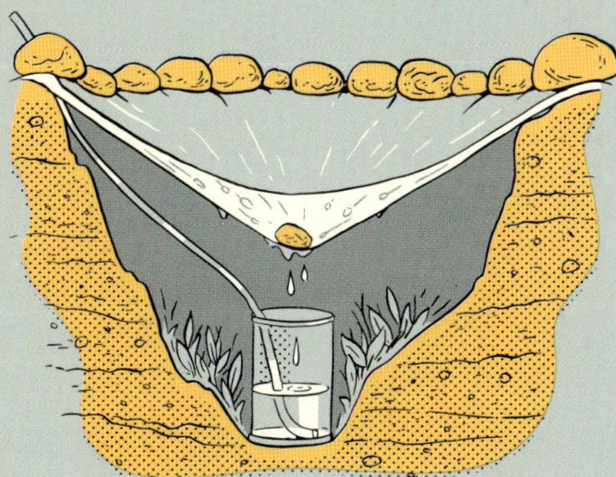

WASSER FINDEN Weltweit kann man Wasser finden, indem man einfach bergab geht, bis man einen Fluss oder Bach gefunden hat. Aber in einigen Wüsten kann die Wassersuche ein äußerst schwieriges Unterfangen sein. Da die trockene Luft und der trockene Boden Wasser auf seinem normalen Weg abwärts verdunsten lassen, gibt es Situationen, in denen die nächste Wasserquelle bergauf statt bergab zu finden ist. Manchmal folgen Sie vielleicht einem Flussbett, das durch saisonale Überflutungen geschaffen wurde, nur um zu entdecken, wie der Wasserlauf immer flacher wird und schließlich ganz verschwindet. Je nach Geologie der Gegend können in höheren Gebieten Wassereinschlüsse zu finden sein, in niedrigeren Bereichen dagegen keine. Versuchen Sie, lokale Informationen über das Wasservorkommen in der Wüste einzuholen, bevor Sie sich in die Ödnis begeben. Es kann auch von Nutzen sein, Plastikfolie, Schaufel und Schlauchmaterial einzupacken, mit deren Hilfe Sie eine Solardestille bauen können. Und noch besser, nehmen Sie einige Liter Wasser extra mit. Jawohl, »einige Liter« – Plural.

W/F

VERTRAUEN SIE NIE EINER LUFTSPIEGELUNG

WAHR Eine Luftspiegelung ist eine optische Täuschung voller heißer Luft. Es ist kein Teich mit kühlem blauem Wasser. Im Wort »Luftspiegelung« ist das Wort »Spiegel« enthalten. Das häufig auftretende Phänomen kommt immer dann zustande, wenn Hitze die Lichtstrahlen ablenkt und eine wasserähnliche oder spiegelnde Reflexion hervorruft. Es gibt viele Arten von Luftspiegelungen, auch seltene, schwer sichtbare nächtliche Spiegelungen. Was hingegen keine Luftspiegelung ist, ist Vegetation. Gebüsch, Bäume oder grüne Streifen in der Ferne können Hinweise auf eine (wirkliche!) Wasserquelle sein. Es mag nicht viel Wasser geben, und vielleicht noch nicht einmal an der Oberfläche, aber Pflanzen können Ihnen den Weg weisen, um nach Wasser zu graben.

SURVIVAL-SKILLS

FINDEN SIE RARES WASSER Per Definition fällt in einer Wüste weniger als 255 mm Niederschlag pro Jahr. Das heißt, dass Wasser schwer zu finden ist, aber mit den folgenden Tricks haben Sie bessere Chancen zu überleben.

SUCHEN SIE LEBENDIGES Wenn Sie Lebewesen sehen, heißt das, dass es Wasser in der Nähe geben muss. Halten Sie Ausschau nach Fliegen, Mücken und Bienen und versuchen Sie zu erkennen, wo die Tiere trinken. Manchmal kreisen auch Vögel über Wasservorkommen, also schauen Sie auch mal nach oben.

GRABEN SIE EIN LOCH Wüstenpflanzen leben von Grundwasser. Wenn Sie etwas Vegetation auf feuchtem Untergrund finden, graben Sie die Wurzeln aus und warten Sie, bis Wasser in das Loch sickert.

SAMMELN SIE TAU Stehen Sie vor Sonnenaufgang auf und benutzen Sie ein Baumwollshirt oder ein Handtuch, um Tau von Pflanzen oder auch Felsen aufzunehmen. Wringen Sie ihn in ein Gefäß aus oder direkt in Ihren Mund.

ÜBERLEBEN SIE EXTREME Wüsten sind Gegenden mit extremem Überfluss und extremem Mangel, die kaum »Märchenland-Zonen« aufweisen, wo einfach alles stimmt. Stattdessen bergen diese desolaten Gebiete eine große Bandbreite an Gefahren, die aus unterschiedlichen Extremen entstehen.

Von den heißen, trockenen, von Jägern bewohnten Grassavannen in Afrika bis zu den kalten, trockenen, unbelebten Bergplateaus der westlichen Anden in Südamerika werden Wüsten aus gutem Grund von Menschen wenig genutzt. Das Überleben in manchen Gegenden ist ohne gute Vorbereitung quasi unmöglich.

Nehmen Sie Planen, Rettungsdecken und Seil mit, um einen Unterstand zum Schutz vor der Sonne zu errichten. Graben Sie in Ihrem Unterstand eine Vertiefung aus, damit Sie auf dem kühleren Grund liegen können. Errichten Sie den Unterstand so, dass die Öffnung auf der Nordhalbkugel nach Norden und auf der Südhalbkugel nach Süden zeigt, damit die Mittagssonne nicht in Ihre Behausung scheint. Und versuchen Sie nicht, in der größten Hitze den ganzen Unterstand zu bauen oder Vertiefungen zu graben – warten Sie mit Ihrer Arbeit, bis es kühler wird.

NAHRUNG FINDEN Irgendetwas mit Nährwert aufzutreiben kann in der Wüste zu Ihren schwierigsten Aufgaben gehören. Durch den Wassermangel kommt es natürlich auch zu einem äußerst kargen Pflanzenbewuchs. Wo beides fehlt, gibt es normalerweise auch keine größeren Tierpopulationen.

Wenn Sie kein Naturtalent im Nahrungssammeln sind, bietet Ihnen das Tierreich die sichersten und am wenigsten stacheligen Optionen für Ihre Speisekarte. Nicht alle Lebewesen sind essbar, nicht einmal nach dem Kochen (ich rede von dir, Gila-Krustenechse). Aber bei den meisten Tieren können Sie alle giftigen Teile entfernen (wie den Stachel des Skorpions oder den Kopf der Schlange), sie ordentlich durchgaren und als Leckerbissen genießen. Denken Sie nur daran, in Gegenden, in denen für Menschen gefährliche Raubtiere leben, nicht unvorsichtig zu werden, sonst stehen Sie selbst auf dem Speiseplan.

SCHATTEN SELBSTGEMACHT In einer von der Sonne versengten Gegend ist jeder Schatten gut, aber der beste Schatten ist ein tragbarer. Sie werden auf Ihrer Reise nicht besonders weit kommen, wenn Sie ewig unter dem einzigen schattenspendenden Baum weit und breit ausharren müssen. Versuchen Sie es stattdessen mit Basteln: Spannen Sie eine Rettungsdecke oder ein Stück Stoff über einen Ast, um einen improvisierten Sonnenschirm herzustellen. So können Sie weiter-

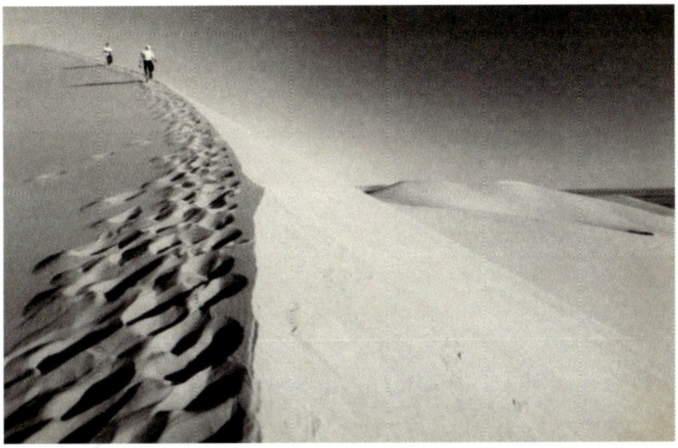

Ein sehr langer Marsch

Würden Sie überleben, wenn Sie sich in der Sahara verirrten? Mauro Prosperi hat das geschafft. Der italienische Polizeibeamte und Marathonläufer wurde nach seinem Irrgang mit fast tödlichem Ausgang während eines Dauerlaufs in der Sahara berühmt. Prosperi nahm 1994 am Marathon des Sables (Marathon des Sandes) in Marokko teil. Einige Tage nach Beginn des sechs Tage dauernden 233-Kilometer-Ereignisses verlor er nach einem Sandsturm die Route. Orientierungslos rannte er in die falsche Richtung und schaffte es bis nach Algerien, bevor ihm schließlich Nahrung und Wasser ausgingen. Er fand in einer verlassenen Moschee Unterschlupf, trank Urin, um nicht zu dehydrieren (sehr riskant – versuchen Sie das nicht zu Hause), und aß Fledermäuse und Schlangen, um bei Kräften zu bleiben. Auf einem Tiefpunkt versuchte Prosperi, sich das Leben zu nehmen, indem er sich die Pulsadern aufschnitt. Aber wegen der starken Dehydrierung war sein Blut so dick, dass es sofort gerann. Nach neun Tagen fand eine Nomadenfamilie Prosperi halb tot auf und brachte ihn zurück in die Zivilisation. Er war sagenhafte 299 Kilometer vom Kurs abgekommen und hatte 18 Kilogramm verloren. Da Aufgeben nicht seine Sache war, nahm er 1998 und 2012 wieder an dem Rennen teil. 2012 gewann er und schaffte die Strecke in 36 Stunden.

W/F

TRINKEN SIE URIN, UM DEHYDRIERUNG ZU VERHINDERN

FALSCH In jedem Survival-Kurs werde ich gefragt, ob es in Ordnung ist, Urin zu trinken. Schaffen wir das mal aus der Welt. Die Antwort lautet nein. Wenn jemand in der Wüste feststeckt und so ausgetrocknet ist, dass er daran denkt, Urin zu trinken, dann wird der Urin zu stark konzentriert sein, um ihn zu trinken. Urin ist voller Abfallprodukte und verlässt den Körper aus einem guten Grund. Urin zu trinken kann Sie einen oder zwei Tage länger am Leben halten, aber es kostet den Körper zusätzlich Wasser, alle Giftstoffe noch einmal herauszufiltern, die er gerade ausgeschieden hat. Mit der Zeit entsteht so ein Netto-Wasserverlust – kein Gewinn. Das sind pipileichte wirtschaftliche Basics, Leute.

OHNE GEHT'S NICHT

RETTUNGSDECKE Diese reflektierenden Plastikfolien sind billig, leicht und gut mitzunehmen. Sie können Sie nachts warmhalten und tagsüber helfen, die stechende Sonne abzuwehren. Die Decke kann als Signal für überfliegende Flugzeuge oder Hubschrauber auf dem Boden ausgebreitet werden, oder Sie können einige Streifen am Rand abschneiden und diese zur Markierung Ihrer Strecke aufhängen. Die Decken sind wasserfest, weswegen sie sich ideal zum Regensammeln eignen. Alles, was Sie tun müssen, ist, ein Loch damit auszulegen und auf einen Wolkenbruch zu warten (was in der Wüste nicht besonders wahrscheinlich ist).

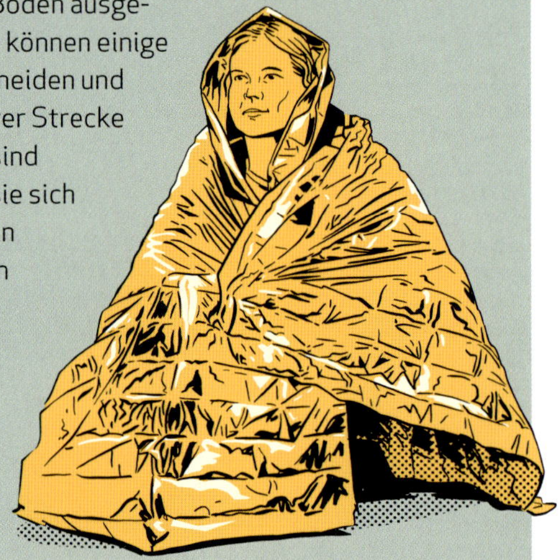

gehen und Ihren »schattenspendenden Baum« einfach mitnehmen. Noch mehr Schutz bietet ein Zelt oder ein einfacher Unterschlupf aus Plane und Seil. Wenn diese als Baumaterial nicht zur Verfügung stehen, benutzen Sie Gestrüpp und Pflanzenmaterial, um einen Unterstand zu bauen – als Sonnenschutz und Schutz vor anderem.

MEIDEN SIE DIE WÜSTENBEWOHNER Nein, ich rate Ihnen nicht davon ab, zu den Leuten freundlich zu sein, die Sie in diesen Trockengebieten treffen. Ich meine damit, dass Sie die Tiere der Wüste meiden sollten, vor allem Schlangen. Es ist relativ einfach, nachts Ihre Stiefel und Handschuhe zu verstauen (beliebte Anziehungspunkte für Spinnen und Skorpione), aber es kann ein schwierigeres Unterfangen sein, Schlangen zu meiden. Beginnen Sie zunächst damit, einen schlangensicheren Unterschlupf für die Nacht zu finden. Ein Zelt oder ein geschlossenes Fahrzeug funktionieren gut. Wenn diese nicht zur Verfügung stehen, dann tun Sie Ihr Bestes, um alle Löcher an Ihrem Unterschlupf abzudichten, durch die Schlangen hereinkommen könnten, die von Ihrer Körperwärme angezogen werden. Achten Sie in von vielen

Schlangen besiedelten Gegenden auch tagsüber darauf, wohin Sie Ihre Hände und Füße setzen. Wenn Sie tatsächlich von einer giftigen Schlange gebissen werden, gehen Sie so vor: Reinigen Sie die Bissstelle mit Seife und Wasser (wenn vorhanden). Entfernen Sie Schmuck von Händen und Handgelenken, falls der Biss in diesem Bereich geschehen ist. Stellen Sie den betroffenen Körperteil ruhig und lagern Sie ihn wenn möglich tiefer als Herzhöhe. Bedecken Sie den Bereich mit einer sauberen, kühlen Kompresse oder einem feuchten Tuch, um Schwellung und Schmerzen zu reduzieren. Überwachen Sie die Vitalfunktionen wie Körpertemperatur und Puls. Und falls Sie nicht innerhalb von 30 Minuten medizinische Hilfe erreichen können, setzen Sie ein Instrument zum Aussaugen auf die Wunde, um das Gift herauszubekommen. Benutzen Sie nur im äußersten Notfall Ihren Mund dazu und denken Sie daran, das Gift sofort auszuspucken. Binden Sie danach eine 4 × 10-Zentimeter-Bandage oberhalb der Bissstelle um den betroffenen Körperteil, um die Ausbreitung des Giftes zu verlangsamen. Binden Sie aber nicht völlig die Blutzufuhr ab – die Bandage sollte so locker sitzen, dass Sie noch einen Finger darunter schieben können.

Was Skorpione angeht, so gilt, wie für die meisten unangenehmen Situationen im Leben: Vorbeugen ist besser als heilen. Um nicht gestochen zu werden, achten Sie darauf, wohin Sie Ihre Hände legen und wo Sie sich hinsetzen oder hinlegen, wenn Sie sich auf Skorpionterritorium befinden. Seien Sie vorsichtig, wenn Sie Dinge vom Boden aufheben, einschließlich Schlafsack und Feuerholz. Bevor Sie Kleidung und Schuhe anziehen, schütteln Sie sie aus, um sicher zu sein, dass sich nichts darin versteckt, denn Skorpione mögen dunkle, kühle Orte. Wenn Sie doch gestochen werden, gehen Sie vor wie bei einem Schlangenbiss, aber ohne Aussaugen des Giftes und die sehr reale Todesangst. Skorpionstiche sind normalerweise schmerzhaft, aber nicht lebensbedrohlich.

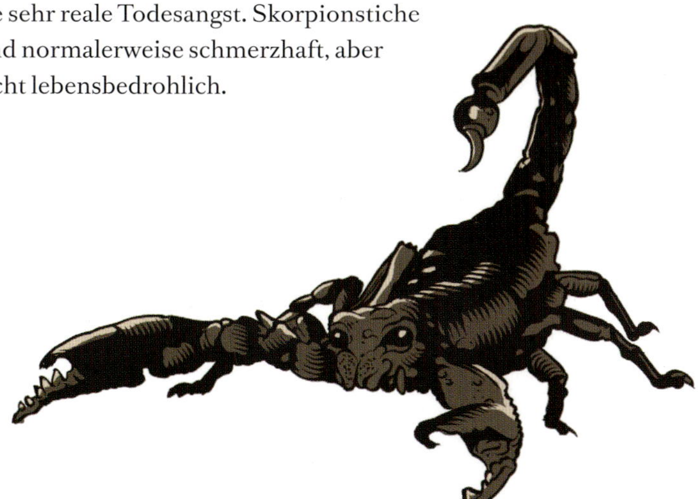

AUCH WENN SIE DAS VERSTÄNDLICHE BEDÜRFNIS HABEN, IN DER HEISSEN UND EINSAMEN WÜSTE ALLE KLEIDUNG VON SICH ZU WERFEN, BEHALTEN SIE IHR SHIRT BESSER AN. JE MEHR VON IHRER HAUT BEDECKT IST, DESTO BESSER SIND SIE VOR SONNENBRAND UND DEHYDRIERUNG GESCHÜTZT.

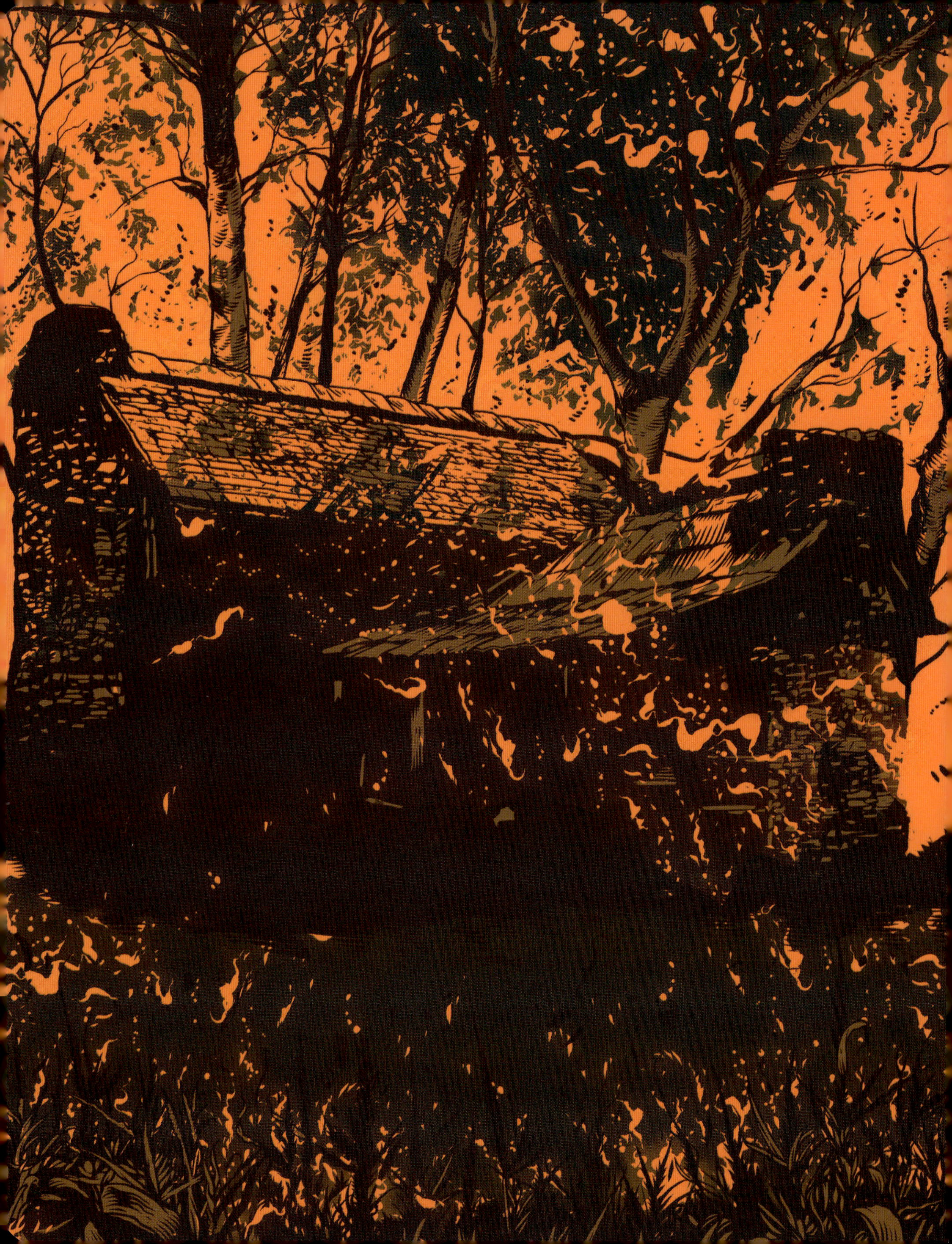

BUSCHFEUER

EIN FEUER BIETET WOHLIGE WÄRME, ABER UNTER BESTIMMTEN BEDINGUNGEN KÖNNEN WIND, WETTER UND TROCKENE VEGETATION GEMEINSAM DIESES FEUER IN EINE HÖLLISCHE FEUERSBRUNST VERWANDELN, AUF DEREN PFAD KAUM ETWAS ÜBERLEBT.

Seit Jahrtausenden sind Buschfeuer natürlicher Bestandteil vieler Ökosysteme weltweit. Diese Flächenbrände entfernen das tote Gras und herabgefallene Äste. Sie verwandeln Vegetation zu fruchtbarer Asche und bereiten den Weg für neues Pflanzenwachstum und Regeneration.

In der Natur entstehen diese Feuer in regelmäßigen Intervallen, verbleiben auf kleineren Flächen, und die tierischen Bewohner der Gegend können fliehen. Aber im Laufe der letzten Jahrhunderte sind immer mehr Menschen in die Nähe von feuergefährdeten Gebieten (oder mitten hinein) gezogen. Und da Menschen die meisten natürlichen Feuer aufhalten können, bevor sie sich ausbreiten, können sich Totholz und brennbares Unterholz zu gefährlichen Mengen steigern. Wenn jetzt also ein brennender Busch mit den passenden Wind- und Wetterbedingungen zusammentrifft, kann die Hölle losbrechen. Ein Buschfeuer von epischen Ausmaßen bricht aus, zerstört die Umwelt und verschlingt Häuser und Leben. Für dieses moderne Problem gibt es kaum Kompromisslösungen. Menschen brauchen Platz zum Leben, und manche Plätze brauchen Feuer zum Leben.

IM AUTO GEFANGEN Einer der schlimmsten Orte, an denen Sie während eines Buschfeuers gefangen sein können, ist ein Fahrzeug. Immer noch besser als überhaupt kein Schutz, aber die sengende Hitze kann das metallene Äußere und das Bisschen Luft darin in einen Mehr-Personen-Ofen verwandeln. Wenn es Sie doch im Auto erwischt, schließen Sie die Fenster und schalten Sie die Belüftung aus. Parken Sie so weit wie möglich von Bäumen entfernt, am besten in der Nähe einer Ziegel- oder Steinmauer, um wenigstens etwas Schutz zu haben. Schalten Sie den Motor ab, legen Sie sich auf den Boden und decken Sie sich mit irgendetwas zu. Verlassen Sie Ihr Auto nicht und versuchen Sie nicht, zu Fuß davonzulaufen. Selbst die schnellsten Läufer sind im Vergleich zu einem rasenden Feuer lahme Enten. In einigen tragischen Fällen haben Leute versucht, mit ihren Autos zu flüchten und sind genau im Weg des Feuers gelandet. Befolgen Sie unbedingt Evakuierungsaufforderungen und versuchen Sie nie, in das Inferno hineinzufahren.

DIE FAKTEN

334.200 Anzahl von Flächenbränden pro Jahr, bei denen die US-Feuerwehr im Einsatz ist.

1 VON 5 Anteil der Buschfeuer, die absichtlich von Menschen verursacht werden.

96.000 KM² Landfläche, die beim größten Buschfeuer seit Beginn der Aufzeichnungen betroffen war, bei den Waldbränden von Kalimantan und Ost-Sumatra 1997–1998.

300 °C Entzündungstemperatur von Holz.

1200 °C Temperatur, die ein Waldbrand erreichen kann, in Extremfällen sogar noch mehr.

300 METER Diese Höhe können die Flammen eines Waldbrandes erreichen; heiße Luftströme können auch Feuertornados verursachen, die so hoch reichen.

23 KM/H Geschwindigkeit von Buschfeuern in Grassavannen.

VERHINDERN SIE BUSCHFEUER Smokey der Bär mag es nicht, wenn Ihnen Ihr Lagerfeuer entwischt – schon gar nicht, wenn so sein Heim in den Wäldern angezündet wird. Die beste Methode, ein Buschfeuer zu bekämpfen, besteht darin, nie eines zu verursachen.

Wenn Sie campen und ein Feuer benötigen, machen Sie das an einem Ort, der schon zuvor für diesen Zweck benutzt worden ist. Der sicherste Platz für ein Feuer ist eine bestehende Feuerstelle, da hier das umgebende brennbare Material schon verbrannt ist. Wenn es keine fertige Feuergrube gibt, stellen Sie selbst eine her. Suchen Sie einen Ort, der mindestens 5 Meter von Gebüsch, trockenem Gras und anderen brennbaren Objekten entfernt ist. Vermeiden Sie auch überhängendes Blattwerk. Räumen Sie eine Stelle von mindestens 3 Metern Durchmesser frei von Ästen, Blättern und allem anderen brennbaren Material. Graben Sie eine mindestens 30 Zentimeter tiefe Grube im Boden. Legen Sie kreisförmig Steine darum, die Sie an einem trockenen Ort gesammelt haben, da wassergetränkte Steine explodieren können.

Wenn Sie das Feuer nicht mehr brauchen, gießen Sie Wasser darauf und stochern Sie mehrmals mit einem Ast in der Asche, damit das Wasser tief eindringen kann.

INFORMIEREN SIE SICH ÜBER DIE BEDINGUNGEN Buschfeuer können in vielerlei Umgebungen auftreten. Trockene, windige Grassavannen, mit Gebüsch bewachsene Wüsten und der Dürre anheimgefallene Nadelwälder – alles sind wahrscheinliche Kandidaten. Zu bestimmten Jahreszeiten treten Buschfeuer mit höherer Wahrscheinlichkeit auf. Regionen mit Trockenperiode und Orte, an denen es im Herbst viel totes Pflanzenmaterial gibt, sind zu diesen Jahreszeiten wahre Hotspots für Buschfeuer. Diese Kreisläufe aus Feuer und neuem Wachstum sind im Allgemeinen Teil des natürlichen Kreislaufs der Region. Manche Pflanzenarten brauchen sogar die Hitze eines Feuers, um wachsen und sich vermehren zu können, wobei sehr große Buschfeuer auch zu heiß sein können und dann die feuerresistente Flora abtöten.

Da Menschen nicht so feuerfest sind wie diese widerstandsfähigen Pflanzen, beachten Sie einige lebensrettende Tipps für den Fall, dass Sie mitten in ein rasendes Buschfeuer geraten. Zum einen meiden Sie Canyons und andere natürliche Kamine, da deren natürliche Windströmungen ein Feuer hineinziehen, das Sie so einschließen könnte. Wenn möglich, begeben Sie sich in einen Fluss, einen See oder ein anderes Gewässer und legen sich auf den Rücken, wobei Sie ein nasses Kleidungsstück als Schutz vor Hitze und Rauch über Ihr Gesicht legen.

Gehen Sie zu einer Lichtung, da diese ein Ende des Brennmaterials und damit das Ende des Feuers bedeuten könnte. Und wenn Sie in der

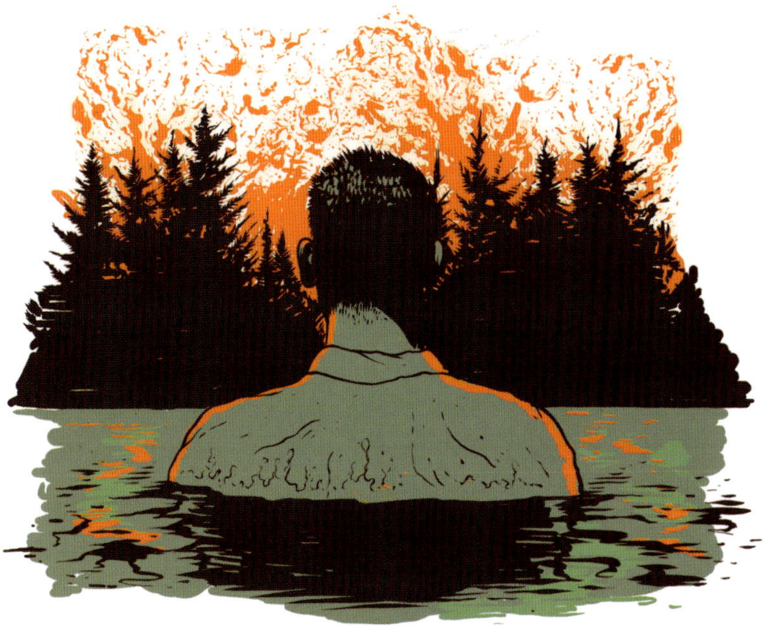

Nähe einer Straße sind, legen Sie sich mit dem Gesicht nach unten in den Graben oder die Vertiefung am Straßenrand, oder versuchen Sie, unter die Straße zu kommen, indem Sie sich in ein Abwasserrohr oder einen Abfluss quetschen. Egal was Sie tun, bedecken Sie sich zu jeder Zeit mit allem, was einen Schutz vor der Hitze bietet.

FOLGEN SIE DEM WIND Wenn Sie in die Nähe eines Buschfeuers geraten, denken Sie daran, dass die gefährlichsten Orte an Hügeln oberhalb des Feuers und windabwärts der Flammen liegen. Lassen Sie sich vom Wind die sicherste Bewegungsrichtung zeigen. Wenn er von Ihnen aus gesehen Richtung Feuer weht, dann rennen Sie gegen den Wind. Doch wenn der Wind von hinter dem Feuer kommt und in Ihre Richtung weht, dann rennen Sie im rechten Winkel zur Windrichtung davon, und rennen Sie schnell! Das Feuer kommt in rasender Geschwindigkeit auf Sie zu.

FLUCHT ODER KAMPF Manche Hausbesitzer gehen in Wild-West-Manier mit dem Brandschutz um und ignorieren Evakuierungsaufforderungen, um stattdessen ihr Zuhause gegen das Buschfeuer zu verteidigen. Generell gilt, dass man Evakuierungsaufforderungen nicht nur Folge leisten, sondern das Haus auch so früh wie möglich verlassen sollte, wenn die Lage brenzlig wird. Diejenigen, die lieber ihr Zu-

WENN ES SIE AUF FREIER FLÄCHE ERWISCHT, BEGEBEN SIE SICH IN EINEN BEREITS VERBRANNTEN BEREICH. DAS WIDERSTREBT IHNEN VIELLEICHT INSTINKTIV, ABER AUF DIESER FLÄCHE IST DAS MEISTE BRENNBARE MATERIAL BEREITS VERBRANNT. SIE WIRD SICH NICHT SO SCHNELL WIEDER ENTZÜNDEN.

W/F

EIN BUSCH-FEUER FACHT DIE EIGENEN FLAMMEN AN

WAHR Ein großes Buschfeuer setzt massive Hitze frei. Steigt die Hitze auf, zieht sie von unten kühlere Luft ein. Das heißt, dass ein Buschfeuer einer bestimmten Größe selbst Wind erzeugen kann. Mit diesem Wind kann es sich zu einer wahren Feuersbrunst entwickeln, mit weitverteilten In-drafts (Stellen, an denen frische Luft das Feuer nährt) und einer hohen Rauch- und Feuersäule. Feuerstürme können auch gefährliche Böen und zyklonartige Wirbel mit sich bringen, die brennenden Windhosen ähneln. Diese Feuer bedecken oft zahllose Hektar Land mit furchtbarer Intensität und haben das Potential, zu Lauffeuern zu werden.

hause verteidigen, weisen oft darauf hin, dass ein Haus häufig nur wegen einiger glühender Kohlestücke bis auf die Grundmauern niederbrennt, die an gefährlichen Stellen wie Holzstapeln, Abflüssen voller Schutt oder laubbedeckten Dächern landen. Wäre jemand zur Stelle gewesen, dann hätte man diese Brände mit einem einzigen Eimer Wasser verhindern können. Aber lohnt es sich wirklich, für Ihr Haus und Ihre Besitztümer Ihr Leben zu riskieren? Ich sage nein. Zahlen Sie Ihre Versicherungsbeiträge und kratzen Sie frühzeitig die Kurve, bevor alle anfangen, wie verrückt zu fahren, weil sie Flammen im Rückspiegel sehen.

SCHUTZ SUCHEN IM EIGENEN ZUHAUSE Einer Aufforderung zur Evakuierung leisten Sie natürlich Folge. Aber wenn Sie zu Hause eingeschlossen sind, dann bleiben Sie im Inneren. Ziehen Sie sich in ein innenliegendes Zimmer zurück, möglichst weit von den Außenwänden entfernt. Schließen Sie die Türen, um die Luftzirkulation zu verringern, die Flammen nähren kann. Verteilen Sie große Eimer rund um das Haus und füllen sie mit Wasser, und sorgen dafür, dass die Wasserschläuche aus dem Garten falls nötig ins Hausinnnere gerichtet werden können. Tränken Sie Säcke und Lappen mit Wasser, um Glutherde oder kleine Feuer auszuschlagen. Füllen Sie Badewannen, Waschbecken und andere Behältnisse mit Wasser. Auch Wasser aus den Spülkästen von Toiletten und aus Boilern kann verwendet werden, um Flammen zu bekämpfen, die bis nach innen vordringen.

FEUERSICHERE GARTENGESTALTUNG Verteidigung ist der beste Angriff – in diesem Fall bedeutet das, Ihr Grundstück so zu gestalten, dass es weitestgehend verhindert, dass Ihr Haus in Flammen aufgeht. Wählen Sie zunächst die richtigen Baumarten. Nadelgehölze enthalten brennbare und zum Teil explosive Öle und Harze. Bäume mit großen Blättern sind meist die sicherere Variante. Schützen Sie Gebäude durch feuerresistente, sehr wasserhaltige Pflanzen wie Eiskrautgewächse. Benutzen Sie ein Tropfbewässerungssystem, um Bäume und Gebüsch ganzjährig zu bewässern, oder verwenden Sie nicht brennbaren Bodenbelag wie beispielsweise Kies.

Befreien Sie Bäume in etwa 9 Metern Umkreis um Ihr Haus regelmäßig von toten oder tiefhängenden Ästen, da diese als erstes Feuer fangen. Stellen Sie sicher, dass auch Ihr Brennholzstapel in einiger Entfernung liegt, und denken Sie daran, externe Belüftungsschlitze in Ihrem Haus mit feinem Netz zu bedecken, damit hier keine heiße Asche hineingeweht werden kann. Sie können auch Kaminaufsätze anbringen, die glühendes Material von einem Buschfeuer davon abhalten, hineinzufliegen, und solches von Ihrem Ofen davon, hinauszufliegen.

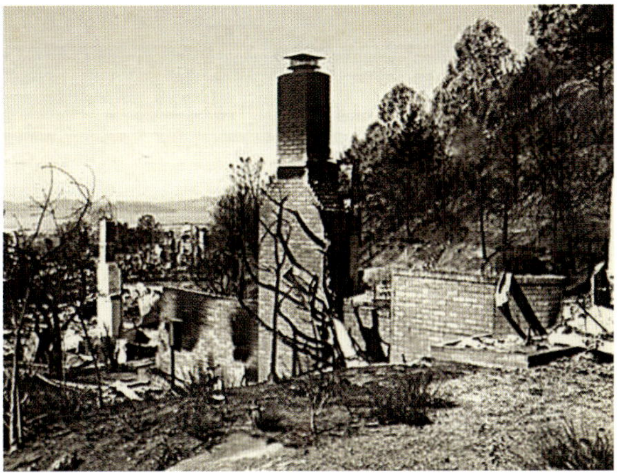

Die Oakland-Hills-Feuersbrunst

Die Feuersbrunst in den Oakland Hills war insofern ein ungewöhnliches Buschfeuer, als es in einer dicht besiedelten Gegend auftrat. Nach seinem Ende waren tausende Gebäude zerstört und ein Schaden von 1,5 Milliarden Dollar entstanden. Das Feuer hatte am Samstag, dem 19. Oktober 1991, als Grasfeuer am Straßenrand begonnen. Die örtliche Feuerwehr war der Meinung, es gelöscht zu haben, doch am Sonntagmorgen entzündete es sich erneut und wurde schnell zu einer massiven Bedrohung für die kalifornischen Städte Oakland und Berkeley. Winde mit einer Geschwindigkeit bis zu 110 km/h fachten den Brand an, und seine Hitze war so groß, dass dadurch eigene Winde entstanden, die glühendes Material in alle Richtungen warfen, auch über eine achtspurige Schnellstraße hinweg. So vergrößerte sich der Umkreis des Feuers so rasant, dass die Feuerwehr nicht mithalten konnte.

Unterschiedliche Faktoren behinderten die Feuerwehrmänner, die aus dem ganzen Staat herbeikamen. Ihr Equipment war zum Teil nicht kompatibel, und die Hydranten auf den engen, kurvenreichen Straßen waren häufig von geparkten Autos blockiert.

Nach 72 Stunden ließ der Wind endlich nach, und das Feuer konnte unter Kontrolle gebracht werden. 25 Menschen waren getötet und 150 verletzt worden, 3354 Häuser sowie einige Apartment- und Mehrfamilienhäuser auf einer Fläche von 6,2 km² waren zerstört.

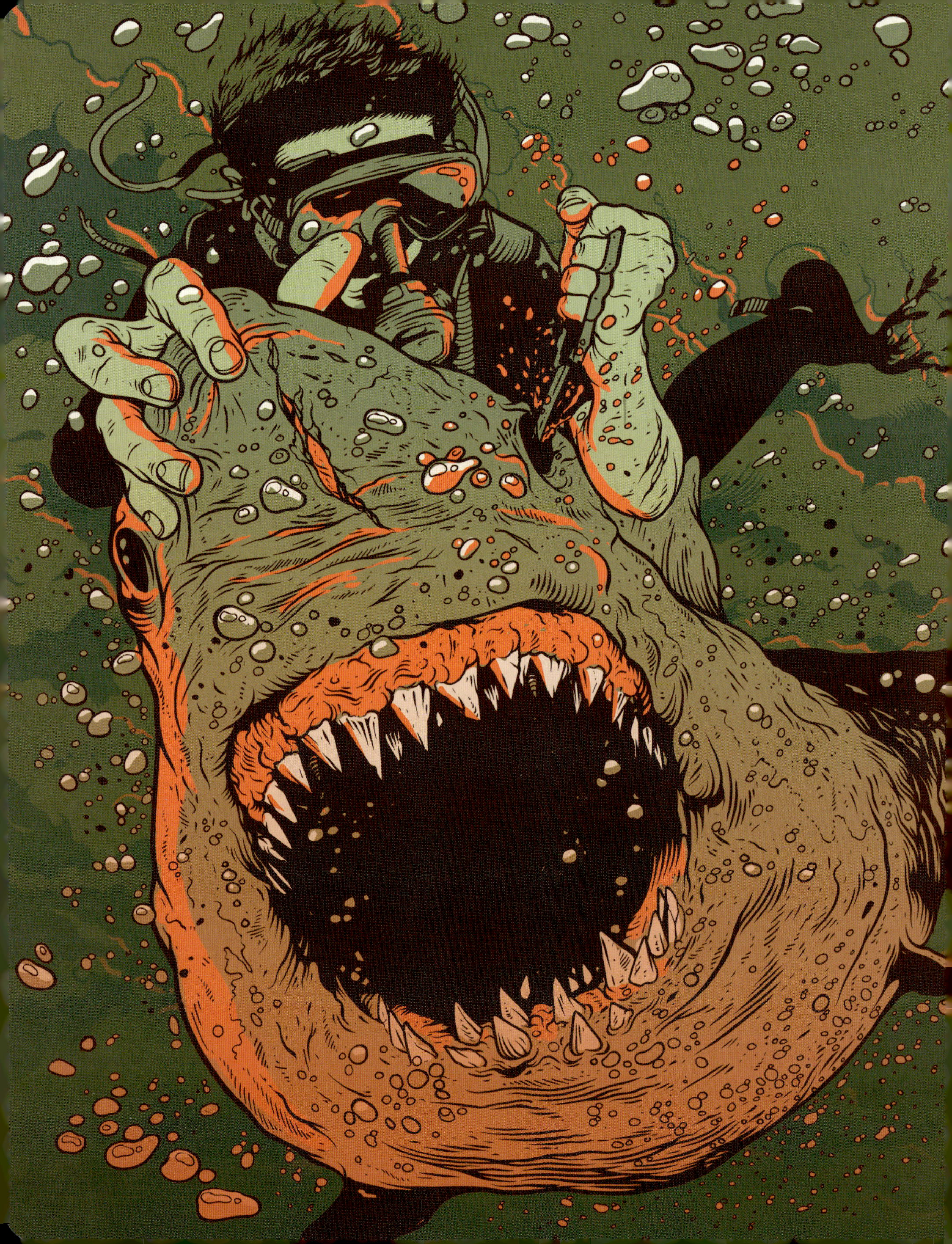

HAIANGRIFF

EIN SCHRECKEN AUS DER TIEFE. IMMER AUF DER JAGD, SO ZIEHEN HAIE DURCH DIE WELTMEERE UND KÖNNEN UNS ALLE IN EINE FLEISCHMAHLZEIT VERWANDELN. MISSVERSTANDENES TIER ODER KILLERMASCHINE – HIER STEHT, WAS SIE TUN KÖNNEN, WENN EIN HAI SIE IM VISIER HAT.

Obwohl Haiangriffe ziemlich selten vorkommen, jagen diese Tiere uns im Meerwasser doch häufig Angst ein. Von über 500 Haiarten sind nur drei für eine zweistellige Zahl von tödlichen Attacken auf Menschen in letzter Zeit verantwortlich. Einer davon ist der Weiße Hai, wie Sie sich wohl schon gedacht haben, die anderen beiden sind Tiger- und Bullenhai. Und obwohl Sie mit viel höherer Wahrscheinlichkeit einen Autounfall als einen Haiangriff erleben werden, haben Menschen im Allgemeinen mehr Angst vor Haien als vor Autos. Und wer will uns das vorwerfen?

Obwohl die meisten Haiangriffe für das Opfer nicht tödlich enden, heißt das nicht, dass die Folgen nicht grauenvoll sind. Die Größe des Haimauls und die Schärfe seiner gezackten Zähne machen es dem Hai einfach, ein wahres Schlachtfest unter seinen Opfer anzurichten, und um menschliche Glieder abzureißen, genügt ihm ein kurzer Ruck mit dem Maul.

Haie jagen Menschen normalerweise nicht als Futterquelle, weswegen die meisten Haiangriffe nach einem Biss enden. Wenn dem Hai klar wird, dass Sie keine leckere fette Robbe sind, lässt er Sie in Ruhe. Leider ist dieser kleine »Fehler« für den Menschen, der die Macht dieser Beißer zu spüren

MEIDEN SIE FRESSZEITEN Die Tageszeit war schon immer ein wichtiger Faktor für die Wahrscheinlichkeit von Haiangriffen auf Menschen. Dämmerung, Nacht und Sonnenaufgang sind für Haie die wichtigsten Jagd- und Fresszeiten. Ein Angriff kann natürlich zu jeder Tages- oder Nachtzeit geschehen, aber die Nacht und die Zeiten kurz davor und danach sind statistisch gesehen die schlechtesten Zeiten, um sich im Wasser aufzuhalten. Viele glauben, dass die schlechte Sicht in dieser Zeit dazu beiträgt, dass Haie Sie mit einem ihrer typischen Beutetiere verwechseln. Auch trübes Wasser kann in diesen tragischen Verwechslungsgeschichten eine ähnliche Rolle spielen. Sie sollten also bei Haialarm generell nicht ins Wasser gehen und in potentiell gefährdeten Gewässern nur schwimmen gehen, wenn die Sonne hoch am Himmel steht.

DIE FAKTEN

75 Anzahl der jährlich gemeldeten Haiangriffe weltweit.

60 MILLIONEN So viele Haie werden jedes Jahr durch Menschen getötet, im Gegensatz zu durchschnittlich 20 menschlichen Todesfällen pro Jahr durch Haie.

99 PROZENT Anteil der Haiangriffe, die auf eine der folgenden drei Spezies zurückgehen: Bullenhai, Tigerhai und Weißer Hai.

600 KILOGRAMM Beißstärke eines durchschnittlichen Bullenhais, des stärksten aller Haiarten.

3,3 METER Mauldurchmesser des prähistorischen Megalodon, der größten Haiart, dies es je gab.

1208 KILOGRAMM Gewicht des größten je gefangenen Hais, eines Weißen Hais in Australien 1959.

97 KM/H Spitzengeschwindigkeit eines Mako-Hais, des schnellsten aller Haie.

40 ZU 1 Wahrscheinlichkeit, in Hawaii zu ertrinken, gegenüber der Wahrscheinlichkeit eines Haiangriffs.

bekommt, keine Kleinigkeit. Insgesamt handelt es sich bei Haiangriffen um eine Frage der Wahrscheinlichkeit, die mit den Stunden, die Sie im Wasser verbringen, steigt. Aber es gibt ein paar Möglichkeiten, das Schicksal zu Ihren Gunsten zu beeinflussen.

INFORMIEREN SIE SICH ÜBER HAI-HOTSPOTS Eigentlich jagen Haie im offenen Wasser, doch die meisten Begegnungen ereignen sich im Flachwasser und in der Nähe von Futterquellen. Das beste Warnzeichen für Haiangriffe ist ein Schild, auf dem steht: »Achtung! Haiangriffe!« Aber falls die Schilderaufsteller in der Gegend etwas geschlampt haben, gibt es auch noch andere Dinge, die Sie warnen können. Meiden Sie zum einen Flussmündungen und Kanäle. Hier werden tote Tiere und Fische in den Ozean gespült. Daher sind diese Bereiche oft beliebte Futterorte für Haie, und noch gefährlicher wird es dort nach einem Regen. Das Wasser wird dann trüb, und die schlechte Sicht erschwert es den Haien, ihre Beute zu identifizieren. Andere Gefahrenzonen sind Bereiche mit toten Tieren oder Fischen, dort wo gefischt wird oder wo Abwässer ins Meer geleitet werden (es gibt viele Gründe, diese Gegenden zu meiden), Unterwasser-Abhänge und Sandbänke. Auch in Korallenriffen treiben sich Haie gern herum – und zufällig auch Taucher.

SEIEN SIE UNATTRAKTIV Sie müssen nicht gleich einen Kanister Hai-Abwehrmittel ins Wasser kippen (ja, das gibt es wirklich), wenn Sie baden gehen wollen, aber es ist hilfreich, ein wenig attraktives Ziel abzugeben. Da Haie eher einzelne Lebewesen angreifen, sollten Sie in der Gruppe schwimmen, tauchen oder surfen und den Schutz der Menge genießen. Tragen Sie keine Bade- oder Tauchbekleidung in grellen oder kontraststarken Farben und lassen Sie Ihren glitzernden Schmuck zu Hause. Leuchtende Farben wie Gelb oder Orange können Haie anziehen, und glitzernder Schmuck kann an die Schuppen eines Fischs erinnern. Achten Sie auch auf Ihre Bewegungen. Spielerisch im Wasser herumzuplanschen kann Haie anlocken, da es den Bewegungen ihrer Beute in Bedrängnis ähnelt. Und auch wenn Sie selbst tatsächlich in Bedrängnis sind, vermeiden Sie hektische Bewegungen und Herumspritzen.

FLIEHEN SIE UM IHR LEBEN Wenn Sie eine Rückenflosse auf der Wasseroberfläche sehen oder einen Hai in Ihrer Nähe entdecken, hauen Sie ab! Wenn es eine Haisichtung gibt, ist es egal, wie großartig die Wellen sind, gehen Sie aus dem Wasser. Retten Sie Ihr Leben, um

GUT ZU WISSEN

Haie sind nicht die einzigen Tiere aus der Tiefe, die eine Gefahr für Menschen darstellen können. Es gibt noch eine Menge anderer zwielichtiger Kreaturen im Ozean.

BLAUGERINGELTER OKTOPUS Wenn er gestört wird, kann dieser bunte kleine Killer zubeißen – und er verfügt über ein neurotoxisches Gift, das Taubheitsgefühle, Lähmungen und den Tod durch Verlust der Atemfähigkeit hervorruft.

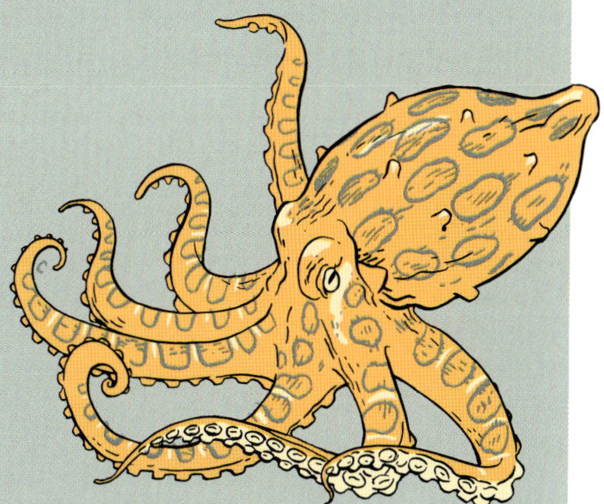

STACHELROCHEN Stachelrochen können mit ihren peitschenartigen Schwänzen um sich schlagen, die mit einem oder zwei Stacheln bewehrt sind. Der beliebte und berühmte Tiertrainer Steve Irwin aka »Der Krokodiljäger« starb 2006 nach dem Stich eines Stachelrochens.

BARRAKUDA Der Große Barrakuda hat scharfe, gezackte Zähne und kräftige Kiefer und hat bereits Schwimmer im Atlantik, in der Karibik und im Pazifik angegriffen.

STEINFISCH Der Steinfisch sieht wie ein Stein am Meeresgrund aus, weswegen man in flachem Wasser manchmal auf ihn tritt. Er hat 13 giftige Stacheln auf dem Rücken, und seine Opfer erleiden starke Schmerzen, Lähmungen, Schock oder sogar den Tod.

bei anderer Gelegenheit wieder surfen, schwimmen oder tauchen zu können. Wenn Ihnen plötzlich eines dieser Tiere doch zu nahe kommt, liegt Ihre beste Chance darin, schnell das Wasser zu verlassen. Schwimmen Sie mit gleichmäßigen, ruhigen Bewegungen davon, die keine Aufmerksamkeit erregen. Sie werden einem Hai nicht davonschwimmen können, aber vielleicht gelingt es Ihnen, dass er Sie nicht wahrnimmt. Ein anderer Trick, der sich für Taucher eignet, ist

W/F

HAIE KÖNNEN BLUT IM WASSER RIECHEN

WAHR Sie sollten wirklich nicht weitersurfen, wenn Sie bluten, auch nur ein kleines bisschen, denn Sie verlieren möglicherweise Blut im Wasser und ködern so neugierige Haie. Die meisten Haiarten haben ein so feines Sensorium, dass sie Ihr Blut aus über anderthalb Kilometern Entfernung riechen und schmecken können. Und das ist noch nicht mal ihr beeindruckendster Trick. Wie ein Bluthund, der in einer Menschenmenge den Geruch eines bestimmten Menschen aufspürt, kann ein Hai den Blutgeruch zu Ihnen zurückverfolgen. Auch wenn Sie kein speckiger Seehund sind, weckt Ihr Blut seinen Hunger. Wenn Ihnen also Ihr Surfbrett eine blutige Nase verpasst oder Ihre Periode gerade eingesetzt hat, gehen Sie aus dem Wasser.

NEHMEN SIE EIN TAUCHERMESSER MIT. OB SIE SICH AUS EINEM ZURÜCKGELASSENEN NETZ BEFREIEN ODER EINEN HAIANGRIFF ABWEHREN MÜSSEN, EIN GUT GESCHLIFFENES UND ROSTFREIES TAUCHERMESSER KANN DEN UNTERSCHIED ZWISCHEN LEBEN UND TOD AUSMACHEN.

es, unterzutauchen und sich zu verstecken. Taucher haben berichtet, wie sie erfolgreich entkommen sind, indem sie sich auf den Grund sinken ließen und warteten, bis der Hai verschwunden war. Das funktioniert aber nur, wenn Sie eine Luftflasche haben.

BLEIBEN SIE AUF DER WASSEROBERFLÄCHE Ihr Kajak, Rettungsfloß oder Beiboot kann Ihnen überraschend viel Sicherheit vor neugierigen Haien bieten. Ein Hai kann mit der Schnauze dagegenstoßen, um dieses merkwürdige schwimmende Objekt zu untersuchen, aber normalerweise sind Sie auf Ihrem schwimmenden Untersatz in Sicherheit. Wenn einer oder mehrere Haie im Wasser unterwegs sind, ist es wohl an der Zeit, woandershin zu paddeln – oder sich ein größeres Boot zu besorgen.

SCHAUEN SIE IHREM FEIND INS GESICHT Wenn ein Hai Sie auffressen will, werden Sie das bemerken: Der Hai krümmt den Rücken, senkt seine Flossen und schwimmt im Zickzack auf Sie zu. Schleudern Sie ihm Ihre Harpune, das Kameragehäuse, Ihr Messer oder irgendetwas anderes entgegen, um ihn abzuschrecken. Wenn Sie nur Ihr Surfbrett haben, nutzen Sie es als Schild, um eine Barriere zwischen sich und den Hai zu bringen. Egal, wenn es ein paar Bisse abbekommt – besser das Brett als Ihr Körper. Wenn Sie schwimmen und völlig unbewaffnet sind, hauen Sie dem Hai auf seine hochsensible Nase oder stechen Sie in seine Augen und Kiemen. Wenn der Hai sich an Ihnen verbeißt und versucht, Sie unter Wasser zu ziehen, stellen Sie sich nicht tot oder geben auf. Werden Sie aggressiv und fügen Sie dem Hai Schaden zu. Vielleicht lässt er Sie los.

STOPPEN SIE DIE BLUTUNG Wenn Sie tatsächlich von einem Hai gebissen wurden, verlassen Sie das Wasser so schnell und zügig wie möglich. Wenn ein Hai bemerkt, dass Sie nicht seine übliche fetthaltige Beute sind, lässt er normalerweise los. Die Zahlen lügen nicht. Die meisten Todesfälle durch Haiangriffe entstehen durch Blutverlust und Verletzungen durch den Angriff, nicht dadurch, tatsächlich aufgefressen zu werden. Da der Blutverlust nun die größte Bedrohung für Sie ist, verlassen Sie zügig das Wasser, denn dieses verhindert, dass Ihr Blut gerinnt. Bringen Sie Druck auf die Wunden, binden Sie Gliedmaßen ab, wenn notwendig, und kümmern Sie sich sofort um Hilfe. Sofortige medizinische Behandlung ist die beste Möglichkeit, um Todesfälle zu vermeiden.

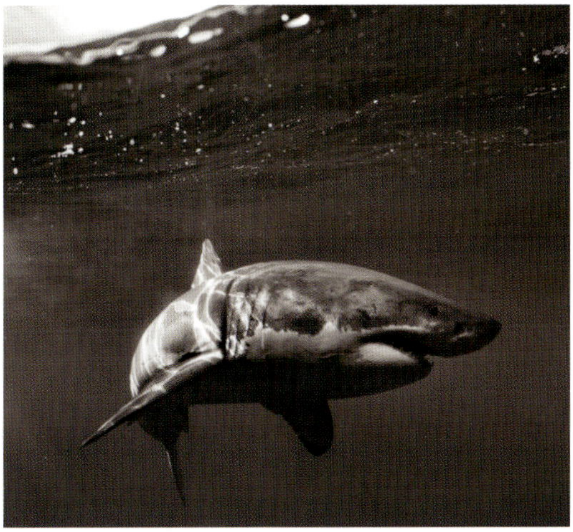

Kiefer des Todes

An einem heißen Sommertag 1963 nahm Rodney Fox an der australischen Küste an einem Wettbewerb im Speerfischen teil. Nach etwa vier Stunden war Fox unzufrieden mit seinem Fang und entschied sich, weiter und tiefer hinauszuschwimmen als seine Kontrahenten. Er war schon ein gutes Stück vom Ufer entfernt, als er spürte, wie etwas seine Brust rammte. »Ich dachte, mich hätte ein Zug gerammt«, erinnert er sich. Aber dann sah er die Zähne.

Da er wusste, wie empfindlich die Augen eines Hais sind, versuchte er, in sie hineinzustechen. Das schien zu funktionieren – der Hai ließ los, und Fox fiel aus seinem Maul. Leider hatte er das Pech, dass er sich beim Fallen den Arm aufriss. Er bemerkte, dass der Hai ihn tief unter Wasser gezogen hatte, und schwamm Richtung Oberfläche. Der Hai folgte ihm und zog ihn an seiner Angelleine wieder nach unten. In einer erstaunlichen Reihung von Zufällen biss der Hai die Leine durch, sodass Fox gerade in jenem Moment wieder an die Oberfläche kam, als ein Boot herbeifuhr, um zu überprüfen, woher das Blut im Wasser kam.

Fox wurde eilig ins Krankenhaus gebracht, wo die Ärzte ihn mit 462 Stichen wieder zusammenflickten. Später entwickelte und vermarktete er das Konzept des Tauchens im Haikäfig und fungierte als Berater für einen kleinen Film mit dem Titel *Der weiße Hai*.

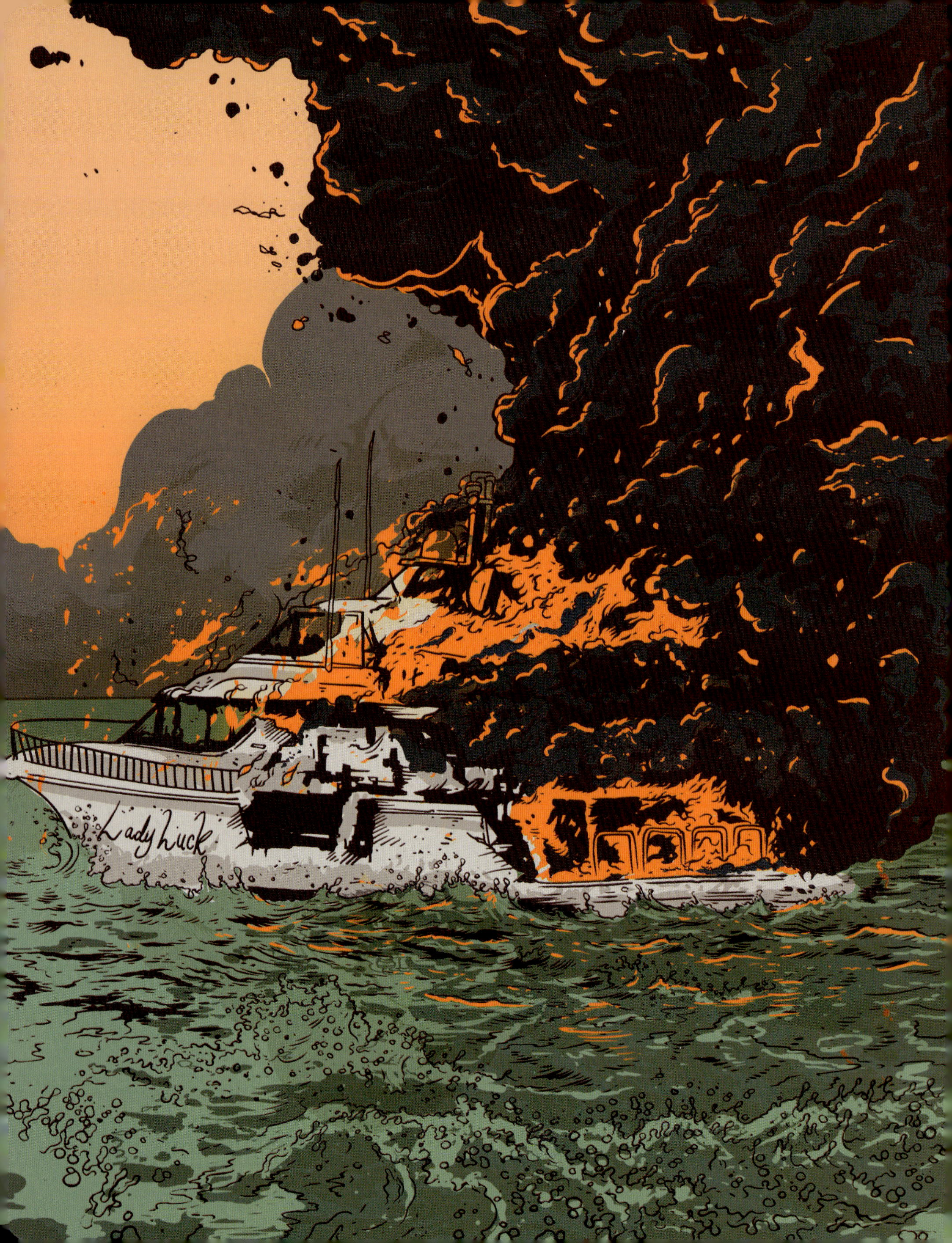
Lady Luck

ÄRGER AN BORD

ENDLOSER OZEAN, DAS EINZIGE GERÄUSCH IST DAS WASSER, DAS GEGEN IHR KAPUTTES BOOT PLÄTSCHERT. DER MOTOR HAT DEN GEIST AUFGEGEBEN, UND DAMIT WAR AUCH IHRE MÖGLICHKEIT DAHIN, DAS WASSER WIEDER ZU VERLASSEN. OB SIE DEN WEG EINES ANDEREN SCHIFFES KREUZEN, BEVOR SIE VERDURSTEN?

Ein Schiff kann unterschiedliche Dinge bedeuten. Es ist ein Transportmittel, das Menschen und Güter von A nach B bringt. Es ist ein Fahrzeug für Entdeckungen und Abenteuer auf dem Wasser. Es kann auch ein Urlaubsort sein, voller Luxus und Dekadenz.

Wie auch immer, das Gefährt ist ein geschütztes Umfeld, das Ihnen Sicherheit vor den Gefahren und Unannehmlichkeiten des Meeres bietet – wenn alles läuft wie geplant, heißt das. Aber wenn etwas anfängt schiefzugehen, wird sich das Schiff immer weniger wie eine schützende Hülle und mehr wie ein schwimmendes Gefängnis anfühlen, das Sie in einer feindlichen Umgebung gefangenhält und der Gnade des Ozeans aussetzt.

Wenn es an Bord eines Schiffes oder Boots zu einem Notfall kommt, kann es sein, dass Ihre Überlebensoptionen beschränkt sind, vor allem, wenn Sie nicht wegkönnen.

Doch auch heute noch, wo die meisten Reisenden per Auto, Zug oder Flugzeug unterwegs sind, lockt die nautische Welt mit ihrem Sirenengesang Menschen hinaus auf die ebenso furchterregende wie faszinierende See.

SENDEN SIE EIN SOS-SIGNAL Fast 100 Jahre lang war SOS das internationale Standard-Signal für Schiffe in Not. Diese drei Buchstaben bestehen im Morse-Code aus drei Punkten, drei Strichen und drei Punkten (···–––···). Es wurde oft mit Sätzen wie »Save our ship« (»Rettet unser Schiff«), »Send out succor« (»Schickt Hilfe«) oder »Save our souls« (»Rettet unsere Seelen«) in Zusammenhang gebracht, aber in Wirklichkeit steht es für nichts. Dieses Signal aus neun Elementen blieb bis 1999 das wichtigste Funk-Notsignal in der Schifffahrt und wurde dann durch das Global Maritime Distress and Safety System ersetzt. Das GMDSS ist ein automatisches System, das GPS-Daten und automatische Notrufe senden kann, wie auch noch eine Reihe anderer Daten. Die alte Morse-Sequenz wird aber nach wie vor weltweit erkannt.

DIE FAKTEN

8851 KILOMETER Längster Überlebens-Rekord auf hoher See, aufgestellt von drei mexikanischen Fischern, die 285 Tage lang über den Ozean trieben. Zwei der ursprünglich fünf Mann starben, bevor sie gerettet wurden.

120 MILLIONEN DOLLAR Wert der pro Jahr durch somalische Piraten erbeuteten Güter.

3,78 MILLIARDEN LITER Abwassermenge, die pro Jahr von Kreuzfahrtschiffen verklappt wird.

4386 Anzahl der Todesopfer bei der Kollision der Fähre *Doña Paz* mit dem Öltanker *MT Vector* bei den Philippinen 1987.

DIE MATRIX

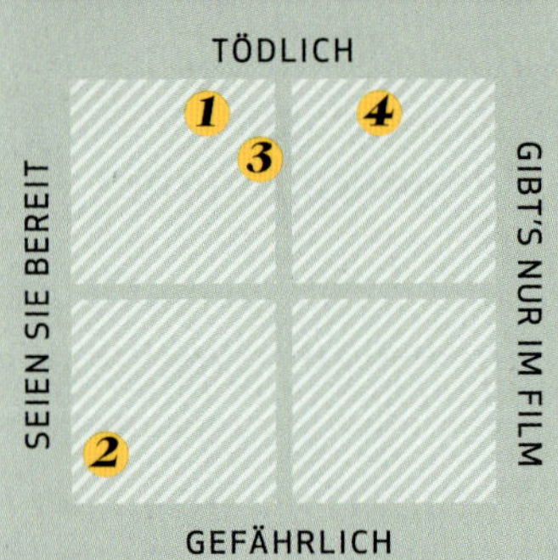

1. Bootsbrand
2. Kentern
3. Hypothermie
4. Verschollen auf hoher See

SCHIFF IN FLAMMEN Ein Feuer an Bord Ihres Schiffes ist lebensgefährlich. Da Sie nicht davor weglaufen können, sollten Sie den Hafen nicht ohne einen Plan zur Brandbekämpfung verlassen. Lagern Sie immer funktionsfähige Feuerlöscher in der Nähe der Kombüse und des Motorraums, den zwei wahrscheinlichsten Stellen für Brände. Wenn ein Feuer ausbricht, holen Sie alle aus den Kabinen und verteilen Sie Rettungswesten. Benutzen Sie den VHF-Kanal 16, um den Notfall zu melden, und bereiten Sie sich darauf vor, das Schiff zu verlassen. Bekämpfen Sie den Brand mit Feuerlöschern, wobei Sie darauf achten, dass hinter Ihnen immer ein freier Fluchtweg liegt. Denken Sie daran, mit dem Feuerlöscher immer auf den unteren Teil des Feuers zu zielen.

KOPFÜBER Kleine Boote kentern leicht, aber sie lassen sich auch leicht wieder wenden. Klettern Sie auf das umgedrehte Boot, halten Sie sich am Kielschwert fest und lehnen Sie sich zurück. So benutzen Sie Ihr Gewicht als Hebel am Kielschwert. Wenn das Boot wieder richtig herum liegt, klettern Sie hinein und schöpfen Sie das Wasser hinaus.

Wenn das gekenterte Boot ein Motorboot ohne Kiel ist, ist das Umdrehen etwas schwieriger. Binden Sie ein Ende eines Seils an eine stabile Stelle in der Mitte des Bootes, etwa eine Ruderdolle. Werfen Sie das freie Ende des Seils über das Boot. Klettern Sie hinauf und halten Sie das freie Ende des Seils fest. Schauen Sie dabei auf die Seite, wo das Seil festgebunden ist. Rutschen Sie rückwärts Richtung Wasser und lehnen Sie sich nach hinten, wobei Sie Ihr Gewicht einsetzen, um das Boot umzudrehen. Dann klettern Sie rein und beginnen zu schöpfen.

DINGE ZUSAMMENFLICKEN Hatten Sie schon mal das Gefühl, den Boden unter den Füßen zu verlieren? Ich versichere Ihnen, an Bord eines Schiffes ist das noch viel schlimmer. Es ist oft unvermeidbar, dass sich Wasser im Boot sammelt, durch Regen oder überschwappende Wellen. Das ist kein großes Problem – aber sollte Ihr Boot ein Leck haben, kann es sehr schnell untergehen. Ihre höchste Priorität muss es sein, die Problemstelle mit dem Leck ausfindig zu machen. Wenn Sie es nicht finden können, sehen Sie zu, so schnell wie möglich zurück zum Ufer zu kommen. Überprüfen Sie auch immer, ob der Ablaufstöpsel des Bootes geschlossen ist – das ist häufig das Problem bei einem Leck.

Wenn Sie das Leck finden, können Sie es eventuell selbst reparieren. Wenn das Leck durch eine schlecht angebrachte Armatur im Schiffsrumpf verursacht wird, stopfen Sie es mit einem konischen Weichholzstopfen, der mit Schnur am Rumpf befestigt sein sollte. Wenn der Rumpf bei einem Aufprall gebrochen ist, legen Sie ein großes Stück Plastikfolie von außen gegen das Leck. Befestigen Sie es mit Seil, und

SURVIVAL-SKILLS

Selbst tropische Gewässer können Ihre Körperwärme ableiten und Sie durch Unterkühlung töten. So bleibt Ihnen warm.

VERLASSEN SIE DAS WASSER Und zwar sofort. Wenn Ihr Boot gekentert ist, drehen Sie es um und schöpfen Sie das Wasser aus.

BLEIBEN SIE ZUSAMMEN Sind Sie mit einer Gruppe im Wasser gelandet, drängen Sie sich aneinander, damit Ihnen warm wird. Schauen Sie nach innen, halten Sie sich gut fest und treten Sie Wasser.

WÄRMEN SIE SICH SELBST Wenn Sie eine Rettungsweste tragen, nehmen Sie diese Stellung ein: Ziehen Sie die Beine hoch, falten Sie die Arme vor der Brust und halten Sie das Gesicht aus dem Wasser.

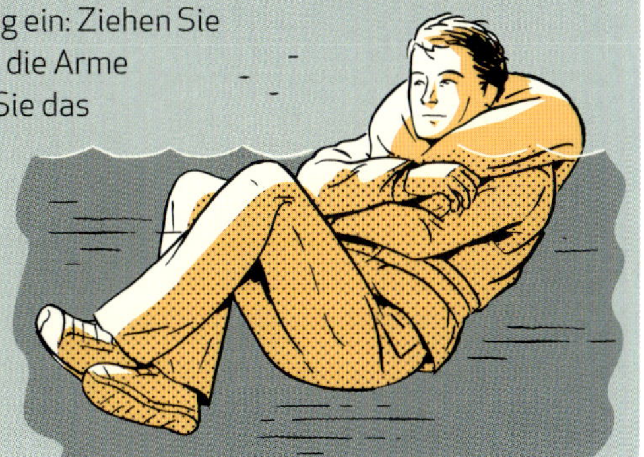

VERHALTEN SIE SICH RUHIG Schwimmen Sie nicht, da sonst kaltes Wasser um Ihren Körper zirkuliert.

der Wasserdruck wird sein Übriges tun, um es an Ort und Stelle zu halten, bis Sie vorsichtig ans Ufer geschippert sind.

VERLASSEN SIE DAS SCHIFF! Auch wenn Sie der Kapitän sind, wollen Sie sicher nicht mit dem sinkenden Schiff untergehen. Wenn es Zeit ist, das Schiff zu verlassen, dann tun Sie das so schnell wie möglich. Versuchen Sie, nicht mitten unter den anderen Passagieren zu stehen, und vermeiden Sie ein Gedränge um den besten Platz. Gehen Sie zur Reling und bereiten Sie sich auf den Sprung vor. Wenn das Schiff sich auf eine Seite neigt, springen Sie von der hohen Seite, um nicht darunter zu geraten, wenn es kentert. Wenn Sie allerdings mehr als 5 Meter über der Wasseroberfläche sind, ist das zu gefährlich. Suchen Sie eine tiefer gelegene Stelle oder warten Sie, bis das Schiff weiter sinkt. Verschränken Sie die Arme vor der Brust und halten Sie sich an Ihren Jackenaufschlägen fest (oder an der Stelle, wo welche wären). Diese Haltung schützt Genick und Schultern, so dass sie nicht brechen, wenn Sie auf das Wasser aufschlagen. Suchen Sie einen Ort im Wasser, wo keine Trümmerteile liegen, und zielen Sie darauf. Sie werden dafür

W/F

MEERWASSER KANN SIE VERRÜCKT MACHEN

WAHR Die Hirnchemie ist ein störungsanfälliges System, und wenn bei Dehydrierung Salzwasser getrunken wird, kann das zu gefährlichen Halluzinationen und Aktionen führen. 1982 sank eine Yacht namens *Trashman* im Atlantik, die fünf Insassen blieben auf einem Rettungsfloß zurück. Eine Person starb schnell an ihren Verletzungen, und zwei anderen begannen bald, gegen die Order des Kapitäns Meerwasser zu trinken. Kurz darauf war einer der beiden überzeugt, sein Auto sei in der Nähe geparkt, und er sprang ins Wasser. Er wurde fast sofort von den Haien getötet, die das Floß umkreisten. Kurz darauf erklärte der andere Mann, er wolle Zigaretten holen, schwamm davon und ging auf hoher See verloren.

SURVIVAL-SKILLS

EINEN GEFLUTETEN MOTOR STARTEN Bootsmotoren sind komplexe Maschinen, aber Sie müssen kein Super-Mechaniker sein, um einen solchen Motor wieder zum Laufen zu bekommen, vor allem nicht, wenn ein gefluteter Motor Ihr Problem ist.

SCHRITT 1 Entfernen Sie alle Zündkerzen und trocknen Sie sie ab.

SCHRITT 2 Lassen Sie den Motor über den Starter mehrere Male drehen, um überschüssiges Benzin aus der Brennkammer zu entfernen.

SCHRITT 3 Setzen Sie die Zündkerzen ein und verbinden Sie sie wieder mit den Zündkerzenkabeln.

SCHRITT 4 Schalten Sie auf Leerlaufgas (Pi-mal-Daumen-Wert 2/3) und starten Sie maximal 8 bis 10 Sekunden.

SCHRITT 5 Wenn der Motor nicht startet, betätigen Sie noch einmal den Anlasser.

SCHRITT 6 Nachdem die Maschine angesprungen ist, lassen Sie sie noch mit viel Leerlaufgas laufen, bis der Motor störungsfrei arbeitet. Dann können Sie losfahren.

einigen Mut brauchen, aber wenn Sie sich Ihren Punkt ausgesucht haben, zögern Sie nicht. Wenn Sie sich von der Reling entfernen, schlagen Sie die Fußgelenke übereinander – wenn Sie die Beine eng beieinander halten, können Sie verhindern, dass die Wucht des Aufschlags Verletzungen verursacht. Kurz vor dem Eintauchen holen Sie tief Luft. Die größte Gefahr in der Nähe eines sinkenden Schiffs besteht darin, von fallenden Trümmerteilen getroffen zu werden, also sehen Sie zu, dass Sie wegkommen. Es ist ziemlich schwierig, im unruhigen Wasser um ein sinkendes Schiff zu schwimmen. Schwimmen Sie mindestens 30 Meter vom Schiff weg. Schwimmen Sie seitwärts oder rückwärts, um Kraft zu sparen, und halten Sie die Augen nach Hindernissen und Gefahren offen.

WENN DAS WASSER BRENNT Wenn Sie durch brennendes Öl oder Benzin schwimmen müssen, entbehrt das natürlich nicht einer gewissen Ironie. Wenn Sie zu lange unter der Oberfläche bleiben, ertrinken Sie; wenn Sie zu früh oder an der falschen Stelle auftauchen, atmen Sie Flammen ein. Wenn ein Schiff untergeht, können Öltanks reißen, und ihr Inhalt legt sich auf die Wasseroberfläche. Wenn dieser Ölfilm Feuer fängt – und bei einem sinkenden Schiff passiert das meistens – müssten Sie da durch, um in Sicherheit zu gelangen. Folgenden Sie einigen simplen, aber wichtigen Schritten, beginnend damit, dass Sie mit den Füßen voran durch den Flammenteppich springen. Tauchen Sie dann unter und schwimmen Sie unter der Oberfläche, aber versuchen Sie nicht, Ihren Atem zu lange anzuhalten, denn das führt oft zu Panik. Wenn Sie auftauchen, um Luft zu holen, versuchen Sie, eine freie Stelle zu finden. Strecken Sie die Arme über den Kopf und spritzen Sie an der Oberfläche heftig mit Ihren Händen im Wasser, bevor Sie auftauchen, um das brennende Öl wegzutreiben. Atmen Sie ein, dann tauchen Sie wieder ab. Wiederholen Sie diesen Vorgang, bis Sie den brennenden Ölteppich hinter sich gelassen haben. Wenn Sie wegen einer Verletzung nicht unter Wasser schwimmen können, schwimmen Sie an der Oberfläche, wobei Sie die ganze Zeit mit den Händen das Öl rund um sich herum durch Spritzen wegschieben.

MACHEN SIE ANDERE SCHIFFE AUF SICH AUFMERKSAM Hilfssignale auszusenden ist Ihre beste Möglichkeit, um in Sicherheit zu gelangen. Das effektivste Gerät, um Hilfssignale auszusenden, ist ein sogenanntes EPIRB (emergency position-indicating radio beacon), das über ein globales Satellitensystem Rettungskräfte alarmiert. Am zweitbesten ist ein VHF- oder SSB-Funkgerät. Wenn Sie einen Notruf absetzen, geben Sie ruhig und deutlich Ihre GPS-Koordinaten, die

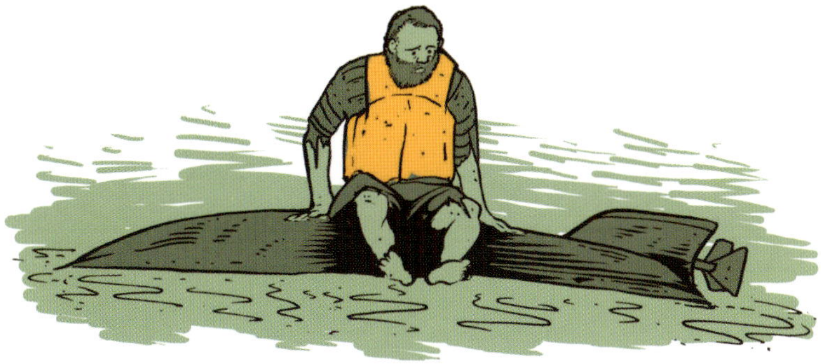

Art des Notfalls, eine Beschreibung Ihres Bootes und die Anzahl der Passagiere durch. Wenn Sie glauben, dass Retter in der Nähe sind, benutzen Sie visuelle Signale wie Leuchtraketen, Rauch und Wasserfärber. Schießen Sie Leuchtraketen nur ab, wenn Sie der Meinung sind, dass jemand nahe genug ist, um sie zu sehen, und zielen Sie aufs Wasser hinaus, um Ihr Boot nicht in Brand zu setzen. Bei Tageslicht benutzen Sie einen Signalspiegel, den Sie auf den Horizont richten.

BLEIBEN SIE AM LEBEN Wenn Sie es zum Rettungsboot geschafft haben, ist Ihre Arbeit noch lange nicht getan. Jetzt kommt die monotone Aufgabe des Überlebens auf offenem Wasser auf Sie zu. Sie werden Essen fangen, trinkbares Wasser sammeln und alle anderen aufkommenden Probleme lösen müssen.

Was das Essen angeht, hoffe ich, Sie mögen Fisch. Wenn Sie auf einem Rettungsfloß sitzen, sammeln sich unter dem Floß oft kleine Fische, aus Neugier oder weil sie sich dort sicher fühlen. Ihr eigenes Sushi zu fangen ist nicht nur ein toller Zeitvertreib, sondern auch Ihre wichtigste Nahrungsquelle. Basteln Sie sich mit einem Haken und etwas Glitzerndem als Köder eine Angelschnur. Versuchen Sie, den Köder in verschiedenen Tiefen unter Wasser auf und ab zu bewegen. Aber seien Sie sehr, sehr vorsichtig, dass Sie das Floß nicht mit dem Haken punktieren. Nachdem Sie Ihren ersten Fisch gefangen haben, benutzen Sie seine Innereien als Köder, um weitere Fische zu fangen.

Das Problem mit dem Trinkwasser hat höchste Priorität – so viel Wasser, und nichts davon trinkbar? Wieder mal Ironie des Schicksals beim Überleben auf dem Wasser. Sie müssen vorbereitet, gewitzt und fleißig sein, wenn Sie genug Trinkwasser sammeln wollen. Bereiten Sie sich vor, indem Sie Ihr Boot mit einer Plastikplane und einigen

ESSEN SIE, WAS SIE ESSEN MÜSSEN. ÜBERLEBENDE VON SCHIFFSUNGLÜCKEN HABEN SICH SCHON VON ROHEM FISCH, ROHEN WASSERVÖGELN, ROHEN SCHILDKRÖTEN UND ALLEM MÖGLICHEN ANDEREN ERNÄHRT, WAS SIE MIT HAKEN ODER BLOSSEN HÄNDEN FANGEN KONNTEN. SEIEN SIE NICHT ZIMPERLICH, WENN SIE ÜBERLEBEN WOLLEN.

W/F

IHRE HOSEN KÖNNEN ALS AUFTRIEBSHILFE DIENEN

WAHR Viele Kleidungsstücke können kurzzeitig als Auftriebshilfen für den Notfall fungieren, wenn der Stoff dicht genug ist, um Luft im Inneren einzuschließen. Während Sie Wasser treten, ziehen Sie Ihre Hosen aus und passen Sie auf, dass Sie sie nicht im Wasser verlieren. Verschließen Sie beide Hosenbeine mit einem Knoten. Schleudern Sie dann den Bund der Hose schnell aus dem Wasser, damit sich Luft im Inneren der Hose sammeln kann. Drücken Sie den Hosenbund zu und platzieren Sie unter jedem Arm ein luftgefülltes Hosenbein. Atmen Sie durch und genießen Sie kurz diese etwas höhere Position im Wasser. Wiederholen Sie diesen Vorgang öfter und werden Sie kreativ, indem Sie zum Beispiel auch Ärmel und anderen Kleidungsstücke nutzen, um Luft einzuschließen.

SURVIVAL-SKILLS

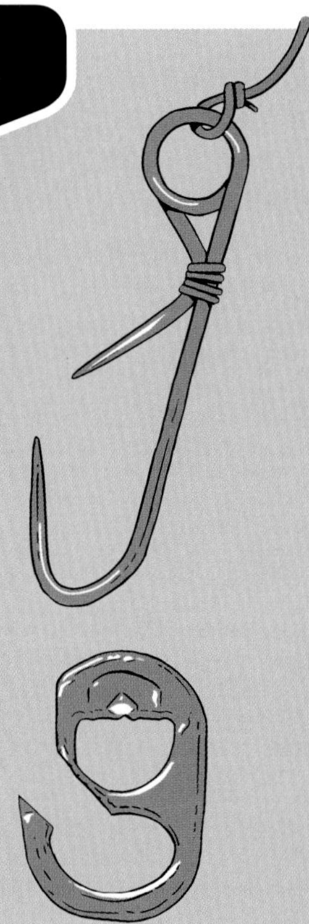

ANGELHAKEN SELBST GEMACHT
Da Sie schwer auf Nahrungssuche gehen können, wenn Sie auf offener See treiben (außer Sie haben eine Vorliebe für Seegras), müssen Sie das Essen zu sich bringen – nämlich mithilfe einer Angelausrüstung. Angelschnur und Haken wurden auch schon dazu verwendet, um Löcher in einem Floß zu flicken und um Vögel und Schildkröten zu fangen. Nehmen Sie eine Auswahl an Haken und Schnüren mit, um kleine und große Fische zu fangen. Oder, wenn es gar nicht anders geht, improvisieren Sie Angelhaken aus Sicherheitsnadeln, den Metallverschlüssen von Getränkedosen oder anderen Gegenständen. Sehr viel vernünftiger ist es, ein Survival-Angelset dabeizuhaben.

Behältnissen ausstatten. Mit der Plane können Sie Regenwasser auffangen und die Behältnisse befüllen. Wenn Sie ohne Plane dasitzen, werden Sie kreativ und benutzen Sie allen zur Verfügung stehenden Stoff, um Feuchtigkeit aufzufangen, die Sie dann in die Gefäße auswringen. Wenn Sie Segel haben, formen Sie sie zu Schüsseln, um Wasser aufzufangen. Plane, T-Shirts, Plastikfolie und auch das Floß selbst können Wasser sammeln. Dosen, Flaschen oder andere Gefäße können das Wasser aufnehmen. Wenn Sie einige Zeit auf dem Wasser ausgeharrt haben, werden Salzkristalle Ihre gesamte Kleidung verkrusten. Sobald es nach Regen aussieht, waschen Sie all Ihre Kleider und anderen Stoff im Meerwasser aus. Ja, das ist salzig, aber nicht so salzig wie die Salzablagerungen, die alles Wasser, das damit in Berührung kommt, ungenießbar machen. Das erste Wasser, das Sie so sammeln, wird einen recht hohen Salzgehalt haben. Bewahren Sie es separat auf, um damit Wunden auszuwaschen oder Essen vor dem Verzehr zu säubern. Trinken Sie niemals Salzwasser – davon werden Sie krank und es beschleunigt Ihre Dehydrierung.

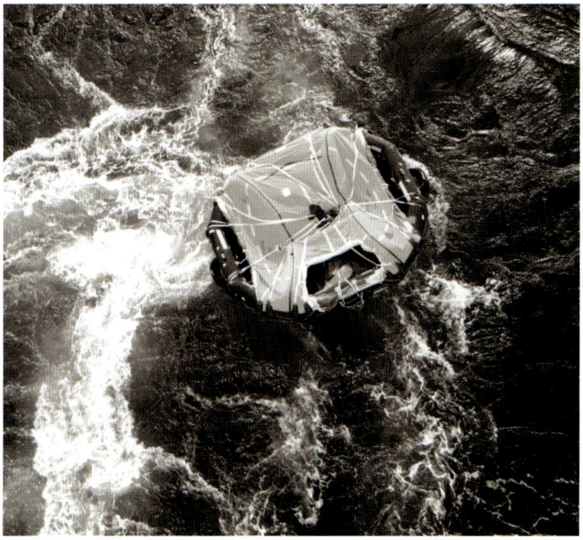

Leben auf einem Floß

Eine der erstaunlichsten Survival-Geschichten auf hoher See ist die von Steve Callahan, der 1982 76 Tage auf einem Rettungsfloß auf dem Atlantischen Ozean verbrachte. Das Drama begann, als Callahans 6,5-Meter-Schaluppe während eines nächtlichen Sturms vor den Kanarischen Inseln schwer beschädigt wurde. Er nahm mit sehr wenigen Vorräten auf einem Rettungsfloß für sechs Personen Zuflucht. Als das Floß mit der Strömung westwärts getrieben wurde, erschöpften sich Callahans Essensvorräte bald, und er begann, sich von Fisch und anderen Meerestieren zu ernähren. Er fing vor allem Mahi Mahi und Drückerfische, zwischendurch auch andere Fischarten, Krebse und Vögel. Auf seiner 3300 Kilometer langen Reise über den Ozean überlebte er, indem er Wasser aus zwei Solardestillen trank und Regenwasser sammelte, was im Durchschnitt nur einen halben Liter Wasser pro Tag ergab.

In seiner 75. Nacht sah Callahan die Lichter der Insel Marie-Galante. Am nächsten Tag wurde er von Fischern entdeckt und in ein Krankenhaus gebracht. Er hatte ein Drittel seines Körpergewichts verloren und war von Wunden übersät, aber er hatte überlebt – nach zwei Monaten, in denen er auf dem Ozean verschollen und dem Tod durch Erhungern und Verdursten nahe gewesen war.

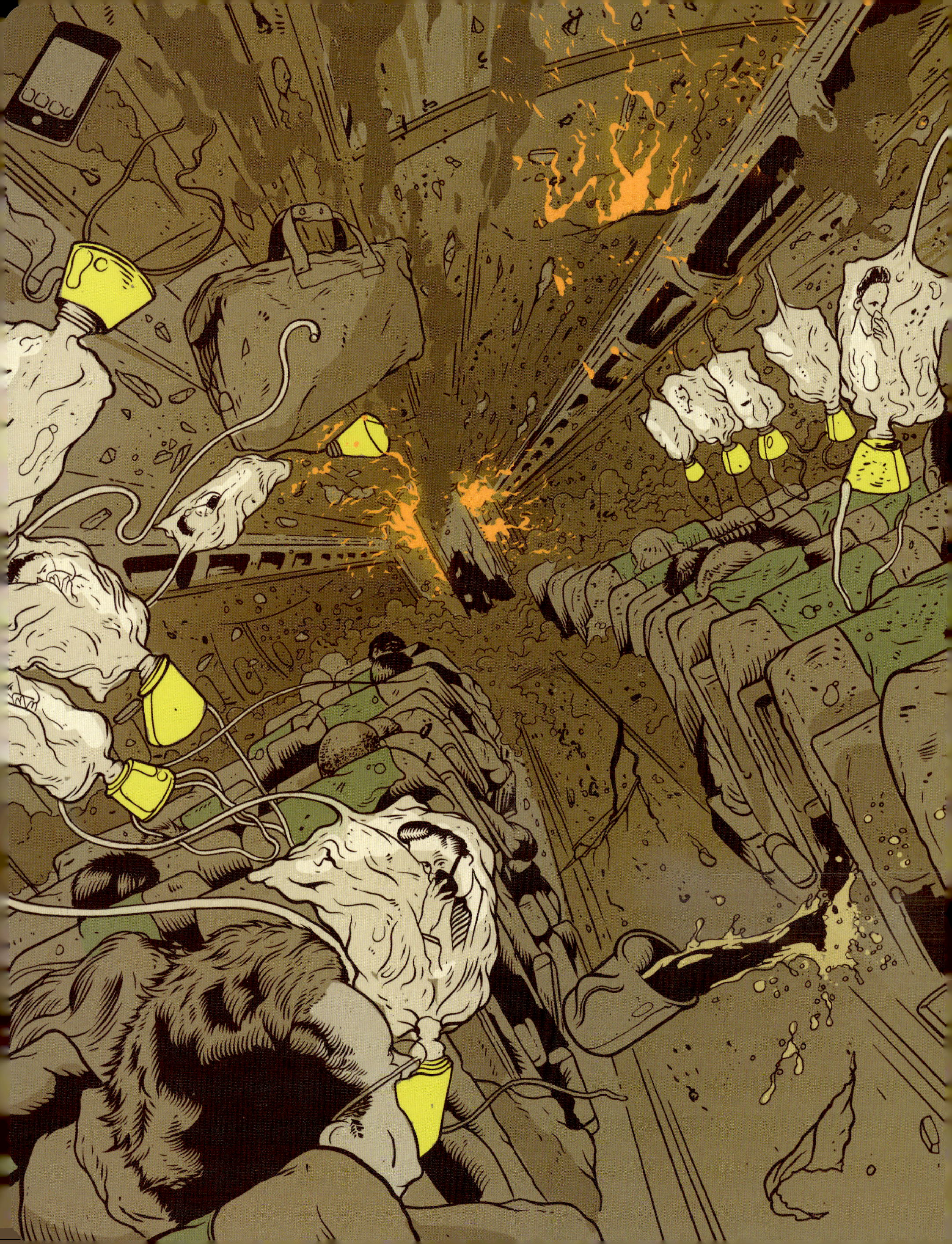

TOD IN DER LUFT

INGENIEURSKUNST UND PILOTENFÄHIGKEITEN BRINGEN DIE METALLKOLOSSE IN DIE LUFT – UND WIEDER NACH UNTEN. DIE PHYSIK DAHINTER LÄSST UNS STAUNEN, ABER DIE ZAHLEN SIND EINDEUTIG: FLIEGEN IST IM ALLGEMEINEN SICHER. DOCH STATISTIK HILFT WENIG, WENN DAS FLUGZEUG RUCKT UND RUMPELT.

Flugzeugunglücke sind sehr selten, aber dieses Wissen wird Sie kaum beruhigen, wenn – Sie haben schon ein paar Drinks intus – die Lichter zu flackern beginnen, das Anschnallzeichen leuchtet und Sie mit zusammengebissenen Zähnen einen holprigen, turbulenten Flug durchstehen. Obwohl Flugzeugunfälle so selten sind, sind unsere Vorstellungen gerne auf die üblen Szenarien fixiert – statt sich an all die sicheren und problemlosen Flüge zu erinnern, über die wir uns kaum Gedanken gemacht haben. Wenn im Flugzeug etwas schief geht, passiert das meist ziemlich schnell und unvorhergesehen.

Wenig überraschend sind die letzten Worte, die vor einem Crash gesprochen werden, häufig eine hastige Information über einen Defekt, eine kurze Nennung Gottes, eine letzte kurze Botschaft an die Lieben oder ein Ausbruch von Schimpfwörtern. Es gibt keine langen Erklärungen oder Abschiedsmonologe, denn es bleibt nur wenig Zeit zum Reagieren. Deswegen ist es so wichtig, dass man weiß, was los ist, was zu tun ist und wie man es tun sollte – damit Sie im Falle einer Katastrophe angemessen reagieren und die richtigen Entscheidungen treffen können. Ihr Überleben hängt davon ab.

BLEIBEN SIE ANGESCHNALLT Dieser Ratschlag gilt nicht nur fürs Autofahren. Auch wenn der Kapitän das Anschnallzeichen ausschaltet und Ihnen sagt, dass Sie sich in der Kabine bewegen können – lassen Sie es bleiben. Es sind schon Menschen an Verletzungen durch Turbulenzen gestorben, die der Gurt verhindert hätte. Jedes Jahr werden in den USA etwa 60 Menschen verletzt, weil sie während eines Fluges nicht angeschnallt sind, und seit 1980 sind schon drei Menschen aus diesem Grund ums Leben gekommen. Es braucht nur ein einziges überraschendes Luftloch, damit Sie aus dem Sitz und mit dem Kopf gegen die Decke geschleudert werden. Natürlich müssen Sie sich abschnallen, um die Toilette zu besuchen, aber bleiben Sie ansonsten angeschnallt, bis das Flugzeug zum Stehen gekommen ist.

DIE FAKTEN

583 Höchste Anzahl von Todesopfern bei einem Flugzeugunglück, als 1977 beim Los Rodeos-Flughafen auf Teneriffa zwei Flugzeuge kollidierten.

239 Anzahl der Vermissten nach dem Verschwinden des Malaysian-Airlines-Fluges 370 im Jahr 2014.

1,4 MILLIARDEN US-DOLLAR Kosten des Crashs des B2-Tarnkappenbombers im Februar 2008 in Guam. Der teuerste Unfall der Luftfahrtgeschichte.

917 KM/H Durchschnittliche Reisegeschwindigkeit einer Boeing 747.

1 ZU 4,7 MILLIONEN Wahrscheinlichkeit, bei einem Flugzeugunglück ums Leben zu kommen.

10.160 METER Höchste Fallhöhe, die ein Mensch beim Sturz aus einem Flugzeug ohne Fallschirm überlebt hat. Vesna Vulović, eine ehemalige serbische Stewardess, war 1972 die einzige Überlebende des Yugoslav Airlines-Fluges 367.

HOFFEN SIE DARAUF, ÜBER LAND ABZUSTÜRZEN Es gibt einen großen Unterschied bezüglich der Überlebenschancen zwischen einer Wasserlandung und einer Notlandung auf festem Grund. In einen Ozean oder See einzutauchen mag als die weichere Landung erscheinen – und vielleicht ist das sogar so –, aber die sekundären Risiken, die das Wasser mit sich bringt – Ertrinken und Unterkühlung – machen es für die Passagiere gefährlicher als einen Crash auf der Erde. An Land können Sie vom Flugzeug wegrennen, gehen oder kriechen. Im Wasser haben Sie wahrscheinlich keine Zufluchtsmöglichkeit.

NEHMEN SIE HALTUNG AN Untersuchungen haben ergeben, dass Schutzhaltungen im Fall einer absturzartigen Notlandung die Überlebenschancen verbessern. Grundsätzlich sieht die Position so aus: Halten Sie Ihre Füße flach auf dem Boden. Tragen Sie Ihren Gurt tief und eng über Ihrem Schoß. Wenn der Vordersitz dicht vor Ihnen ist, legen Sie Ihren Kopf und Ihre Hände dagegen. Wenn der Abstand dafür zu groß ist, legen Sie die Brust auf Ihre Knie und halten Sie Ihre Unterschenkel mit den Händen fest. Bleiben Sie in Ihrer Position, bis das Flugzeug zum Halten gekommen ist.

Diese Haltungen reduzieren die Geschwindigkeit, mit der Ihr Kopf unvermeidbar gegen den Vordersitz geschleudert wird. Sie begrenzen auch das Rudern der Gliedmaßen, wodurch Verletzungen minimiert werden und Ihre Chancen, heil und gesund genug zu sein, um dem Flugzeug zu entkommen, steigen. (Stellen Sie sich nur einmal vor, wie schwierig es wäre, mit zwei gebrochenen Armen Ihren Gurt abzuschnallen oder mit einem gebrochenen Bein über die Sitze zum Notausgang zu klettern.)

Wenn Sie auf eine Wasserlandung zusteuern, seien Sie bereit, die Schwimmhilfen an Bord zu benutzen und die Sauerstoffmaske zu verwenden, falls sie herabfällt. Da Kleinkinder und Säuglinge die Schutzhaltungen noch nicht einnehmen können, sollte ein Erwachsener das Kind mit einem Arm so fest wie möglich halten und mit dem anderen Arm seine eigene Schutzhaltung einnehmen. Teenager und große Kinder, die nicht mehr auf den Schoß passen, sollten angeschnallt auf ihrem eigenen Sitz sitzen und die Schutzhaltung einnehmen.

BENUTZEN SIE DEN FALLSCHIRM Ein Fallschirm ist keine Option, wenn Sie einer von vielen Passagieren auf einem kommerziellen Flug sind, aber wenn nur Sie mit dem alten Willy in dessen dieselgetriebener Cessna sind, ist es eigentlich Standard, einen Fallschirm an Bord zu haben, und der kann definitiv Ihr Leben retten. Wenn Sie beschließen, dass der richtige Zeitpunkt zum Sprung aus dem Flug-

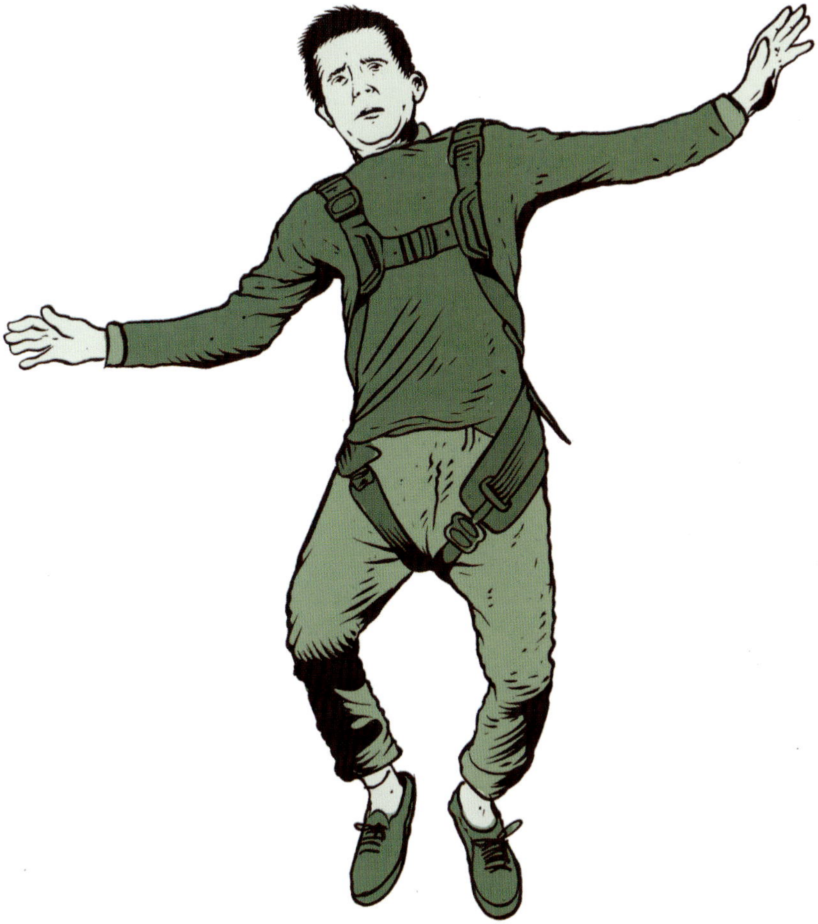

zeug gekommen ist, dann achten Sie darauf, dass Sie Ihren Fallschirm korrekt anlegen und benutzen.

Um den Fallschirm anzulegen, steigen Sie so in die Gurte, dass die Beinschlaufen um Ihre Schenkel verlaufen, dann ziehen Sie die oberen Gurte über Ihre Schultern und ziehen das Geschirr über Ihrer Brust fest. Berühren Sie die Reißleine nicht, bevor Sie das Flugzeug verlassen haben. Wenn Sie aus dem Flugzeug springen, tun Sie das so, wie es eben geht – nur nicht vor einem Triebwerk. Haben Sie Angst vor dem Fall, dann stellen Sie sich nur mal vor, was eine Turbine mit Ihnen anrichten kann. Nach dem Sprung zählen Sie bis drei, dann ziehen Sie die Reißleine. Während Sie hinabschweben, planen Sie

SURVIVAL-SKILLS

DURCHFORSTEN SIE DIE UNFALLSTELLE Nach einem Flugzeugabsturz müssen die Überlebenden am Leben bleiben, bis Rettung kommt. Mit ein bisschen Kreativität können Sie viele nützliche Dinge finden.

Untersuchen Sie das Funkgerät im Cockpit. Wenn es funktioniert, setzen Sie einen Notruf ab. Nutzen Sie den Flugzeugrumpf als Unterschlupf – außer es ist Treibstoff ausgelaufen, denn dann besteht Feuergefahr. Bleiben Sie in etwa 30 Meter Entfernung.

Wenn das Flugzeug zerbrochen ist, benutzen Sie Teppiche, Polster, Trennwände, Türen und Fenster als Schutz. Suchen Sie Elektrokabel, um Dinge damit zusammenzubinden, und benutzen Sie reflektierendes Material für Signale.

Untersuchen Sie die Gepäckstücke, um Kleidung, Decken, Kissen, Essen und Wasser zu finden. Nehmen Sie auch Medikamente und Brillen an sich.

An Bord kann sich medizinische Ausrüstung inklusive eines automatischen Defibrillators befinden. Lassen Sie diese lebensrettenden Instrumente nicht zurück.

SIE MÜSSEN WISSEN, WO DIE AUSGÄNGE SIND UND WIE SIE DIESE FINDEN, OHNE SIE ZU SEHEN. BEI EINEM ABSTURZ KANN SICH DIE KABINE MIT SCHWARZEM RAUCH FÜLLEN, WAS ES UNMÖGLICH MACHT, IM RICHTIGEN MOMENT DEN NÄCHSTEN AUSGANG ZU ERKENNEN.

GUT ZU WISSEN

WO SIE SITZEN Die sichersten Plätze im Flugzeug sind in den Reihen an den Notausgängen über den Tragflächen und die Gangplätze in der Nähe. Sitzen Sie in den Reihen beim Notausgang, haben Sie die Chance, als Erster nach draußen zu kommen. Die Gangplätze nahe dem Ausgang sind gut für alle, die sich leicht eingeengt fühlen oder die zügig das Flugzeug verlassen wollen, ob im Not- oder Normalfall.

Die schlechtesten Sitze sind die weit von den Notausgängen entfernten Fensterplätze. Von hier brauchen Sie lange, bis Sie das Flugzeug verlassen können. Die vordersten Sitzreihen können auch riskant sein – sie sind zwar nah am Vordereingang, aber sie sind bei Frontalcrash auch eher betroffen.

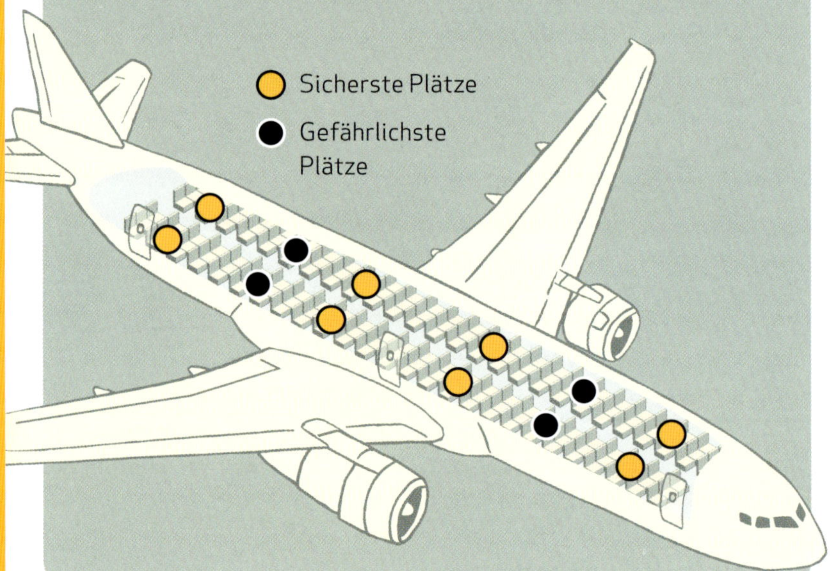

Ihre Landung. Lenken Sie den Fallschirm, indem Sie an den Griffen ziehen – den rechten, wenn Sie nach rechts wollen, den linken, wenn Sie nach links wollen. Vor der Landung beugen Sie die Knie, legen die Ellbogen an den Körper und bringen Ihr Kinn zur Brust. Rollen Sie bei der Landung ab.

BLEIBEN SIE AUF IHREM PLATZ Es stimmt, dass schon Leute ohne Fallschirm aus Flugzeugen gesprungen sind und überlebt haben, aber es ist trotzdem eine schlechte Idee – vor allem wenn Sie sich klar machen, wie abrupt dieser Flug stoppt. Falls Ihr Flugzeug explodiert oder in der Luft auseinanderbricht, bleiben Sie sitzen. An Heiligabend 1971 überlebte die Teenagerin Juliane Koepcke angeschnallt auf ihrem Sitz einen Sturz aus etwa 3 Kilometern Höhe, stürzte durch das Blätterdach des Regenwaldes in Peru und landete auf dem Waldboden. Obwohl einige andere Passagiere ebenfalls das Auseinanderbrechen des Flugzeugs und den langen Fall überstanden hatten, war sie die Einzige, die nach dem Absturz des LANSA-Flugs 508 im Dschungel überlebte.

RUFEN SIE HILFE Sie dürfen während eines Flugs nicht mit dem Handy telefonieren, da elektromagnetische Interferenzen die Steuerung des Flugzeugs beeinträchtigen könnten. Wenn Sie aber das Cockpit nicht erreichen können, um das Funkgerät zu benutzen – oder wenn das Funkgerät nicht mehr funktioniert –, dann gelten andere Regeln. (So war es auf jeden Fall am 11. September 2001, als Passagiere des Fluges United Airlines 93 Notrufe absetzten, nachdem Terroristen die Kontrolle über das Flugzeug übernommen hatten.) So lange ein Mobilfunkmast in Reichweite ist, funktionieren Mobiltelefone im Flugzeug. Je niedriger die Flughöhe, desto größer die Chancen auf eine gute Verbindung – und auf Hilfe.

SCHLAGEN SIE ZURÜCK Ein gekapertes Flugzeug ist sicherlich Stoff für Alpträume, und die Attentäter haben garantiert keine schönen Pläne für Sie. Sollten Sie unglücklicherweise in einem solchen Flugzeug sitzen, dann kämpfen Sie mit all Ihren Kräften gegen die Hijacker. Sie werden kreativ sein müssen, improvisierte Waffen benützen und überraschend angreifen, um die Kontrolle über das Flugzeug zurückzuerlangen. Wenn die Attentäter Piloten sind, wie sie es bei 9/11 waren, dann sind die rechtmäßigen Piloten wahrscheinlich tot. Trotzdem lohnt es sich zu versuchen, das Flugzeug wieder unter Kontrolle zu bringen. Wenn es Ihnen gelingt, dann setzen Sie sich ans Funkgerät und geben einen Notruf auf der Frequenz ab, die schon eingestellt ist, denn das ist wahrscheinlich die, die der lokale Tower benutzt. Wenn Sie eine Frequenz wählen müssen, versuchen Sie 121,5 MHz oder 243,0 MHz, die normalerweise von der Luftfahrtbehörde überwacht werden. Die große Mehrheit erfolgreicher Landungen durch Nicht-Piloten wurde von Mitarbeitern der Flugraumkontrolle unterstützt. Viele von ihnen sind selbst Piloten und wissen deshalb, wie Sie sie sicher auf den Boden bekommen.

W/F

MAN KANN SURVIVAL-AUSRÜSTUNG MIT INS FLUGZEUG NEHMEN

WAHR Wenn Sie auf alles vorbereitet sein wollen, packen Sie Survival-Ausrüstung in Ihr Handgepäck, die den Security-Bestimmungen entspricht. Ihr flugfreundliches Survival-Set kann pro Person ein Päckchen Sicherheitsstreichhölzer enthalten, Zahnseide, einen Kompass, einen Metallbecher, Paracord-Armbänder oder Schnürsenkel, eine leere Trinkblase und eine kleine Taschenlampe. Denken Sie daran, dass Sie keinerlei Messer, Gasfeuerzeuge, leicht entzündliche Streichhölzer (»strike-anywhere matches«), Feuerzeuggas, Feuerzeuge mit dauerhafter Flamme, Campingkocher, Werkzeuge und sonstiges mitnehmen dürfen, was als Waffe oder zum Feueranzünden an Bord benutzt werden könnte.

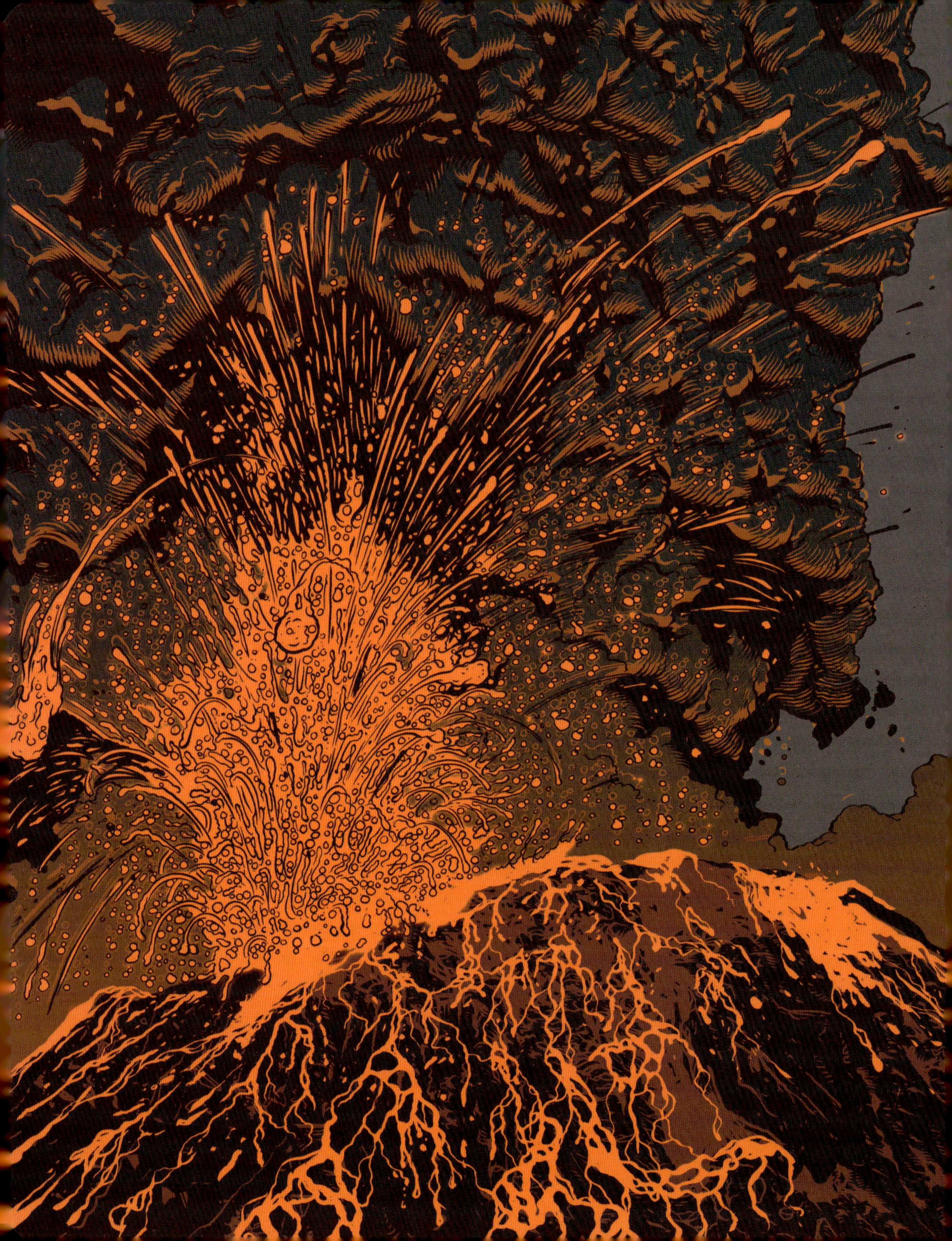

DER HIMMEL BRENNT

ES GRUMMELT, RAUCHT UND GLÜHT. WIR HABEN GENAUSO GROSSE ANGST VOR DEM VULKANAUSBRUCH WIE UNSERE VORFAHREN. DER BERG DROHT, UNS MIT LAVA, ASCHE UND DÄMPFEN ZU TÖTEN. OHNE VERNÜNFTIGEN UNTERSCHLUPF KÖNNTEN WIR UNS GENAUSO GUT IN EINEM ZIEGELHAUS IN POMPEJI BEFINDEN.

Vielleicht stellen Sie sich Vulkane als exotische Sehenswürdigkeiten vor, mit wunderschönen, sich langsam bewegenden Lavaströmen und interessanten Steinformationen, die Sie auf einer Urlaubsreise besichtigen können. So denken Menschen, die außerhalb des »Feuerrings« leben. Doch die Bewohner der vulkanisch aktiven Gegend rund um den Pazifischen Ring wissen es besser.

Vulkane sind lebendige Geologie – sie können Landschaften innerhalb weniger Tage verändern, indem sie ganze Regionen einebnen oder neue Berge erschaffen. Vulkane verfügen über fürchterliche Waffen wie giftige Gase, alles in Brand setzende Lava und tödliche pyroklastische Ströme. Und vulkanische Aktivität beschränkt sich nicht auf den Umkreis des Pazifischen Ozeans. Auch Vulkane in anderen Teilen der Welt können jederzeit ausbrechen. Eine ordentliche Eruption des Supervulkans, der unter dem Yellowstone-Nationalpark schlummert, könnte in den USA das Leben der kommenden Generationen nachhaltig verändern.

Vulkane erschaffen Land, indem sie Inseln im Meer formen und reichhaltige, fruchtbare Erde produzieren, aber sie können auch Zerstörungen auslösen, vor allem bei jenen, die in der Nähe leben.

IM AUTO UNTERSCHLUPF SUCHEN Ein Auto wird Ihnen keinen großen Schutz vor den Dämpfen und der Asche eines Vulkans bieten, doch im Inneren eines Autos ist es immer noch besser, als draußen im Ascheregen zu stehen. Wenn Sie im Auto Zuflucht vor einem Vulkanausbruch suchen, lassen Sie den Motor aus und achten Sie darauf, dass alle Fenster fest verschlossen sind. Wenn Sie Klebeband zur Hand haben, benutzen Sie es, um alle Belüftungsschlitze zu versiegeln. Wenn Sie fahren müssen (zum Beispiel, um aus der Gegend zu fliehen), tun Sie das möglichst nicht, solange große Mengen Asche fallen. Durch diesen feinen Aschestaub zu fahren wird bald Ihren Luftfilter verstopfen – und auch Ihren Motor. Wenn Sie die Klimaanlage einschalten, bringt das Luft von außen nach innen – inklusive Asche und Dämpfe.

DIE FAKTEN

4800 KILOMETER Noch aus dieser Entfernung konnte 1883 der Ausbruch der Krakatoa gehört werden, noch in 64 Kilometern Entfernung gab es Opfer mit gerissenen Trommelfellen.

7 So oft kreiste das Echo der Krakatoa-Eruption um die Erde.

1200 °C Durchschnittstemperatur vulkanischer Lava.

3,000 Geschätzte Mindestanzahl überlebender Menschen weltweit nach der Toba-Katastrophe, einer Supervulkan-Eruption in Indonesien gegen 75.000 v.Chr.

1080 KM/H Schnellste Geschwindigkeit, mit der ein pyroklastischer Strom (heiße Gase und mineralische Asche, die während einer Eruption ausgestoßen werden) einen Hang hinabraste, gemessen beim Ausbruch des Mt. Saint Helens 1980.

10.203 METER Höhe des Mauna Kea vom Fuß am Grund des Ozeans bis zur Spitze; die Gesamthöhe des Vulkans ist größer als die des Mt. Everest.

Wenn die Erde explodiert, liegen die Gefahren in feurigen Lavabomben, die durch die Eruption hinausgeschleudert werden, in einer Flutwelle aus geschmolzenem Gestein und in den giftigen Dämpfen der pyroklastischen Gasströme.

HAUEN SIE AB Der beste Aufenthaltsort ist jetzt weit weg. Distanz ist der beste Schutz vor den Höllenfeuern und dem Toben eines Vulkans, also seien Sie bereit zur Evakuierung, wenn die Warnung herausgegeben wird. Verschwinden Sie, bevor die Asche fällt, denn während des Ascheregens kann Ihr Auto leicht liegenbleiben, und Sie sind in einer schlimmeren Lage, als wenn Sie zuhause geblieben wären.

SUCHEN SIE ZUHAUSE UNTERSCHLUPF Wenn Sie keinen Abstand zwischen sich und den Vulkan bringen können, suchen Sie sich einen Unterschlupf und drücken Sie die Daumen. Ein Haus kann Schutz vor Asche und fallenden Trümmerteilen bieten, aber es könnte auch Feuer fangen. Wenn Sie sich also drinnen aufhalten, seien Sie bereit, jederzeit schnell das Haus zu verlassen. Bleiben Sie während des Ascheregens im Inneren des Hauses, vor allem, wenn Sie unter Atemproblemen leiden. Schließen Sie Türen, Fenster, Belüftungen und Kamine. Schalten Sie Ventilatoren, Klimaanlagen und Heizungen aus. Verfolgen Sie die Nachrichten über die Situation in Radio und Fernsehen. Die Ströme wälzen sich hangabwärts, also achten Sie darauf, dass Sie sich nicht in einem tiefgelegenen Gebiet aufhalten.

DRAUSSEN MIT DER ASCHE ZURECHTKOMMEN Vulkanische Asche ist das Gegenteil von weich und fluffig. Sie besteht aus winzigen, scharfen Fels- und Glasstücken – hart, rau und zerstörerisch. Da sie Motoren zerstört, wenn sie hineingerät, kann vulkanische Asche den Fahrzeugverkehr hunderte Kilometer um den Eruptionsherd zum Erliegen bringen, den Luftverkehr sogar noch in einigen Tausend Kilometern Entfernung. Doch wenn Sie in der Nähe eines aktiven Vulkans leben, könnten Sie noch dringlichere Probleme haben. Wenn Sie sich während eines Ausbruchs draußen aufhalten, ergreifen Sie sämtliche möglichen Vorsichtsmaßnahmen, um Haut, Lungen und Augen zu schützen.

Draußen ziehen Sie sich viele Schichten an; tragen Sie lange Ärmel und lange Hosen, um Ihre Haut vor der Asche zu schützen. Atmen Sie durch eine Staubschutzmaske oder halten Sie sich zumindest ein feuchtes Tuch vor Mund und Nase. Die rasiermesserscharfen Teilchen in der Asche können Ihre Lungen verletzen und zu dauerhaften Atemproblemen führen. Eine Staubschutzmaske reicht eventuell nicht aus; selbst eine qualitativ hochwertige partikelfiltrierende Staubmaske

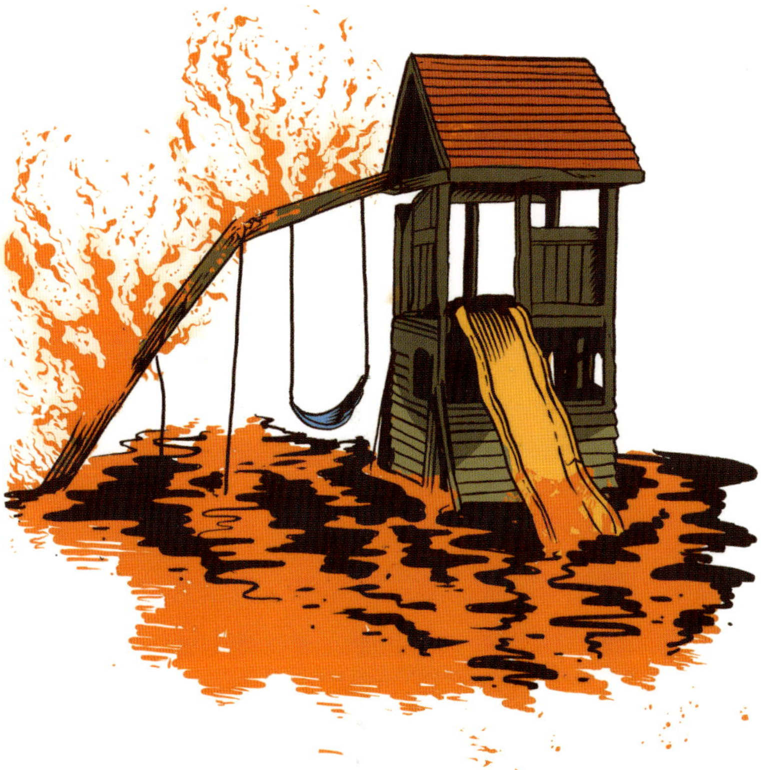

kann toxische Gase und Dämpfe nicht filtern. Mit Vulkanausbrüchen gehen Schwefelgase, Methan, Kohlenmonoxid und zahlreiche andere giftige Gase einher. Schützen Sie auch Ihre Augen: Tragen Sie eine Schutzbrille oder zumindest eine Brille statt Kontaktlinsen.

SCHÄTZEN SIE LAVAFELDER RICHTIG EIN Selbst wenn Sie sich recht sicher sind, dass die Lava ausgekühlt und hart geworden ist, ist es besser, einen Weg um ein Lavafeld herum zu wählen – denn wenn Sie sich irren, werden Sie getoastet. Wenn Sie unbedingt hindurch müssen, gehen Sie vorsichtig. Versuchen Sie, nur dorthin zu treten, wo die Lava völlig erhärtet ist. Die oberflächliche Anschauung kann zu einer trügerischen Sicherheit führen, denn es kann unter einer dünnen Kruste immer noch geschmolzene Lava fließen. Während Sie sich vorwärts bewegen, testen Sie den Untergrund vor sich mit einem Stock. Achten Sie auf die Luftqualität, denn Schwefeldioxidgase weisen auf fließende Lava unter Ihnen hin. Dann haben Sie gleich zwei Gründe, schnellstens zu verschwinden, denn es ist nicht nur der Boden instabil, sondern das Gas ist auch giftig. Wenn Ihre Schuhsohlen zu schmelzen beginnen, ist der Untergrund zu heiß, um ihn zu überqueren. Und wenn der Boden sich auch nur etwas nachgiebig anfühlt, ist er zu labil, um Gewicht zu tragen.

DIE UNSICHTBAREN GIFTIGEN GASE AUS EINEM VULKAN BEWEGEN SICH BETRÄCHTLICH SCHNELLER ALS DIE SICHTBARE LAVA. WENN EIN VULKAN IN IHRER NÄHE AUSBRICHT, BEWEGEN SIE SICH GEGEN DIE WINDRICHTUNG UND MEIDEN SIE TIEFLIEGENDE GEBIETE.

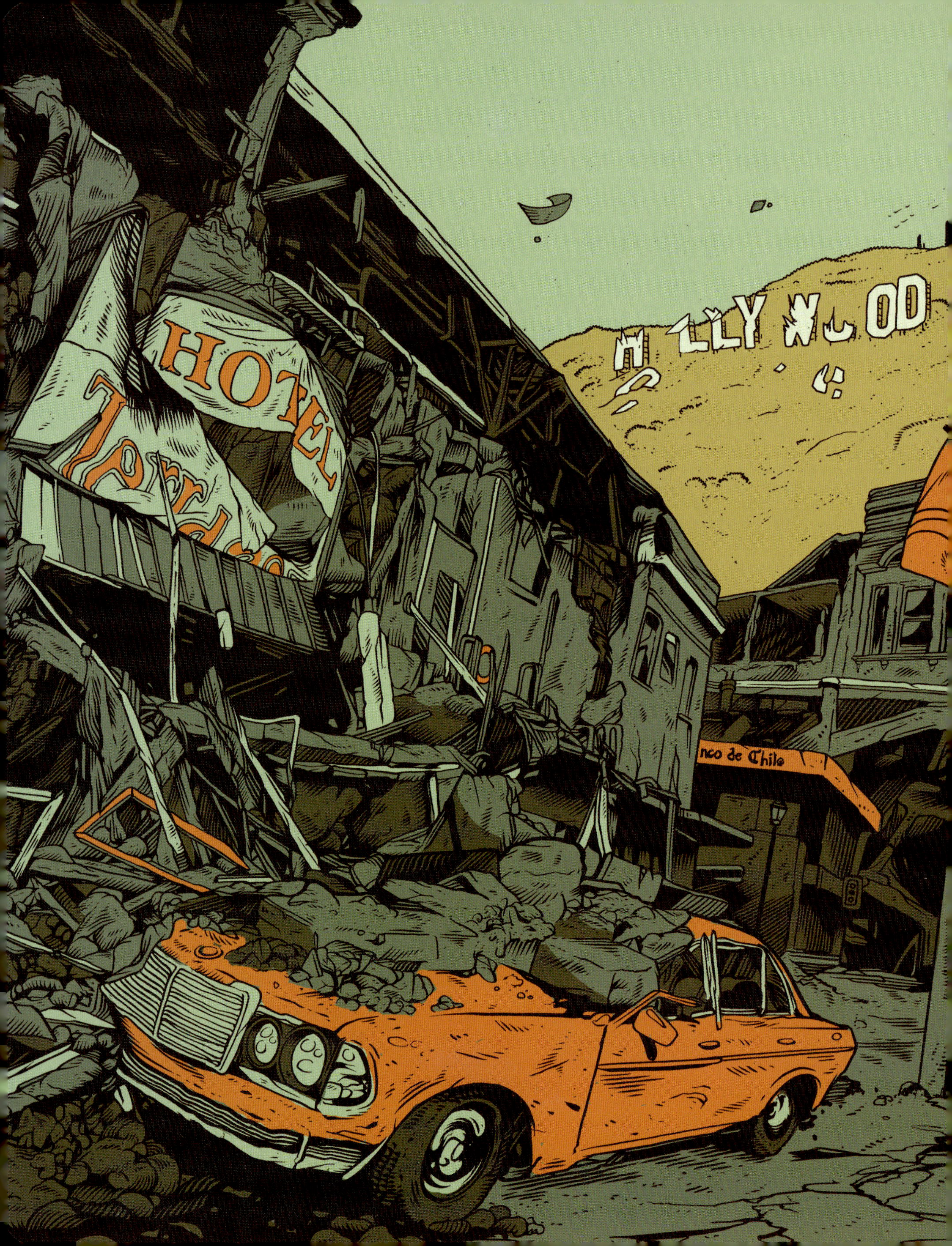
HOTEL
nco de Chile

DIE ERDE BEBT

DER SATZ »SO SICHER WIE DER BODEN UNTER IHREN FÜSSEN« BEDEUTET NICHTS MEHR, WENN DER UNTERGRUND SICH PLÖTZLICH ÖFFNET. ERDBEBEN KÖNNEN ÜBERALL UND ZU JEDER ZEIT PASSIEREN, UND EINE ERDBEBENKATASTROPHE ZU ÜBERLEBEN, IST EINE GUTE VORBEREITUNG DAS WICHTIGSTE.

Man könnte denken, dass sich Erdbeben auf bestimmte Weltgegenden beschränken, doch in Wahrheit kann ein Großteil der Erde von seismischer Instabilität betroffen sein. Nur weil in manchen Gegenden kaum Erdbeben auftreten, heißt das nicht, dass sie niemals davon betroffen sein werden – auch in massivem Umfang. Die Bewohner von Kalifornien, Alaska und Hawaii rüsten sich schon seit Jahrzehnten für »das große Beben«, doch Menschen in anderen Teilen der Welt sind vielleicht gefährlich schlecht vorbereitet auf die Zerstörung, die ein starkes Erdbeben auslösen kann.

Ein gutes Beispiel für einen Ruck aus dem Nichts ist das Erdbeben mit einer Stärke von 5,8, das am 23. August 2011 in Ost-Virginia auftrat. An diesem Nachmittag leitete ich einen Survival-Kurs auf einem bewaldeten Flecken Land 48 Kilometer vom Epizentrum des Bebens entfernt, das sich in der Nähe der Stadt Mineral in Virginia befand. Der Untergrund grollte wie Donner, die Bäume wurden wild hin- und hergeschüttelt, und überall um uns herum krachten Äste auf den Boden. Wir rannten wie verschreckte Kaninchen zur nächsten Lichtung, wo nichts auf uns stürzen konnte.

ÜBERRASCHENDE ORTE Die Ostküste der USA war noch nie für besondere Erdbebenaktivität bekannt, doch das Beben, das am 18. November 1755 in Cape Ann, Massachusetts auftrat, war mit einer Stärke von 6,0 stark genug, dass man es von Nova Scotia bis zur Chesapeake Bay in Maryland spüren konnte. Die dünne Besiedlung und die stabile Holzbauweise der Region verhinderten Todesfälle, doch fast 1600 Kamine wurden von den Dächern geschüttelt, Ziegelsteinmauern fielen zusammen, und in manchen Gegenden rund um Boston öffneten sich Spalten im Boden. Die Besatzung eines Segelschiffs vor Cape Ann fühlte den Ruck und dachte, sie seien auf Grund gelaufen. Wäre dieses Beben in der heutigen Zeit aufgetreten, wäre es zu zahlreichen Sachschäden und Todesfälle gekommen.

DIE FAKTEN

5 MILLIONEN Geschätzte Anzahl von Erdbeben pro Jahr.

80 KILOMETER Die durchschnittliche Tiefe (Hypozentrum), in der die meisten Erdbeben geschehen.

9,5 Stärke des kräftigsten je gemessenen Erdbebens am 22. Mai 1960 in Valdivia in Süd-Chile.

3,2 KILOMETER PRO SEKUNDE Spitzengeschwindigkeit von seismischen Wellen durch den Untergrund bei Erdbeben.

830.000 Höchste gezählte Anzahl von Todesfällen nach einem Erdbeben 1556 in der Provinz Shaanxi in China; weitere Todesfälle sind wahrscheinlich.

10 MINUTEN Dauer des längsten je gemessenen Erdbebens, dem Beben im Indischen Ozean 2004. Dieses Beben mit der Stärke 9,1 war das drittstärkste je gemessene und verantwortlich für den Tsunami am zweiten Weihnachtsfeiertag.

BEREITEN SIE SICH AUF DAS SCHLIMMSTE VOR Wenn Sie in einem erdbebengefährdeten Gebiet leben (und selbst wenn nicht), ist es keine schlechte Idee, einige Vorsichtsmaßnahmen zu treffen. Besorgen Sie sich einen Schraubenschlüssel, mit dem Sie die Gas- und Wasserversorgung abdrehen können, und bewahren Sie ihn zugänglich auf. Sehen Sie zu, dass keine schweren Gegenstände auf Ihre Betten fallen können. Befestigen Sie Bücherregale, andere Regale und Boiler ordentlich an den Wänden. Betrachten Sie aufmerksam Ihr Zuhause und überlegen Sie sich, was herunterfallen könnte und wie Sie das verhindern. Zu guter Letzt sollten Sie für Ihre Notfallvorräte Gefäße verwenden, die nicht aus Glas sind. Denn es wäre ja schrecklich, wenn Sie genügend Vorräte für Ihre Familie eingelagert hätten, die dann nach einem Erdbeben einen großen Haufen aus vergammelnden Lebensmitteln und Glasscherben bilden.

WAS IST ZU TUN, WENN ES LOSGEHT? Überraschend viele Menschen, selbst solche, die in erdbebengefährdeten Gebieten leben und die das Thema eigentlich sehr interessieren sollte, wissen nicht, was zu tun ist, wenn ein Beben eintritt. Dabei kann etwas Voraussicht Ihr Leben retten.

Zunächst sollten Sie wissen, wie Sie Deckung suchen können. Überlegen Sie bei jeden Raum, in dem Sie sich aufhalten, welche Stelle bei einem Erdbeben die sicherste wäre. Falls beispielsweise Ihr Büro über einen stabilen Schreibtisch verfügt, sollten Sie dem guten alten Ratschlag folgen und sich darunter kauern, Deckung suchen und sich an den Tischbeinen festhalten. Bleiben Sie dort, bis das Beben vorüber ist.

Meiden Sie Fenster. Sie mögen Ihnen wie ein Ausweg aus der Gefahr erscheinen, vor allem, weil Sie dadurch nach draußen sehen können, aber stellen Sie sich nur einmal vor, was große Glasscherben mit dem menschlichen Körper anrichten können. Bei einem Erdbeben bewegt sich Glas und zerbricht in eigenartigen Mustern, und diese Scherben können tödlich sein, wenn sie auf Sie stürzen – oder wenn Sie auf die Scherben fallen.

Wenn es nichts gibt, was stabil genug ist, um Sie vor herabfallenden Trümmern (inklusive Teilen der Decke) zu schützen, benutzen Sie die »Dreieck des Lebens«-Taktik (siehe Kasten S. 134). Kauern Sie sich neben ein großes, stabiles Möbelstück, das Trümmerteile etwas abhalten kann. Oder bedecken Sie Kopf und Gesicht und kauern sich in eine innenliegenden Ecke des Gebäudes, die ein Stück von fallenden Objekten entfernt ist.

Verstecken Sie sich nie unter einem Bett. Der kleine Hohlraum darunter wird noch kleiner, wenn die Zimmerdecke darauf fällt. Wenn Sie

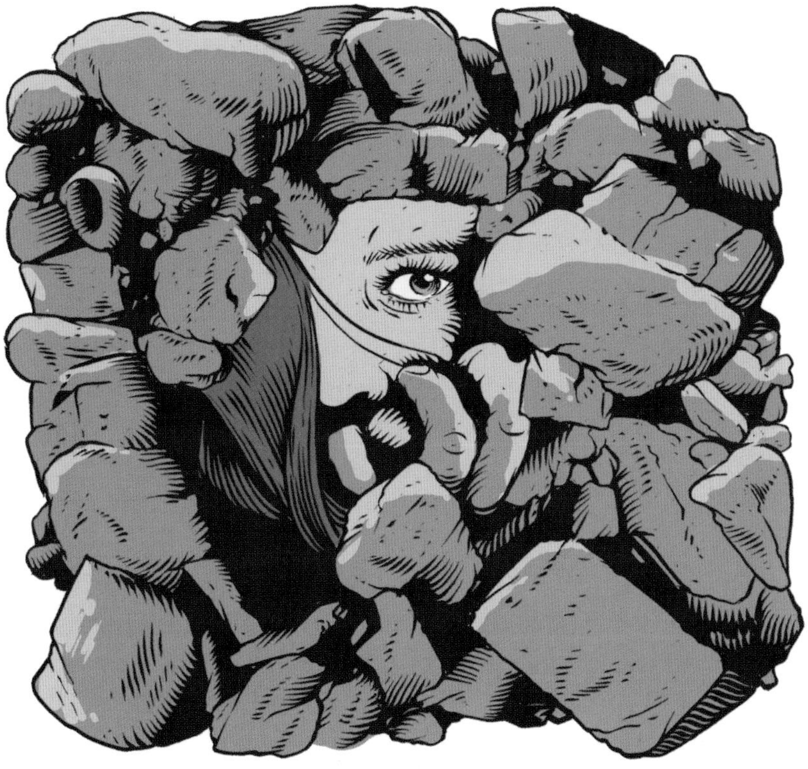

nachts im Bett liegen und ein Erdbeben auftritt, rollen Sie sich einfach vom Bett und bleiben Sie ganz am Rand. Das Bett wird einigen Schutt abfangen und so einen sicheren Platz rund herum schaffen. Kriechen Sie während eines Bebens nie darunter, und bringen Sie das auch Ihren Kindern bei.

Halten Sie sich auch von Treppen fern. Ein Treppenhaus kann während eines Erdbebens zur Todesfalle werden. Die Stufen können einen Menschen zerstückeln, wenn das Gebäude über ihnen zusammenbricht.

Sind Sie draußen, wenn das Erdbeben eintritt, begeben Sie sich schnell auf eine offene Fläche weit weg von Gebäuden, Straßenlaternen und Hochspannungsleitungen. Die gefährlichsten Bereiche sind die direkt außerhalb von Gebäuden.

EIN ERDBEBEN IM AUTO ÜBERSTEHEN Sie kennen wahrscheinlich die Regeln: Wenn Sie bei einem Beben in einem Gebäude sind, bleiben Sie drin. Wenn Sie draußen sind, suchen Sie sich eine freie Fläche. Aber was, wenn Sie Auto fahren? Als erstes halten Sie an, wenn Sie an einer relativ sicheren Stelle sind (nicht auf einer Brücke oder in einer

W/F

EIN TÜRRAHMEN IST EIN SICHERER ORT

FALSCH Auch wenn Sie es jahrelang gehört haben mögen – sich während eines Erdbebens unter einem Türrahmen aufzuhalten, ist in Wahrheit eine furchtbare Strategie. Die Idee kommt wahrscheinlich daher, dass Menschen wissen, dass sich um Türöffnungen herum extra Balken in der Wand befinden. Diese Balken halten zwar einem hohen Gewicht stand, können aber das Loch in der Wand, das durch die Tür entsteht, nicht kompensieren. Wenn Sie in einer Türöffnung stehen und der Türrahmen nach vorne oder hinten fällt, werden Sie trotzdem von der Decke zerquetscht. Und es sind tatsächlich auch schon Menschen halbiert worden, als der Türpfosten horizontal fiel. Also: Stehen Sie bei einem Erdbeben nicht im Türrahmen!

GUT ZU WISSEN

DAS DREIECK DES LEBENS
Wohin sollen Sie gehen, wenn Sie in einem Gebäude von einem Erdbeben überrascht werden? Viele professionelle Retter empfehlen, das »Dreieck des Lebens« zu suchen. Dieses Konzept bezieht sich auf die dreieckigen Hohlräume, die stabile Objekte zwischen dem Schutt erschaffen. Stellen Sie sich vor, die Decke stürzt herab – Menschen, die neben Sofas oder Schreibtischen kauern, werden oft verschont, da die Objekte den Hauptteil des Gewichts abfangen. Es mag logischer erscheinen, unter dem Schreibtisch zu kauern – und wenn der Schreibtisch sehr stabil ist, tun Sie das – allerdings kann das auch gefährlicher sein, wenn das Möbelstück nicht aus stabilem Material besteht. Wenn Sie sich nicht sicher sind, bleiben Sie besser neben dem Schreibtisch – denn auch wenn der Tisch komplett zerquetscht wird, wird die Decke dennoch zu einem Teil davon aufgehalten. Mit etwas Glück kauern Sie genau in diesem Hohlraum – und haben genug Platz zum Überleben.

Unterführung). Während eines Erdbebens gibt es auf der Straße zwei Hauptgefahren: andere Fahrer und herabstürzende Objekte. Fahren Sie irgendwo rechts ran, wo keine Gefahrenquellen wie Telefonmasten, Straßenlaternen – und ja, auch Unterführungen – auf Ihr Auto fallen können. Je offener die Gegend, desto geringer die Gefahr.
Wenn Sie das Pech haben, auf einer Brücke oder Überführung zu sein, wenn das Beben kommt, dann runter – und zwar pronto. Und wenn Sie in einem Tunnel sind und nicht herauskönnen, steigen Sie aus dem Auto und legen Sie sich daneben. Wenn der Tunnel zusammenfällt, wird er definitiv Ihr Auto zerquetschen, aber meist nicht bis zum Boden. Hoffentlich schafft das Auto so einen sicheren Bereich direkt um es herum. Nach dem Beben kann es noch zu Nachbeben kommen, also bleiben Sie zunächst, wo Sie sind. Hören Sie im Radio, inwieweit Ihre Strecke beeinträchtigt ist, und seien Sie auf Unfälle und Schäden überall gefasst.

WIE SIE ÜBERLEBEN, WENN SIE UNTER SCHUTT EINGESCHLOSSEN SIND Sehen Sie einen freien Weg hinaus in die Sicherheit? Dann nichts wie los. Doch wenn die Wände einstürzen und Sie drinnen sind, überlegen Sie sich, wie Sie anderen dabei helfen können, Sie da rauszuholen – eingeschlossene Menschen können sich normalerweise nicht selbst befreien. Signalisieren Sie Ihren Rettern, wo Sie sich befinden, indem Sie gegen ein Rohr oder eine Wand klopfen. Benutzen Sie eine Pfeife, wenn Sie eine haben. Um keinen Staub einzuatmen, bedecken Sie Mund und Nase mit Stoff und benutzen Sie nur als letzte Möglichkeit Ihre Stimme. Machen Sie kein Streichholz oder Feuerzeug an, um zu sehen, wo Sie sind, denn es könnte zu einem Gasleck gekommen sein.

WERDEN SIE NACH DEM BEBEN AKTIV Wenn Sie das Erdbeben überlebt haben, heißt das nicht, dass Sie außer Gefahr sind. Was Sie nach dem Beben tun ist genauso wichtig wie das, was Sie währenddessen tun. Brandverhütung sollte jetzt ganz oben auf Ihrer Liste stehen. Wenn das Gebäude, in dem Sie sich befinden, stabil erscheint, öffnen Sie Türen und Fenster, um Gase oder Staub auszulüften. Benutzen Sie keine elektrischen oder gasbetriebenen Geräte, denn die größte Gefahr nach einem Erdbeben ist Feuer. Es empfiehlt sich auch, Stiefel oder Schuhe mit starken Sohlen, lange Hosen und stabile Handschuhe anzuziehen, bevor Sie nach draußen gehen. Diese helfen, Verletzungen durch scharfe Objekte zu vermeiden. Außerdem können Handschuhe mit Gummianteil die Gefahr eines Stromschlags vermindern.

GUT ZU WISSEN

WIE DIE STÄRKE GEMESSEN WIRD Seismologen benutzen die Richter-Skala, um die durch Erdbeben freigesetzte Energie auf der ganzen Welt zu klassifizieren. Die Stärke der massiven seismischen Ereignisse kann mit der Energie eines Blitzes ebenso verglichen werden wie mit einer Atombombe oder dem immensen Ausbruch des Krakatoa.

		ANZAHL VON ERDBEBEN PRO JAHR	
9		<1	Ausbruch des Krakatoa
8	Ausbruch des Mt. St. Helens	1	Größter Atomwaffentest
7		18	
6		150	Atombombe von Hiroshima
5		1,500	Durchschnittlicher Tornado
4		10,000	Blitzschlag
3		100,000	
2		1,000,000	

- **4** SCHWÄCHSTES BEBEN, DAS MENSCHEN WAHRNEHMEN
- **5** LEICHTE SACHSCHÄDEN
- **6** MITTLERE SACHSCHÄDEN
- **7** STARKE SACHSCHÄDEN, TODESFÄLLE
- **8** GROSSER WIRTSCHAFTLICHER SCHADEN, VIELE TODESFÄLLE
- **9** TOD UND ZERSTÖRUNG IN WEITEN BEREICHEN

> INFORMIEREN SIE SICH, WO SIE ZU HAUSE ODER BEI DER ARBEIT DAS WASSER UND GAS ABSTELLEN KÖNNEN. BEWAHREN SIE DIE NOTWENDIGEN WERKZEUGE GRIFFBEREIT AUF, DAMIT SIE IM NOTFALL DIE ZUFUHR SCHNELL ABSTELLEN KÖNNEN, FALLS DAS ERDBEBEN DIE LEITUNGEN BESCHÄDIGT HAT.

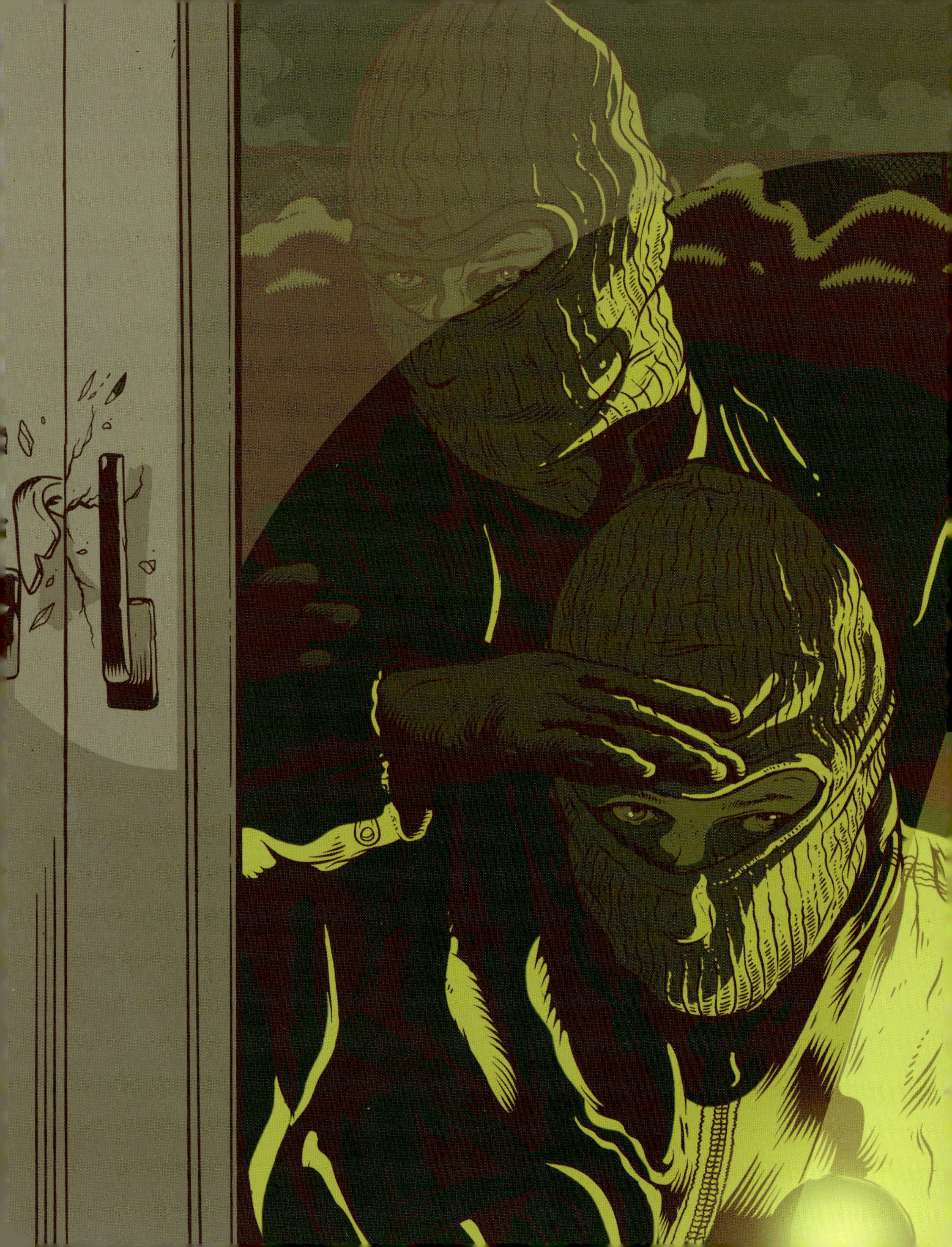

HAUSFRIEDENSBRUCH

IHR ZUHAUSE IST IHR RÜCKZUGSORT, EIN ORT DER SICHERHEIT VOR DEN GEFAHREN DER WELT. ABER DIESE SICHERHEIT IST DAHIN, WENN RÄUBER EINBRECHEN, DIE IHRE FAMILIE BEDROHEN. WAS TUN SIE, WENN DIE BÖSEN IM HAUS STEHEN?

Statistisch gesehen ist die Gefahr eines bewaffneten Überfalls bei Ihnen zu Hause ziemlich gering. In der zivilisierten Welt sind die Chancen, dass Sie darin verwickelt werden, niedrig – wenn Sie nicht gerade in einem üblen Viertel wohnen oder sich die Wertsachen bei Ihnen zu Hause stapeln (und Sie gern öffentlich darüber sprechen).

Doch auch wenn die Wahrscheinlichkeit für ein solches Szenario gering ist, geschehen Einbrüche sehr oft, und wenn wir uns die Daten einmal anders anschauen – zum Beispiel die Anzahl von Raubdelikten in Ihrer Gegend –, werden sie eine andere Geschichte erzählen. Selbst in scheinbar vom Verbrechen weitgehend verschonten Gegenden kann die Anzahl von Einbrüchen und Diebstählen schockierend sein, und manchmal eskaliert ein ursprünglich simpler Einbruch.

Die Wahrscheinlichkeit eines solchen ungebetenen Besuchs hängt von der Attraktivität Ihres Zuhauses für Diebe ab, von der Kriminalitätsrate in der Gegend und von den vorbeugenden Maßnahmen, die Sie ergreifen, um Ihr Zuhause zu einem weniger verlockenden Ziel zu machen. Und wenn sich die Ganoven für Ihr Haus entscheiden, ist es wichtig zu wissen, was Sie tun müssen und wann Sie es tun müssen, um nicht in die Hand der Übeltäter zu fallen.

KÄMPFEN ODER FLIEHEN? Vorsicht ist besser als Nachsicht. Vorsicht ist wichtiger als blinder Wagemut – und fürs Weglaufen müssen Sie sich nicht schämen, wenn es Ihnen das Leben rettet. Doch Flucht wird nicht immer die beste Taktik sein. Zum Beispiel dann, wenn Sie selbst zwar weglaufen könnten, aber ein bewegungseingeschränktes Familienmitglied haben, das nicht entkommen kann. Wie entscheiden Sie also, ob Sie bei einem bewaffneten Überfall in Ihrem Haus kämpfen oder flüchten sollen?
Es ist recht einfach: Wenn alle Familienmitglieder in der Lage sind zu flüchten und Sie eine Gelegenheit dazu bekommen, dann tun Sie es. Aber wenn einer aus Ihrer Familie dazu nicht in der Lage ist, dann sollten Sie versuchen, die Kriminellen zu vertreiben.

DIE FAKTEN

1 VON 5 Anteil der Wohnungen und Häuser, in die irgendwann im Laufe ihres Bestehens eingebrochen wird.

ALLE 15 SEKUNDEN So oft passiert in den USA ein Wohnungseinbruch.

1,9 MILLIONEN Anzahl der Wohnungseinbrüche in den USA 2013.

59 PROZENT Anteil der Wohnungseinbrüche, bei sich die Einbrecher mit Gewalt Zutritt verschaffen.

2200 DOLLAR Durchschnittlicher finanzieller Schaden pro Einbruch in den USA.

28 PROZENT Anteil der Einbrüche, die stattfinden, während jemand zu Hause ist.

65 PROZENT Anteil der gewaltsamen Einbrüche, bei denen die Opfer den Eindringling kannten.

7 PROZENT Anteil der Einbrüche, bei denen ein Betroffener Gewalt oder Bedrohungen durch den Einbrecher ausgesetzt ist.

NEHMEN SIE SICHERHEIT ERNST Die meisten Einbrüche beginnen mit Neid – jemand sieht etwas, das er oder sie gerne hätte, und beschließt dann, es zu stehlen. Treffen Sie die folgenden Vorsichtsmaßnahmen: Machen Sie Ihr Zuhause zu einem weniger attraktiven Ziel. Bewahren Sie Wertsachen an sicheren Orten – zum Beispiel in Bankschließfächern – auf und nicht in Tresoren oder Verstecken zu Hause. Sprechen Sie nicht mit anderen über Ihre Wertsachen und materiellen Besitztümer. Für Reparaturen an Ihrem Heim verlassen Sie sich auf lizenzierte, zugelassene Handwerker und überprüfen deren Identität. Wenn möglich, installieren Sie Bewegungsmelder außen an Ihrem Hause und lassen immer ein paar Lichter brennen, wenn Sie nicht da sind. Halten Sie alle Fenster und Türen verschlossen, auch die Garagentür. Entscheiden Sie sich für zusätzliche Schließmechanismen wie Türriegel oder extra Verschlüsse für Glasschiebetüren. Als billigere Lösung können Sie auch Besenstiele hinter Schiebetüren und -fenster klemmen. Und zu guter Letzt, schaffen Sie sich einen Wachhund an. Oder zwei.

FRÜHZEITIGE WARNUNG Die meisten Einbrecher wollen geräuschlos eindringen, leise stehlen und sich ohne Lärm davonmachen. Deswegen ist ein lautes Alarmsystem so wichtig. Das kann ein kommerzielles System sein, das professionell installiert und überwacht wird, oder Sie können Ihr Glück mit einer handgestrickten Lösung versuchen.

Ein echtes, fachkundig installiertes Sicherheitssystem ist unübertrefflich. Die Tür- und Fensteralarme, Bewegungsmelder und andere Sensoren für häusliche Sicherheitssysteme sind die besten – vorausgesetzt, die Elektrik funktioniert. Für den Fall eines Stromausfalls müssen Sie sich allerdings auf Plan B verlassen. Wenn Sie sich kein richtiges Sicherheitssystem anschaffen wollen oder können, dann installieren Sie draußen bewegungsaktivierte Beleuchtung, oder setzen Sie noch einen drauf, indem Sie auch die Sprinkleranlage an den Bewegungsmelder anschließen. Die eine Sache ist es, den Einbrecher ins Scheinwerferlicht zu ziehen – stellen Sie sich nur einmal seine Überraschung vor, wenn er nicht nur beleuchtet, sondern auch patschnass wird. Sie können auch hinter allen Türen im Inneren Glöckchen anbringen. Wenn die Tür bewegt wird, informiert Sie das Klingeln darüber, dass irgendetwas vor sich geht. Eine weitere (oder zusätzliche) Option ist es, an Tür- oder Fenstergriffen Glöckchen anzubringen.

Zu guter Letzt gibt es auch noch die »Nichts-tun«-Methode. Reparieren Sie keine quietschenden Dielenbretter und ölen Sie die Türscharniere nicht. Wenn Sie wissen, dass die dritte Treppenstufe beim Betreten quietscht, lassen Sie das so. Diese passiven Alarme sind

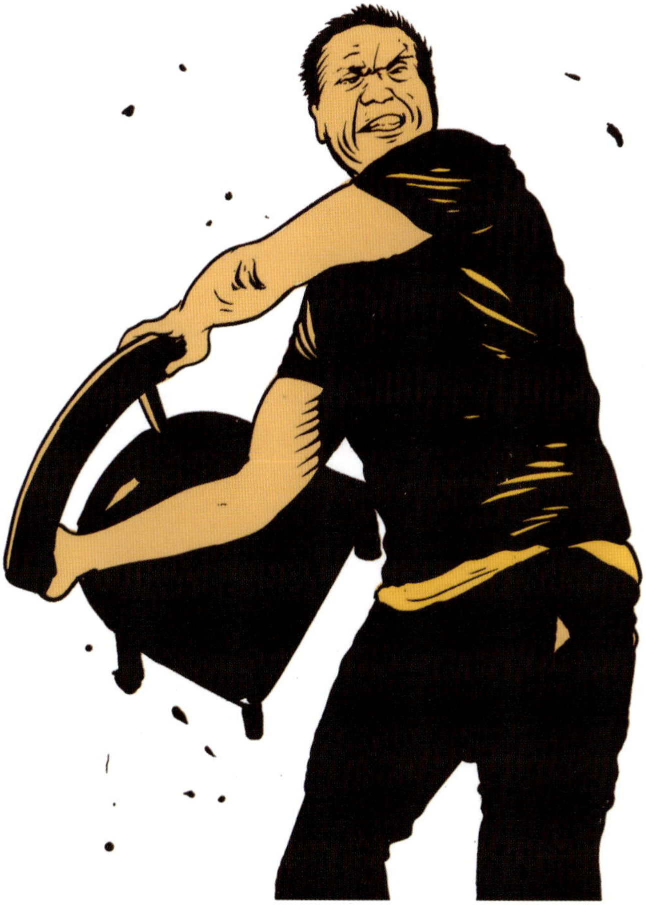

effektiver, als Sie vielleicht denken. Im Alltag gewöhnen Sie sich an die Geräusche, aber sie werden sicherlich Ihre Aufmerksamkeit erregen, wenn sie unerwartet zu hören sind. Und das Beste daran? Sie kosten keinen Cent.

VERMEIDEN SIE EINE KONFRONTATION Menschen können ums Leben kommen, wenn sie versuchen, einem Eindringling entgegenzutreten, vor allem wenn die Kriminellen sich in die Ecke getrieben oder eingesperrt fühlen. In den meisten Fällen ist es erlaubt, sich im Fall eines Einbruchs zu verteidigen, aber Sie befinden sich auf der sicheren und gesetzlich weniger angreifbaren Seite, wenn Sie versuchen, sich zurückzuziehen. Einige meiner Freunde von der Polizei empfehlen, sich im Fall eines Einbruchs in einen gesicherten Raum zurückzuziehen. Während Sie sich dorthin begeben, rufen Sie: »Sie dringen hier illegal ein! Machen Sie, dass Sie rauskommen! Ich

GUT ZU WISSEN

Die sportlichen Fähigkeiten und die Koordination von Stars wie Jackie Chan versetzen uns in Erstaunen, vor allem, wenn sie in ihren Stunts Alltagsgegenstände als Waffen benutzen. Obwohl die meisten von uns nie diese Gewandtheit erreichen werden, können wir uns doch etwas von Hollywood abschauen und Haushaltsgegenstände als improvisierte Waffen verwenden. Hier nur ein paar Ideen:

- Küchenmesser, Hackmesser, Nudelhölzer und andere schwere, scharfe oder spitze Küchenwerkzeuge
- eine eng zusammengerollte Zeitschrift
- Bücher mit festem Einband
- Stühle
- Töpfe und Pfannen, vor allem solche mit kochend heißem Essen oder Wasser darin
- Bücherregale (wenn sie auf Ihren Gegner gestoßen werden)
- Kugelschreiber und Bleistifte
- ein Feuerlöscher oder ein Schürhaken.

W/F

ERSTARREN SIE NICHT ZUR SALZSÄULE

WAHR Eine von vielen möglichen Reaktionen auf eine Gefahr ist es, völlig zu erstarren, genau wie das Opossum, das während eines Angriffs ohnmächtig wird, um vorzutäuschen, es sei schon tot. Diesen Trick gibt es schon seit Jahrtausenden, aber in der heutigen Zeit ist er der falsche Ansatz. Obwohl die Räuber möglicherweise glauben, Sie würden schlafen, und Sie einfach ignorieren, sollten Sie nicht auf die Mitmenschlichkeit von Kriminellen setzen. Die meisten von ihnen sind gefährliche Menschen. Verhalten Sie sich immer so, als sei Ihr Leben in Gefahr. Verständigen Sie den Notruf, bewaffnen Sie sich, ziehen Sie sich an einen geschützten Ort zurück und seien Sie bereit zu kämpfen.

habe die Polizei verständigt! Ich ziehe mich zurück! Wenn Sie näher kommen, verstehe ich das so, dass Sie mich töten wollen!« Wenn die Eindringlinge danach immer noch näher kommen, haben Sie wirklich Grund zur Sorge und das Recht, sich mit allen Waffen, die Sie finden können, zu verteidigen.

WEHREN SIE SICH GEGEN EINEN MESSERANGRIFF Wenn Sie einem bewaffneten Eindringling gegenüberstehen, ist es Ihr oberstes Ziel, nicht verletzt und vor allem nicht getötet zu werden. Wenn der Angreifer mit einem Messer auf Sie zukommt, bleiben Sie so weit entfernt, dass er Sie damit nicht verletzen kann, und dann nehmen Sie die Beine in die Hand und rennen Sie weg. Wenn Sie nicht entkommen können, könnte Ihre einzige Chance darin liegen, ihn zu entwaffnen. Wenn es tatsächlich so weit kommt, überraschen Sie den Angreifer mit explosiver Gewalt. Schnappen Sie das Handgelenk des Gegners, drehen Sie die Klinge von sich weg und schlagen Sie seine Hand wieder und wieder gegen eine Wand, ein Möbelstück oder einen anderen harten Gegenstand, bis er das Messer loslässt.

WAS, WENN SIE GEFESSELT SIND? Wurden Sie von den Eindringlingen gefesselt und festgebunden? Es gibt ein paar Möglichkeiten, sich mit vorhandenen Gegenständen zu befreien. Wenn Ihre Handgelenke mit Klebeband verbunden sind, suchen Sie sich eine scharfe Kante und reiben Sie das Klebeband so lange darüber, bis Sie es durchgeschnitten haben. Die Kante einer Tür funktioniert zum Beispiel hervorragend, und jeder Raum hat mindestens eine Tür. Kabelbinder sind etwas schwieriger, aber trotzdem machbar. Die beiden besten Techniken, um sich von Kabelbindern zu befreien, sind, sie mit Gewalt aufzubrechen oder sie mit einer Schnur durchzusägen. Um sie zu aufzubrechen, bringen Sie Ihre Hände vor Ihr Gesicht. Dann schwingen Sie Ihre Ellenbogen nach unten und hinten, so schnell Sie können. So wird der Kabelbinder gegen Ihren Bauch geschlagen, was den Verschluss oft bis zur Belastungsgrenze strapaziert. Wenn es nicht gleich funktioniert, wiederholen Sie die Aktion noch kräftiger oder versuchen Sie, den Kabelbinder mit einer Schnur durchzuschneiden. Öffnen Sie Ihre Schuhe (hoffentlich tragen Sie welche) und ziehen Sie die Schnürsenkel heraus (sehr gut geht das mit Paracord). Binden Sie die Schnürsenkel zusammen und machen Sie an jedes Ende eine große Schlaufe. Legen Sie die Schnur über den Kabelbinder. Setzen Sie jeden Fuß in eine Schlaufe und treten Sie wie bei einem Fahrrad in die Pedale. So wird der Schnürsenkel mit einer sägenden Bewegung über den Kabelbinder gezogen, erhitzt ihn, bringt ihn zum Schmelzen und lässt ihn schließlich brechen.

OHNE GEHT'S NICHT

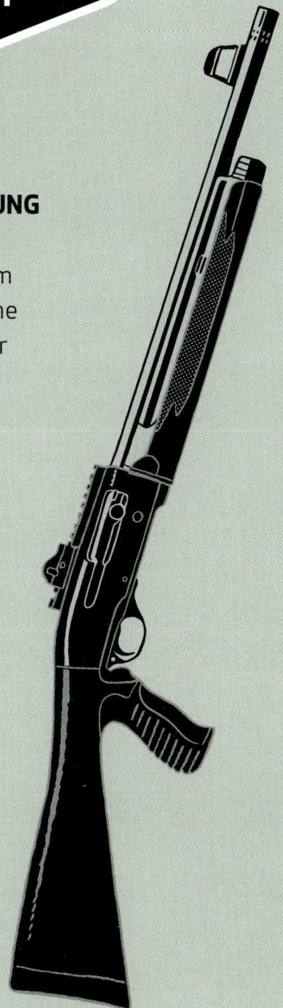

SCHUSSWAFFE ZUR VERTEIDIGUNG DES ZUHAUSES Nichts sagt so deutlich »Verschwinde aus meinem Haus!« wie das Geräusch, wenn eine Schusswaffe entsichert wird. Aber Sie sollten sich unbedingt an die geltende Rechslage halten. Und falls Sie berechtigt sind, eine Waffe zu besitzen und zu führen, sollten Sie sie unbedingt auch wie vom Gesetzgeber gefordert aufbewahren.

VERUNREINIGEN SIE DEN TATORT NICHT Die Wissenschaft der Forensik hat in letzter Zeit erstaunliche Fortschritte gemacht. Die Informationen, die aus einer Faser, einem Tropfen Blut oder einem Fingerabdruck gewonnen werden, können vor Gericht verwendet werden, um die Übeltäter einige Zeit hinter Gitter zu bringen. Wenn Sie das Pech haben, in einen Überfall oder Einbruch verwickelt zu werden, versuchen Sie, den Tatort möglichst unberührt zu lassen. Lassen Sie alles liegen, wo es liegt. Bringen Sie nichts durcheinander, das als Beweismittel dienen könnte. Am besten verlassen Sie den Raum, nachdem die Polizei Sie zu Ende befragt hat.

WENN SIE EIN KRIMINELLER WÄREN, WÜRDEN SIE DAS HELL ERLEUCHTETE GEBÄUDE AUSRAUBEN, AN DEM AUFKLEBER AUF DIE ALARMANLAGE HINWEISEN? ODER DAS SCHWACH BELEUCHTETE GEBÄUDE MIT DEM OFFENEN FENSTER? SEHEN SIE IHR HAUS MIT NEUEN AUGEN UND TUN SIE ALLES, UM IHR ZUHAUSE ZU EINEM WENIG ATTRAKTIVEN ZIEL ZU MACHEN.

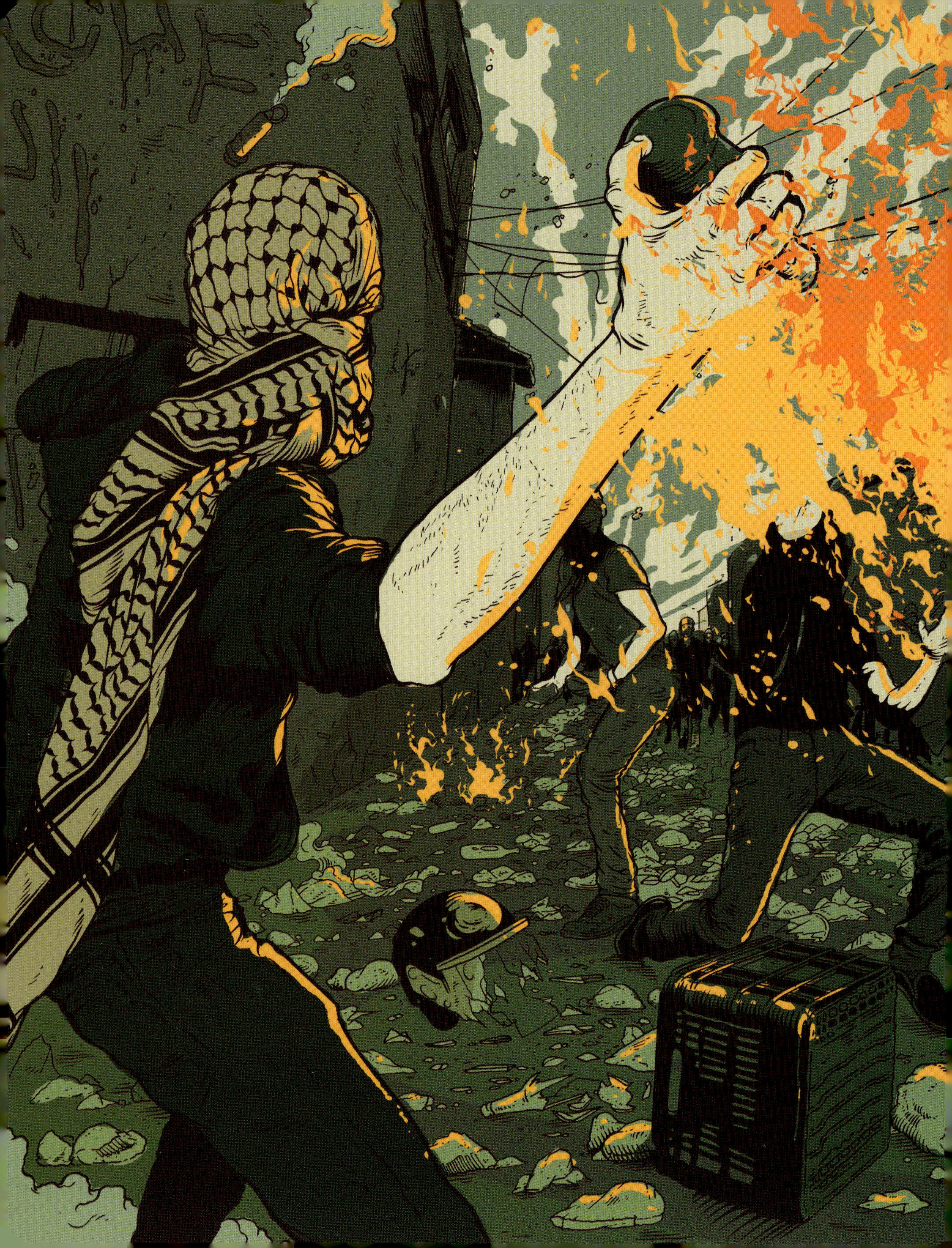
CHE

HERRSCHAFT DES MOBS

DIE STIMMUNG KIPPT. DIE MENGE REGT SICH AUF. IMMER MEHR LEUTE KAPIEREN, DASS SIE DAS GEWÜNSCHTE NICHT BEKOMMEN WERDEN, DANN SCHLAGEN SIE ZU. FLASCHEN FLIEGEN, FEUER FLACKERT AUF, DIE POLIZEI RÜCKT EIN. WENN EINE VERSAMMLUNG ZUM AUFSTAND WIRD, SIND SIE IN GEFAHR.

Wie würden Sie es nennen, wenn eine Menschenmenge ihr eigenes Bewusstsein entwickelt – und zu randalieren beginnt? Nun, das nennt sich Aufruhr. Und manchmal scheint es, dass der kollektive IQ des Mobs sinkt, je größer die Menschenmenge ist.

Meist fängt alles unspektakulär an: Menschen demonstrieren friedlich bei legitimen Problemen oder rotten sich aus blöderen Gründen zusammen, z. B. nach einem schlechten (oder, noch komischer, einem guten) Ergebnis einer Sportveranstaltung – doch sobald die Menge wächst, wird die Sache manchmal haarig. Autos werden umgestürzt, Geschäfte geplündert, und es brennen Feuer auf den Straßen. Um solche gewalttätigen Aufstände zu ersticken, hat die Polizei keine andere Wahl, als sich mitten hineinzubegeben.

Aufstände können furchteinflößend scin – aber man kann sie überleben, wenn man sich richtig verhält. Egal wo oder weshalb es zum Aufruhr kommt, gibt es einige Tricks, wie Sie sich aus der Gefahrenzone bringen und den Krawall überstehen können.

TRÄNENGAS Vergessen Sie alle Methoden, die Sie bei einem qualmenden Feuer verwenden würden, z. B. ein feuchtes Tuch vor dem Gesicht zu tragen. Tränengas ist kein Rauch, und Ihr selbstgemachter Rauchschutz wird Sie nicht vor den zerstörerischen Folgen dieses häufig zur Kontrolle von Menschenmassen eingesetzten Gases schützen. Tränengas wirkt sich auf die Atmung aus, legt sich auf die Haut und reizt die Augen. Wenn Sie angesprüht werden oder in eine Wolke Tränengas geraten, verlassen Sie die Stelle so schnell wie möglich und atmen Sie mit kurzen Atemstößen durch die Nase. Reiben Sie Ihre Haut und Ihre Augen nicht, das kann zu Verätzungen führen. Wenn Sie das Getümmel hinter sich gelassen haben, verwenden Sie Seifenwasser, um das Tränengas abzuwaschen und tropfen Sie sich Milch in die Augen, wenn diese immer noch gereizt sind.

DIE FAKTEN

30.000 Geschätzte Anzahl von Todesopfern beim Nika-Aufstand im Jahr 532 n. Chr. in Konstantinopel, bei dem die halbe Stadt zerstört wurde.

1 MILLIARDE US-DOLLAR Schadenssumme der Aufstände 1992 nach dem Freispruch der LAPD-Polizisten, die Rodney King verprügelt hatten.

3 MONATE Dauer der Old Prize Riots in London 1809, bei denen gegen die Erhöhung der Theaterpreise protestiert wurde.

87.000 Anzahl von krawallartigen Zwischenfällen in China 2005, die auf die Misshandlung von Wanderarbeitern in Kanmen in der Provinz Zhejiang zurückzuführen waren.

DIE MATRIX

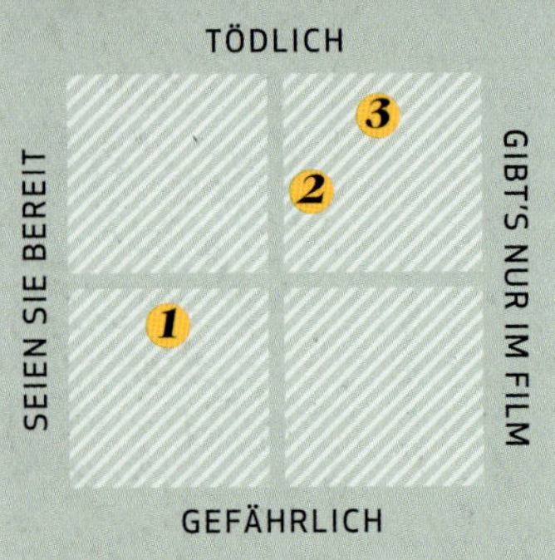

1. Aufstand
2. Massenpanik
3. Gedränge

BETRACHTEN SIE AUFMERKSAM IHRE UMGEBUNG Viele Menschen laufen quasi blind umher, drücken auf ihren Handys herum und erkennen kritische Zeichen nicht. Am wichtigsten ist es, dass Sie nicht zu diesen Menschen gehören. Aufmerksamkeit gegenüber der Situation ist der Schlüssel, um sich aus brenzligen Lagen zu befreien – oder besser noch, gar nicht erst in solche hineinzugeraten.

Zunächst mal: Schauen Sie sich um. Wenn Sie um eine Ecke biegen oder in eine Menschenmenge geraten, halten Sie Ausschau nach potentiellen Gefahren und möglichen Fluchtrouten. Beobachten Sie, wie andere Menschen sich verhalten, denn dies kann Ihnen Hinweise auf Trouble-Spots geben, die Sie besser meiden. Zweitens – und das mag seltsam klingen – hören Sie auf Gerüchte. Viele davon sind natürlich falsch, doch Informationen aus zuverlässigen Quellen können Ihnen bei der Entscheidung helfen, welchen Leuten oder Orten Sie besser aus dem Weg gehen. Und zu guter Letzt: Denken Sie daran, all Ihre Sinne einzusetzen. Ihre Nase kann Sie auf Gefahren wie ein Feuer in den Straßen aufmerksam machen. Einen Aufruhr werden Sie häufig erst hören, bevor Sie ihn sehen. Und wenn etwas komisch aussieht, ist es das meistens auch. Untersuchen Sie es nicht näher. Verschwinden Sie.

HALTEN SIE SICH INFORMIERT Information ist Ihre beste Verteidigungsstrategie, wenn Sie es mit einer aufgebrachten Menschenmenge zu tun haben. Sie müssen den Grund für den Aufruhr herausfinden und sich darüber informieren, wo die Lage gerade eskaliert.

Fernsehen oder Radio können Sie mit aktuellen lokalen Nachrichten versorgen, doch diese Informationen können auch veraltet oder parteiisch sein. Die Gewalttätigkeit und Größe von Aufständen werden von Behörden und Medien manchmal heruntergespielt, um eine weitere Eskalation durch den Zustrom neuer Aufständischer zu vermeiden. Auch aus den sozialen Medien können Sie weitere Informationen erhalten. Diese enthalten manchmal vor Ort gesammelte Erkenntnisse (die aber, wie in allen Medien, auch absolut falsch sein können). Wie auch immer Sie sich Ihre Nachrichten beschaffen, benutzen Sie sie zu Ihrem Vorteil: Finden Sie heraus, wo und warum die Krawalle sich abspielen.

HALTEN SIE SICH BEDECKT Am sichersten sind Sie natürlich weit weg von dem Aufruhr, aber wenn Sie doch mitten hineingeraten, tauchen Sie am besten in der Menge unter. Was auch immer die Leute so aufgebracht hat, machen Sie mit. Stimmen Sie in ihre Parolen ein und wiederholen Sie die Dinge, die Sie um sich herum hören. Treten Sie nicht für die Opposition ein, wenn Sie nicht gerade auf Prügel aus sind. Sagen Sie ihnen, was sie hören wollen. Wenn sie ihre Gesichter

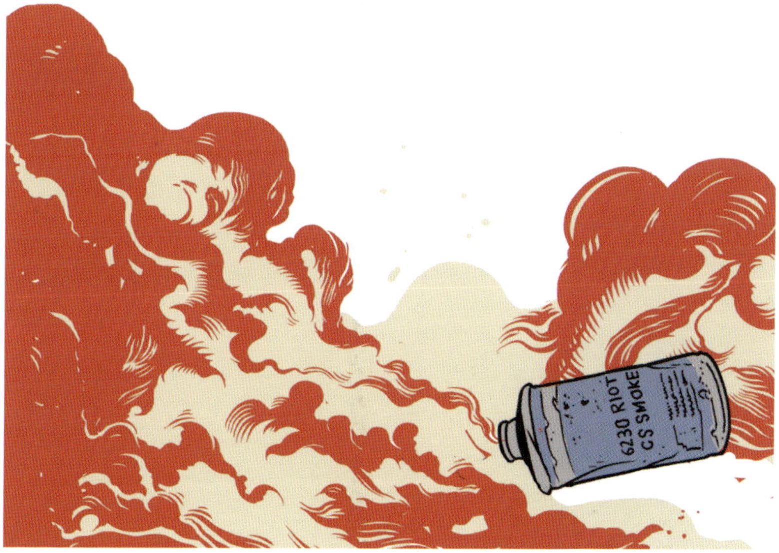

bedeckt haben, ziehen Sie Ihr Shirt über die Nase und tauchen Sie unter. Aber legen Sie die Verkleidung ab, wenn Sie an den Rand des Ereignisses kommen – Sie wollen ja nicht, dass friedliche Menschen oder Polizisten einen falschen Eindruck von Ihnen bekommen.

ÜBERLEBEN SIE EINE MENSCHLICHE STAMPEDE Menschen reagieren unterschiedlich auf Panik. Manche bleiben stehen. Andere rennen schreiend davon. Wenn Sie in einer panischen Menschenmenge sind, besteht das Risiko, dass Sie niedergetrampelt werden, Sie müssen also schnell reagieren. Finden Sie ein stabiles, unbewegliches Objekt, hinter dem Sie sich verstecken können: einen Baum, einen Mast, eine Säule, eine Mauer oder ein Fahrzeug. Wenn der Mob nicht gerade so aufgeheizt ist, dass er Autos umwirft und alles anzündet, können Sie auch in einem Auto Schutz suchen, bis die Massen an Ihnen vorbei sind. Wenn Sie ins Innere der Massenpanik geraten, bleiben Sie auf den Füßen und versuchen Sie, mit Ihren Kräften zu haushalten (wehren Sie sich nicht gegen die Bewegung). Halten Sie Arme und Hände vor der Brust, damit Sie sich etwas Raum verschaffen können. Versuchen Sie, sich diagonal einen Weg aus der Menge zu bahnen. Dann haben Sie das Schlimmste hinter sich und können einen Fluchtweg suchen.

W/F

AN ETWAS STARK RIECHENDEM ZU SCHNÜFFELN HILFT GEGEN TRÄNENGAS

FALSCH Tränengas wirkt, weil es außerordentlich stark reizt. Es ist schwierig, Widerstand zu leisten, wenn man Schmerzen hat und nicht sehen oder atmen kann. Vielleicht haben Sie schon von dem alten Trick von Journalisten aus dem Nahen Osten gehört, eine scharfe Zwiebel in der Tasche zu tragen, diese aufzureißen und daran zu schnüffeln. Oder Sie hören, dass Tränengas gefiltert wird, wenn man durch einen mit Essig oder Zitronensaft getränkten Stoff atmet. Doch diese selbstgemachten Methoden funktionieren bei den hocheffektiven und stark reizenden Gasen, die heutzutage von Polizei und Militär eingesetzt werden, nicht.

GUT ZU WISSEN

Es ist gut zu wissen, welche Waffen die Polizei einsetzen kann, um eine Menschenmenge unter Kontrolle zu bringen – und welche Gefahren von den Aufständischen für Sie ausgehen.

SCHLAGSTOCK UND SCHUTZSCHILD Halten Sie sich von Polizisten fern, um nicht für einen Aufrührer gehalten zu werden.

POLIZEIGRANATEN Kauern Sie sich zusammen und bedecken Sie Ihren Kopf.

WASSERWERFER Kauern Sie sich auf den Boden, um nicht umgeworfen zu werden.

GUMMIGESCHOSSE Gehen Sie in die Hocke und bedecken Sie Ihr Gesicht, um nicht verletzt zu werden.

STEINE UND ZIEGEL Machen Sie sich möglichst klein, während Sie schnell Schutz suchen.

FLASCHEN Ein zersplitterndes Geschoss ist besonders gefährlich. Bleiben Sie tief und bedecken Sie Ihre Augen.

MOLOTOW-COCKTAILS Hauen Sie im 90°-Winkel zur Flugbahn des Cocktails ab.

TRÄNENGAS Manchmal werfen Aufständische die Behälter wieder zurück zur Polizei. Vorsicht!

EIN MOB IM INNEREN EINES GEBÄUDES Eine panische Menge in einem geschlossenen Raum ist ein äußerst gefährliches Szenario. Ein Aufruhr im Stadion, eine Panik bei einem Konzert oder der amerikanische Black Friday-Schlussverkauf können für viele aufgebrachte Menschen auf begrenztem Raum sorgen. Wenn die Dinge eine aggressive Entwicklung nehmen, bleiben Sie ruhig und schauen Sie nach einem unkonventionellen Ausgang, der nicht von Menschenmassen verstopft ist. Die meisten Läden haben Hintereingänge. Aber was Sie auch tun, sorgen Sie dafür, dass Sie nicht gegen verschlossene, verklemmte oder versperrte Türen gequetscht werden. Es wurden schon Personen durch verängstigte Menschenmengen zerquetscht, indem sie gegen verschlossene Ausgänge gedrückt wurden.

VERLASSEN SIE DIE GEFAHRENZONE Wenn Sie mitten in einen Krawall geraten, versuchen Sie, zum Rand zu kommen, wo die Menschenmasse weniger dicht ist. Dann suchen Sie nach einem Weg aus der aufgebrachten Masse. Sehen Sie nur zu, dass die Route frei ist. Passen Sie auch gut auf, dass Sie nicht gegen eine Wand oder einen Zaun gedrückt werden, wo Sie durch den Druck der Menschenmenge steckenbleiben oder gar zerquetscht werden könnten. Suchen Sie sich einen ruhigen und sicheren Ort außerhalb des Aufruhrs als Unterschlupf und bleiben Sie dort, bis sich die Menge aufgelöst hat. Wenn der Lärm lauter wird oder näher kommt, während Sie warten (oder wenn Sie Rauch riechen) - suchen Sie ein besseres Versteck.

SICHERHEIT IM ÖFFENTLICHEN NAHVERKEHR Grundsätzlich ist der öffentliche Nahverkehr etwas Gutes: Er bringt Menschen schnell und günstig von A nach B. Aber manchmal wird es brenzlig, wenn der enge Raum in einem Bus, einer U-Bahn oder S-Bahn sich mit Leuten füllt, die noch in Krawallstimmung sind. Um solche brisanten Situationen zu vermeiden, verschaffen Sie sich Infos. Zunächst müssen Sie wissen, wann Ihr Zug oder Bus fahrplanmäßig kommt. Kommen Sie erst kurz vor der Abfahrtszeit und vermeiden Sie so lange Wartezeiten an Haltestellen zusammen mit Leuten, die dort vielleicht aus ganz anderen Gründen herumlungern. Das gilt besonders nachts. Manchmal ist die Haltestelle, die am nächsten liegt, nicht die sicherste. Wenn sie schlecht beleuchtet, schlecht mit Personal ausgestattet oder ein Treffpunkt zwielichtiger Gestalten ist, dann gehen Sie zu einer sichereren Haltestelle. Wenn Sie eingestiegen sind, setzen Sie sich nach vorne, in den Schutz des Fahrers.

Zertrampelt in Tel Aviv

Die Geschichte, wie der Journalist Haggai Matar den Angriff eines Mobs in Tel Aviv überlebte, ist ein großartiges (und furchteinflößendes) Beispiel dafür, wie schnell und gewaltsam Ereignisse außer Kontrolle geraten können.

Im Jahr 2012 hatte Matar Artikel über Afrikaner geschrieben, die in seinem Viertel im Süden von Tel Aviv Asyl suchten. Am Abend des 23. Mai wurde eine friedliche Demonstration plötzlich gewalttätig, als ein junger Mann einen Molotow-Cocktail in eine Asylbewerberunterkunft warf. Während er dies beobachtete, wurde Matar auf einmal von einer Frau angegangen, die ihn mit jemand anderem verwechselte und ihn anschrie: »Sie werfen Steine auf Soldaten! Schämen Sie sich! Verschwinden Sie!« Matar versuchte, sich verbal zu verteidigen, und wehrte sich gegen die Anschuldigungen, aber die Tirade der Frau zog eine Menschenmenge an. Sie schrie wieder: »Sie lügen! Ich sehe Sie jede Woche im Fernsehen, wie Sie Steine auf Soldaten werfen und sie als Nazis beschimpfen!« Aus einer wütenden Frau wurde bald eine Gruppe von zehn Leuten, und nach einigen Minuten waren schon einige Dutzend Menschen aus ihren Häusern gekommen. Als einige anfingen, auf Matar einzuschlagen, entschied er sich wegzulaufen.

Der Mob folgte ihm, bis er die Hagana-Brücke erreichte, die den größeren Teil von Tel Aviv von den östlichen Stadtteilen trennt.

Die Polizei befand sich an der Brücke, die einen natürlichen Engpass zur Personenkontrolle bildete. Matar konnte passieren und kam sicher nach Hause.

Andere hatten an dem Abend nicht so viel Glück, der Mob kehrte wieder zu den Wohnungen und Geschäften der Asylbewerber zurück und attackierte und plünderte unterwegs wahllos Menschen auf der Straße. 17 Mitglieder des Mobs wurden verhaftet, aber die Angriffe setzten sich noch stundenlang fort – bis in die Nacht hinein.

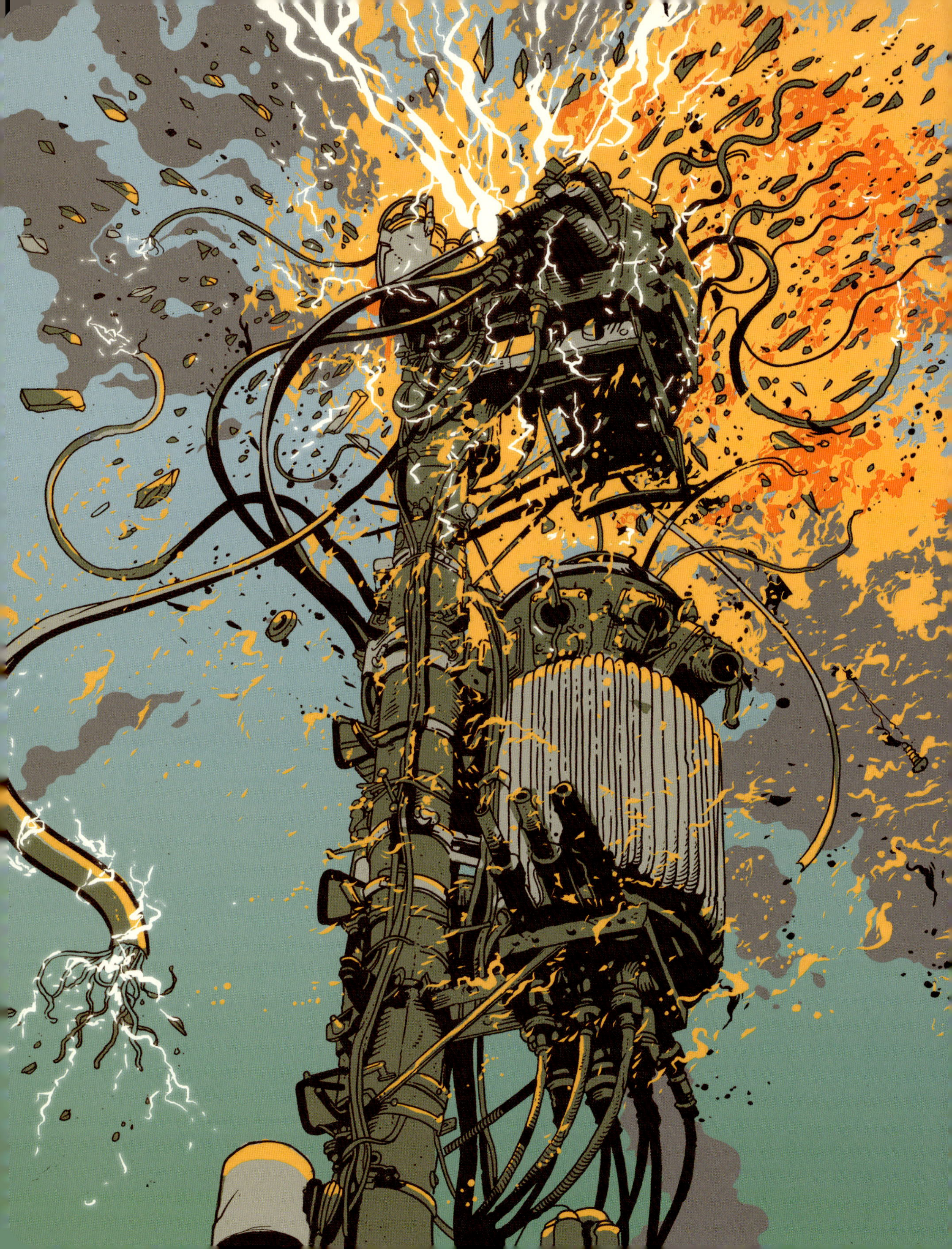

STROMAUSFALL

DER KÜHLSCHRANK IST GEFÜLLT MIT KALTEM BIER UND TIEFKÜHLKOST. DAS KRANKENHAUS IST VOLLER LEBENSERHALTENDER TECHNOLOGIEN. UNSERE COMPUTER LIEFERN UNS ALLE VERFÜGBAREN INFORMATIONEN WELTWEIT. UND WENN DER STROM AUSFÄLLT, IST ALL DAS IN EINEM WIMPERNSCHLAG PERDU.

Wir alle hatten es schon mit lästigen Stromausfällen zu tun, die einige Stunden oder sogar Tage andauerten. Vielleicht hat ein Gewitter das Netz außer Gefecht gesetzt, oder wir haben vergessen, die Stromrechnung zu bezahlen. Jedenfalls ist unser verkabeltes Zuhause jetzt offline und funktionsunfähig. Im Gefrierschrank schmilzt das Eis, die Mikrowelle stellt ihre Funktion ein, und aus dem Fernseher wird ein lebloser schwarzer Bildschirm – alles weil nun keine elektrische Energie mehr zu den Geräten fließt. In ländlichen Gegenden der USA sind kurze Ausfälle nicht ungewöhnlich. Und nach Katastrophen wie den Hurrikans Katrina oder Sandy oder im Münsterländer Schneechaos 2005 kann der Saft für Tage oder Wochen verschwinden. Bei solchen längeren Stromausfällen ist es ganz schnell zu Ende mit der Zivilisation; verwöhnte und bequeme Menschen sind auf einmal gezwungen, ein ganz anderes Leben zu führen. Keine Elektrizität bedeutet kaum bis gar kein Handel, Beeinträchtigung der medizinischen Versorgung, eingeschränkter Verkehr, erschwerte Kommunikation und ein ständiger Kampf um sauberes Wasser und warmes Essen. Unser normales modernes Leben würde durch einen langanhaltenden und ausgedehnten Stromausfall eklatant beschnitten.

WIE WAHRSCHEINLICH IST DAS?
Stromnetze sind anfällig, vor allem, bei größeren Katastrophen – oder wenn sie zum Ziel von Hackern werden. Sie gehören zu den wertvollsten Systemen eines Landes und werden normalerweise auch dementsprechend behandelt. Strom als Voraussetzung für die meisten modernen Technologien ist sehr wertvoll und ein leichtfertiger Umgang damit verbietet sich. Alle Gefahren für das Stromnetz werden ernst genommen, die Gefahr, dass etwas passiert, ist also gering. Aber dennoch sind viele Stromnetze alternde Systeme voller teurer und schwierig ersetzbarer Einzelteile, und die Nachfrage nach Strom steigt durch die wachsende Bevölkerung und den Zuwachs an Technologie ständig. Könnte dieses System komplett ausfallen? Aber sicher. Wird das in Ihrer Lebenszeit geschehen? Hmm … denken Sie, Sie werden Glück haben?

DIE FAKTEN

1 MILLIARDE Betroffene beim Stromausfall am 30. und 31. Juli 2012 in Indien, dem größten Stromausfall der Geschichte.

32 GIGAWATT Geschätzte Strommenge, die beim oben genannten Stromausfall ausfiel.

2 MONATE Dauer der Stromausfälle in Christchurch (Neuseeland) 2011, als 80 Prozent der Stadt nach einem Erdbeben vom Stromnetz abgeschnitten wurden.

48 STUNDEN So lange hält ein gefüllter Gefrierschrank ohne Strom die Esswaren darin maximal frisch (ein Kühlschrank etwa 24 Stunden).

4,5 °C Oberhalb dieser Temperaturgrenze sollte gekühltes und tiefgefrorenes Essen weggeworfen werden.

1037 Anzahl der gemeldeten Brände beim Stromausfall in New York 1977, davon 14 schwerwiegende.

3776 Festgenommene Personen beim Stromausfall in New York 1977; die größte Massenfestnahme der Stadtgeschichte.

SURVIVAL-GRUNDLAGEN Der Strom fällt aus, und Ihr Gefrierschrank ist voller Essen, das sich schnell in Matsch verwandelt. Was machen Sie nach einem Tag, drei Tagen, einer Woche oder einem Monat ohne Strom?

Nehmen wir mal an, Sie hören am Tag nach dem Ausfall Radio (batteriebetrieben) und stellen fest, dass Sie nicht der einzige Betroffene sind – im gesamten Netz ist der Strom ausgefallen. Essen Sie als erstes die Lebensmittel, die am schnellsten verderben (lassen Sie sich das ganze Speiseeis gut schmecken). Als nächstes können Sie zum Beispiel Tiefkühlpizza essen, die Sie auf dem Grill oder in einem Schmortopf über ein paar Kohlen zubereiten. Wenn Sie glauben, dass der Strom jede Minute zurückkehren könnte, gehen Sie durchs Haus und stecken Sie alle unnötigen oder empfindlichen Gerätschaften aus (Elektroherd, Computer, Fernseher), damit eine kurzzeitige Spannungsspitze sie nicht beschädigt, wenn plötzlich wieder Strom fließt.

Nach drei Tagen ohne Strom wird der Kühlschrank recht leer sein, und Sie wenden sich den Konserven und Vorräten zu. Entsorgen Sie alle Nahrungsmittel, bei denen Sie sich unsicher sind oder die eventuell gefährlich sind, einen merkwürdigen Geruch, Farbe oder Textur aufweisen. Haben Sie Glück mit Ihrem Wohngebiet, funktioniert die Wasserversorgung wahrscheinlich noch, und Sie haben Trinkwasser – aber wie lange noch?

Nach einer Woche ist die Wahrscheinlichkeit hoch, dass die städtischen Wasser- und Abwassersysteme versagen. Das heißt, dass Sie Möglichkeiten suchen müssen, wie Sie Trinkwasser sammeln und desinfizieren können. Sie müssen auch darüber nachdenken, wie Sie ein Plumpsklo bauen können – oder zumindest eine Eimertoilette. In einem durchschnittlichen Haushalt gehen spätestens jetzt auch Essen, Kerzen, Batterien und Vernunft zur Neige.

Nach einem Monat ohne Strom würde ein Großteil der nicht vorbereiteten Menschen verhungern. Sie würden all Ihre Zeit damit verbringen müssen, um Essen zu betteln, zu schnorren, zu feilschen oder es zu stehlen. Eine derartig lange Krise würde zu Gewaltverbrechen führen und so gut wie alle zu einer Von-der-Hand-in-den-Mund-Existenz verdammen. Die Bewohner von Bauernhöfen mögen zwar besser zurechtkommen, wären aber permanent von Plünderern, Bettler und Zufluchtsuchenden bedroht.

TECHNISCHE NOTLÖSUNGEN Das Stromnetz ist das Herz der modernen Welt, und Elektrizität ist ihr Lebenssaft, aber es gibt einige Notlösungen, die im Fall eines kurz andauernden Stromausfalls (oder

GUT ZU WISSEN

DAS STROMNETZ Das Stromnetz ist ein komplexes und ineinandergreifendes Netzwerk, das Strom von den Produzenten zu den Verbrauchern bringt. Es gibt Kraftwerke, die den Strom produzieren, Hochspannungsleitungen, die ihn transportieren, und Versorgungsleitungen für die Verbraucher. Auf dem US-amerikanischen Festland gibt es drei Netze: Ost, West und Texas.

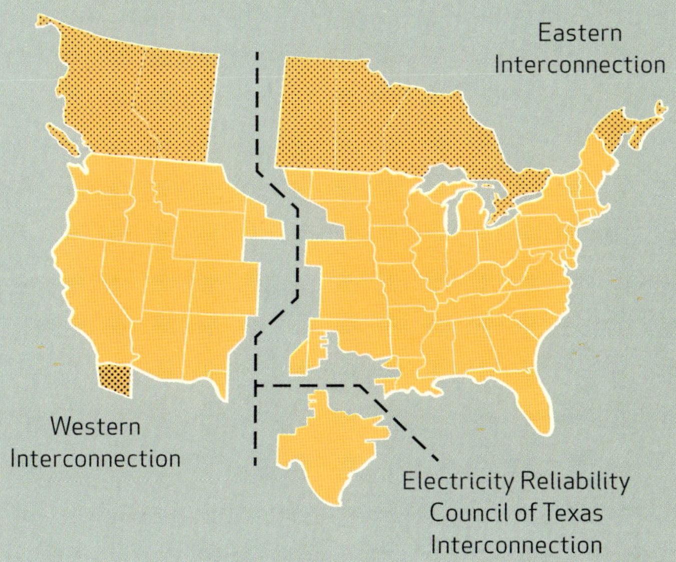

für die erste Woche einer länger andauernden Katastrophe) das Netz ersetzen können. Mit am wichtigsten bei einem Stromausfall ist die Möglichkeit, das Handy zu laden; ein Solarladegerät ist eine lohnende Investition, billiger und einfacher zu bekommen sind batteriebetriebene Ladegeräte. Sie können auch das Ladegerät für den Zigarettenanzünder im Auto verwenden, solange Sie Benzin haben. Ein größeres Solarpaneel, etwa so groß wie eine Aktentasche, kann Telefone und Tablets aufladen, aber keine Laptops. Nach einem längeren Stromausfall werden auch Mobilfunkmasten nicht mehr funktionieren, aber ein teures Satellitentelefon müsste noch brauchbar sein – vorausgesetzt, Sie kennen jemanden, der genauso gut vorbereitet ist und den Sie anrufen können – in dieser Krise und allen, die noch bevorstehen mögen.

W/F

HACKER KÖNNTEN JEDERZEIT DAS STROMNETZ LAHMLEGEN

FALSCH Obwohl es täglich Versuche (von Hackern und ausländischen Agenten) gibt, in das Computersystem des US-Stromnetzes einzudringen und es zu beschädigen, waren diese noch nicht erfolgreich. Ihre Vorgehensweisen sind ganz unterschiedlich, und glücklicherweise auch die Abwehrmethoden gegen diese ungebetenen Gäste. Die Heerscharen von Sicherheitsspezialisten bei den Energiebetreibern und anderen Unternehmen haben uns bisher erfolgreich schützen können. Und hoffen wir, dass ihnen das auch weiterhin gelingt – sonst landen wir in einem Leben à la *Unsere kleine Farm*, nur ohne die Höflichkeit und die praktischen Fähigkeiten zur Selbstversorgung.

DAS UNDENKBARE

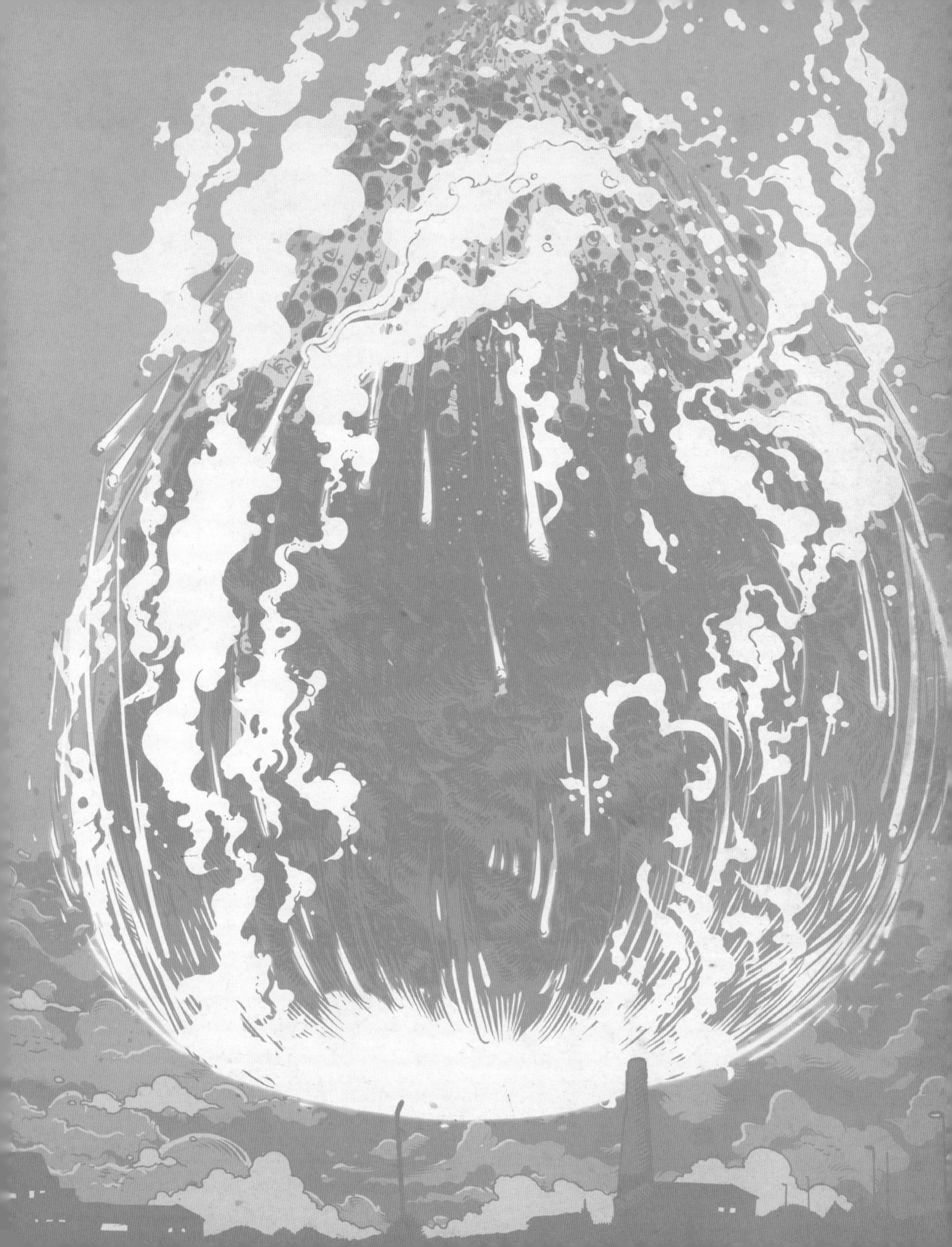

Achtung: Hinter dieser Seite lauern Finsternis und Verderben. Wir haben uns die absonderlichsten und unvorstellbarsten Szenarien für den letzten Teil des Buches aufgehoben. Kurz gesagt: Das Schlimmste kommt zum Schluss. Hier geht es um Weithergeholtes, Lebensveränderndes und Systemumstürzendes. Aber täuschen Sie sich nicht – es handelt sich nicht um ein Computerspiel. Wenn Sie umkommen, können Sie das Spiel nicht einfach von vorne beginnen. In diesem Leben haben Sie nur eine einzige Chance, und zwar diese hier, jetzt in diesem Moment. Die düsteren Szenarien handeln von großen Notfällen und katastrophalen Ereignissen, die jederzeit und überall passieren können. Ich hoffe wirklich, dass keiner von uns das je miterleben muss, doch selbst in Tumult und Not gibt es einen Hoffnungsschimmer. Man könnte diese Katastrophen überleben – mit der richtigen Kombination aus Können, Vorbereitung und, ja, Glück.

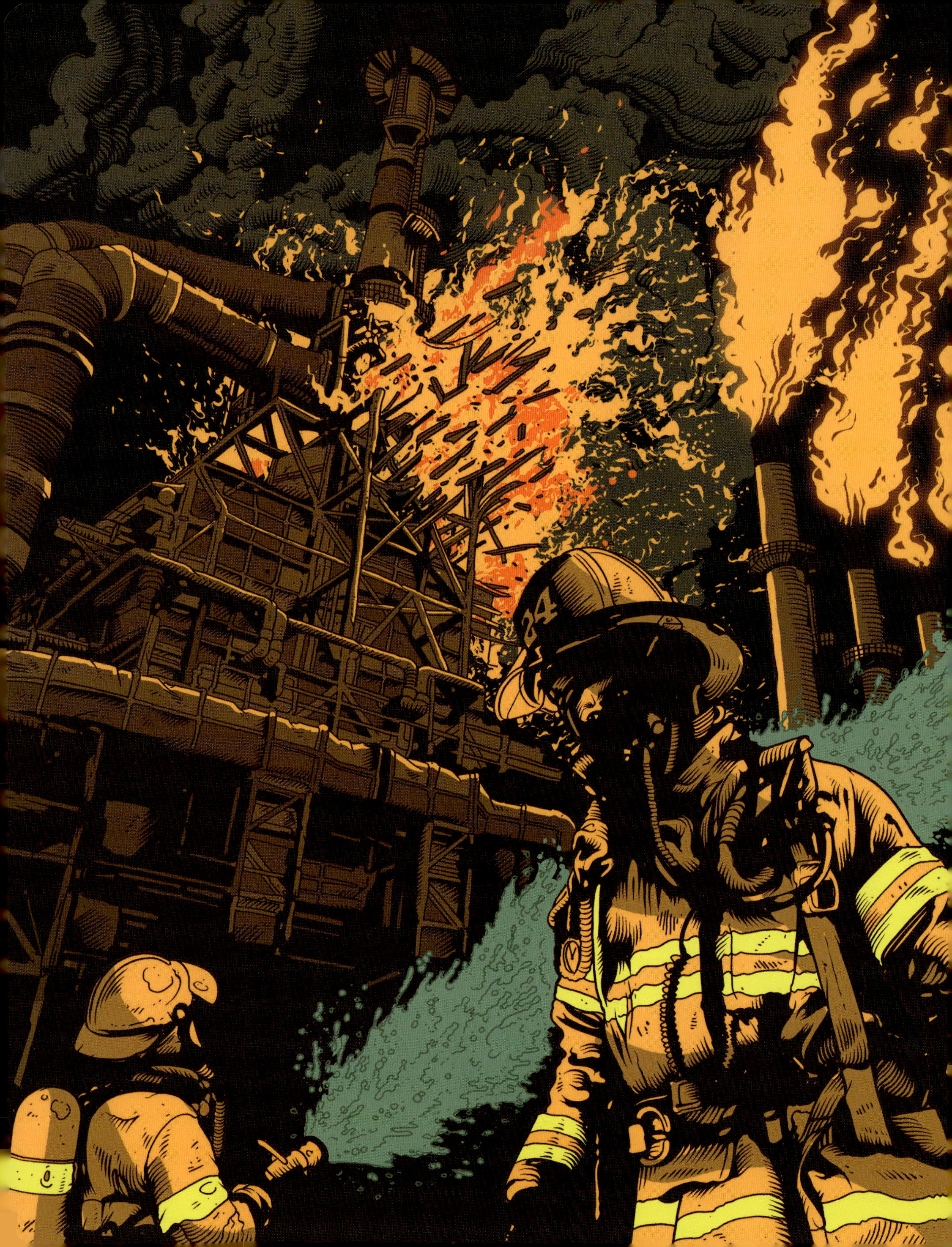

VERSEUCHT

ES REICHT EIN KLEINER MENSCHLICHER FEHLER, UM VERGIFTETE LUFT, VERSEUCHTES WASSER ODER TÖDLICHE STRAHLUNG FREIZUSETZEN. EGAL, WIE EIN INDUSTRIEUNFALL AUCH ZUSTANDE KOMMT, DAS ERGEBNIS IST IMMER EINE GIFTIGE SAUEREI – DIE SICH NUR SCHWIERIG BESEITIGEN LÄSST.

In einer modernen Fabrik kann eine Vielzahl an Fehlern geschehen. Alternde Gerätschaften können aussetzen, ein Arbeiter kann am Steuerpult einschlafen, oder eine Naturkatastrophe führt zu technischen Aussetzern, wie es 2011 geschah, als ein Tsunami in Japan zum Reaktorunfall von Fukushima führte. Diese Zwischenfälle bringen zahllose Gefahren für diejenigen mit sich, die nahe der Unfallstelle wohnen. Ob eine Chemiefabrik in Brand gerät, ein Behälter mit Giftmüll Ladung verliert oder es zur Kernschmelze kommt – alles zieht sowohl akute als auch langfristige Gefahren nach sich.

Bei den meisten Industrieunfällen gilt dieselbe Survival-Strategie: Verkriechen Sie sich zu Hause, dichten Sie die Fenster ab und warten Sie, bis das Signal zur Entwarnung kommt. Doch bei manchen Zwischenfällen (wie beispielsweise Unfällen in einem Atomreaktor) schnappen Sie sich am besten Ihre Notfalltasche und machen sich davon. Je mehr Informationen Sie haben, desto besser. Hören Sie täglich lokale Radiosender oder sehen Sie fern, damit Sie wissen, was in Ihrer Gegend los ist – nur für den Fall.

DIE DAUMENREGEL Kann einer Ihrer Finger Ihnen gute Ratschläge geben? Auch wenn es komisch klingt: ja, jedenfalls unter manchen Umständen. Eine bekannte Regel in der Vorbereitung auf Notfälle besagt, dass Sie weit genug entfernt sind und sich nicht zu sorgen brauchen, wenn Sie mit ausgestrecktem Arm die Gefahrenquelle mit dem Daumen verdecken können.

Dieser Test bietet natürlich keine hundertprozentige Sicherheit, aber als generelle »Daumenregel« zeigt er, dass Sie viele Kilometer vom Ort der Störung entfernt sind und somit wahrscheinlich außerhalb der Gefahrenzone. Es gibt natürlich auch Ausnahmen. Wenn Sie es zum Beispiel mit einer Giftgaswolke zu tun haben und der Wind in Ihre Richtung bläst, sollten Sie wohl schauen, dass Sie Land gewinnen.

DIE FAKTEN

200 MILLIARDEN US-DOLLAR Gesamtkosten der Atomkatastrophe von Tschernobyl 1986, dem schlimmsten Nuklearunfall aller Zeiten.

171.000 So viele Menschen starben 1975 beim Bruch des Banqiao-Staudamms in der Provinz Henan in China.

558.000 Anzahl der Geschädigten nach dem Pestizidleck 1984 der Firma Union Carbide in Bhopal in Indien, dem schlimmsten Chemieunfall aller Zeiten.

1962 In diesem Jahr brach das Feuer in der Kohlenmine von Centralia in Pennsylvania aus. Es brennt bis heute.

DIE MATRIX

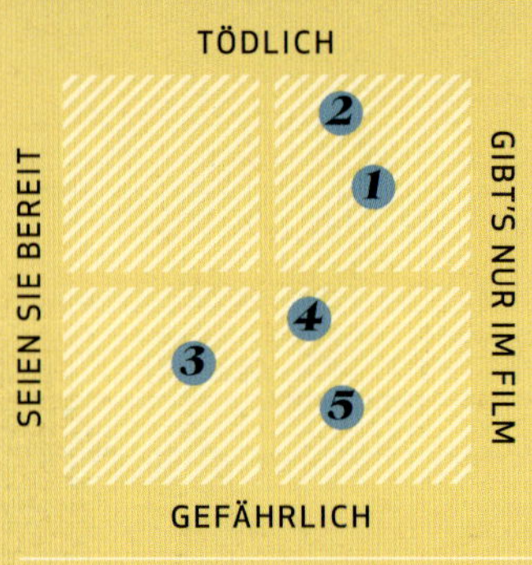

1. Kernschmelze
2. Giftgas
3. Wasserverschmutzung
4. Giftmüllunfall
5. Minenbrand

WENN EIN ATOMREAKTOR VERSAGT Wie schlimm ist schlimm? Wenn es zu einem atomaren Zwischenfall kommt, sollten Sie immer das Schlimmste annehmen. Aus einem Riss mag weniger Strahlung austreten als beim Röntgen, aber eine vollständige Kernschmelze kann Sie so verstrahlen, dass Sie innerhalb einiger Tage sterben. Wenn der Super-GAU passiert, müssen Sie Schutz suchen. Sofort. Das wichtigste Prinzip ist es, so viel Masse wie möglich zwischen sich und den radioaktiven Staub und die Strahlung zu bringen, da diese Mauern und Dächer durchdringen können. Einmal der Strahlung ausgesetzt zu sein ist schlimm genug, aber das Zeug kann wirklich haften bleiben, zwischen acht Tagen und mehreren Millionen Jahren, je nach Schwere des Unfalls.

Anders gesagt: Wenn in Ihrer Nähe ein Atomunfall passiert, muss Ihnen bewusst sein, dass Sie noch lange nach dem Ende der Berichterstattung in Gefahr sein könnten. Die folgenden Strategien können Ihnen beim Umgang mit einer solchen Katastrophe helfen.

Denken Sie als erstes über einen Unterschlupf nach. Können Sie als Heimwerker selbst einen improvisierten Bunker bauen? Wenn Sie einen Keller besitzen, haben Sie Glück. Suchen Sie sich die Ecke aus, die am weitesten unter der Erde liegt, und schieben Sie einen schweren Tisch in diese Ecke. Danach stapeln Sie alles, was greifbar ist, auf den Tisch – Bücher, Ziegelsteine, Wasserbehälter, Essensvorräte, alles mit viel Masse. Schieben Sie große Möbelstücke vor alle offenen Seiten des Tisches und lassen Sie nur einen kleinen Eingang. Kriechen Sie hinein, versiegeln Sie den Eingang und warten Sie ab; verlassen Sie den Schutz nur, wenn es absolut notwendig ist.

Bedenken Sie auch, dass die Essens- und Wasserquellen vor Ort verstrahlt werden können. Am empfindlichsten gegenüber Verstrahlungen sind Tiere, und raten Sie mal – auch Sie sind ein Tier. Wahrscheinlich essen Sie auch Tiere und Tierprodukte – wie Fleisch, Milch und Eier. Viele Tiere ernähren sich wiederum von Gras, das von radioaktiven Partikeln bedeckt sein kann. Nehmen Sie nach einem Reaktorunfall keine in der Gegend hergestellten tierischen Nahrungsmittel zu sich, vor allem nicht, wenn die Regierung eine Warnung herausgibt. Sie sollten sich überlegen, Jodtabletten zu besorgen, denn diese können Schädigungen der Schilddrüse verhindern. Sie sollten die Tabletten am besten vor einem Unfall kaufen, denn im Notfall werden sie sehr schnell ausverkauft sein.

Direkt nach einem nuklearen Unfall testen die Behörden die lokalen Wasserquellen, um herauszufinden, ob das Wasser noch

OHNE GEHT'S NICHT

STRAHLUNGSDETEKTOR Sie brauchen keinen ausgewachsenen Geigerzähler, um Strahlung zu messen (auch wenn ich Sie nicht davon abhalten würde, einen zu kaufen, wenn Sie in der Nähe oder in Windrichtung eines Reaktors leben). Es gibt noch andere Optionen, wenn Sie die Strahlung messen wollen. Aufkleber und Anstecker, die bei Strahlung die Farbe wechseln, sind eine bezahlbare Möglichkeit, wenn sie auch nicht besonders genau sind. Es gibt auch kleine Geräte, die man an den Schlüsselbund hängen kann und die Sie warnen, wenn Sie in die Reichweite von Nuklearstrahlung kommen. Diese können Gamma- und Röntgenstrahlen erkennen und bei steigender Strahlenbelastung Alarm schlagen.

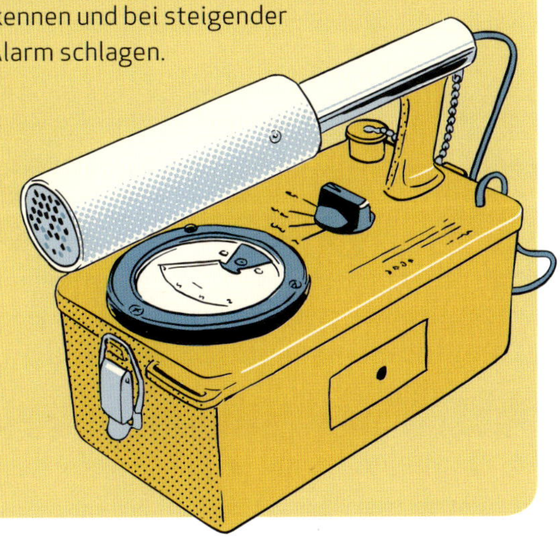

zum Trinken oder Waschen geeignet ist und ob man Fisch und Meerestiere noch essen kann. Jetzt wird der Notvorrat an Wasser interessant, von dem ich in diesem Buch schon öfter gesprochen habe. Benutzen Sie dieses Wasser, bis Entwarnung gegeben wird.

Je nach Ausmaß der Verstrahlung kann das Erdreich, das mit radioaktivem Fallout in Kontakt gekommen ist, auf lange Zeit beeinträchtigt sein und jahrzehntelang für Landwirtschaft und menschliche Besiedlung unbrauchbar werden. Auch wenn irgendwann kein radioaktives Material mehr in die Luft geblasen wird, ist es noch lange nicht wieder sicher, in der Gegend Pflanzen zu züchten, Vieh zu halten oder zu leben. Nehmen Sie als Beispiel die Gegend rund um Tschernobyl. Sie ist auch über 25 Jahre nach dem Unfall noch unbewohnbar.

W/F

PLASTIKFOLIE UND KLEBEBAND KÖNNEN SIE RETTEN

WAHR Auch wenn es unglaublich klingt, können diese einfachen Mittel Sie vor einigen der schädlichen Auswirkungen von Industrieunfällen schützen. Damit können Sie Ihr Heim zwar nicht in einen hermetisch versiegelten Raum verwandeln, aber Sie können damit die Menge von Partikeln reduzieren, die durch die Luft in Ihr Haus gelangen. In schlecht isolierte Häuser gelangt durch Ritzen um Fenster und Türen viel Luft. Deswegen sind sie im Winter so schwierig zu heizen und im Sommer zu kühlen. Wenn Sie diese Öffnungen verschließen, kann der Luftzug erheblich verringert werden, und damit kommen auch weniger Schadstoffe aus der Luft ins Innere. Je fester Sie alles versiegeln, desto besser.

> **LEIDER IST DER ERSTE IMPULS GROSSER INDUSTRIE-UNTERNEHMEN UND MANCHMAL AUCH DER ÖRTLICHEN BEHÖRDEN ZU BESTREITEN, DASS IRGENDETWAS SCHIEFGEGANGEN IST. WENN IHR WASSER KOMISCH SCHMECKT (ODER ES FEUER FÄNGT!), GEHEN SIE IN DEN SURVIVAL-MODUS – EGAL, WAS MAN IHNEN ERZÄHLT.**

GIFTTRANSPORTUNFALL Alle möglichen giftigen Flüssigkeiten, Feststoffe und Gase werden per Zug transportiert. Im Allgemeinen ist das sicherer als der Transport auf der Straße, aber die Schienen sind nicht vor Unfällen gefeit. Wenn sich Gleise in der Sommerhitze verformen, können Waggons entgleisen, und Fehler von Lokführern oder Fahrdienstleitern können katastrophale Zusammenstöße und Entgleisungen nach sich ziehen. Je nachdem, welche Chemikalien oder Materialien dabei nach außen gelangen (und wie sie möglicherweise miteinander reagieren) und ob möglichweise ein Brand entsteht, kann eine unterschiedliche Reaktion empfehlenswert sein. Hören Sie Lokalnachrichten, um zu entscheiden, ob Sie gehen oder bleiben sollten, und wenn Sie sich zur Flucht entschließen, verschwenden Sie keine Zeit darauf, zu packen und sich über Details Gedanken zu machen. Wenn Sie eine Notfalltasche bereitstehen haben, großartig. Wenn nicht, schnappen Sie sich Handy, Geldbeutel und Schlüssel – und verschwinden Sie.

GEFAHR AUS DER LUFT Sobald Sie erfahren, dass es einen Gefahrgutunfall mit Giftgas oder anderen luftübertragbaren Giftstoffen in der Nähe gegeben hat, gehen Sie nach drinnen, um sich dem Gift möglichst wenig auszusetzen (wenn Sie nicht die Aufforderung zur Evakuierung erhalten). In besonders schweren Fällen raten die Behörden Ihnen möglicherweise dazu, Ihr Heim zu versiegeln. Das machen Sie am besten folgendermaßen.

Schließen Sie zunächst alle Belüftungsöffnungen, die nach draußen führen, auch die Ofenklappe. Stellen Sie alle Klimaanlagen, Ventilatoren und Belüftungssysteme ab.

Verwenden Sie Plastikfolie und Klebeband, um Fenster und Türen zu versiegeln. Sie können Alufolie oder Wachspapier benutzen, um die Lufteinlässe von Klimaanlagen und Abluftanlagen in Küche und Bad sowie das Abluftrohr des Trockners zu verschließen. Denken Sie daran, dass auch Steckdosen und Lichtschalter Luft ins Innere lassen. Versiegeln Sie sie mit Klebeband.

Zum Schluss verschließen Sie alle Außentüren und Fenster, damit niemand herein oder hinaus kann, nachdem Sie das Haus versiegelt haben.

Wenn Sie all das erledigt haben, ziehen Sie sich in einen Raum im Inneren zurück. Wenn Sie alles, was Sie benötigen, bei sich haben, dichten Sie alle Zugänge zu dem Raum mit Klebeband ab, schließen Sie die Türen und legen Sie Handtücher an alle Türspalten, um die Luftzirkulation im Haus zu minimieren.

PROBLEME MIT DEM WASSER Probleme in der Wasseraufbereitungsanlage sind selten, aber nicht ausgeschlossen. Kommen falsche Chemi-

GUT ZU WISSEN

KENNEN SIE DIE RISIKEN Die moderne internationale Skala zur Messung von Strahlung benutzt statt der alten Einheit Rad mittlerweile die Einheit Gray (Gy). Folgendermaßen können die Werte eingeordnet werden:

Gy	KÖRPERLICHE AUSWIRKUNGEN	ÜBERLEBENSCHANCEN
20+, 11	KRÄMPFE UND ZITTERN	MULTIPLES ORGANVERSAGEN, SICHERER TOD
10, 9, 8	NIEDRIGER BLUTDRUCK, SCHOCK, ERBRECHEN, ELEKTROLYTVERLUST	OHNE STAMMZELL-TRANSPLANTATION SICHERER TOD
7, 6	DURCHFALL, HOHES FIEBER, ORIENTIERUNGSLOSIGKEIT	TOD OHNE MEDIZINISCHE BEHANDLUNG WAHRSCHEINLICH INNERHALB VON WOCHEN
5, 4	BLUTUNGEN, HAARVERLUST, INFEKTIONEN	TOD TRITT OHNE MEDIZINISCHE BEHANDLUNG MÖGLICHERWEISE INNERHALB VON MONATEN EIN
3, 2	ÜBELKEIT, REDUZIERTE ANZAHL VON BLUTKÖRPERCHEN	TOD UNWAHRSCHEINLICH
1, 0	LEICHT REDUZIERTE ANZAHL VON BLUTKÖRPERCHEN	KEINE LEBENSGEFAHR

kalien oder richtige Chemikalien in der falschen Dosierung in die Wasserversorgung (Fluorid ist ziemlich giftig), ist Abhilfe einfach – Wasser nicht trinken. Aber Sie müssen erstmal wissen, dass es ein Problem gibt. Noch ein Grund, warum es wichtig ist, informiert zu bleiben.

FEUER IM UNTERGRUND Ein Unfall in einer Mine kann zu einem unterirdischen Kohlebrand führen, der giftige Gase an die oberirdische Umgebung abgeben kann. Auch wenn Minenbrände und Explosionen vor hundert Jahren noch wesentlich häufiger vorkamen, stellen sie trotz moderner Sicherheitsvorkehrungen auch heute noch eine Gefahr für Orte in der Umgebung dar. Gerät in Ihrer Nähe eine Mine in Flammen, versiegeln Sie Ihr Haus, wie Sie es bei allen durch die Luft übertragenen Schadstoffen tun, um giftige Dämpfe und Rauch abzuhalten.

GUT ZU WISSEN

WIE SIE SICH SELBST DEKONTAMINIEREN

SCHRITT 1 Ziehen Sie nach dem Kontakt mit Giftstoffen sofort Ihre Kleidung aus. Jetzt ist nicht die Zeit für Schamgefühle, selbst wenige Sekunden können einen Unterschied machen. Vermeiden Sie es, sich beim Ausziehen an die Augen, die Nase oder den Mund zu fassen, da hierdurch noch mehr gefährliche Chemikalien in Ihren Körper gelangen.

SCHRITT 2 Spülen Sie alle betroffenen Bereiche mindestens 15 Minuten lang ab. Wenn der gefährliche Stoff auch brennbar ist, bürsten Sie ihn ab, bevor Sie unter die Dusche gehen.

SCHRITT 3 Wenn Sie doch das Pech haben und das üble Zeug in die Augen bekommen, spülen Sie auch die Augen aus, indem Sie sie unter dem Wasserstrahl hin und her bewegen, um so viel wie möglich von ihrer Oberfläche zu reinigen.

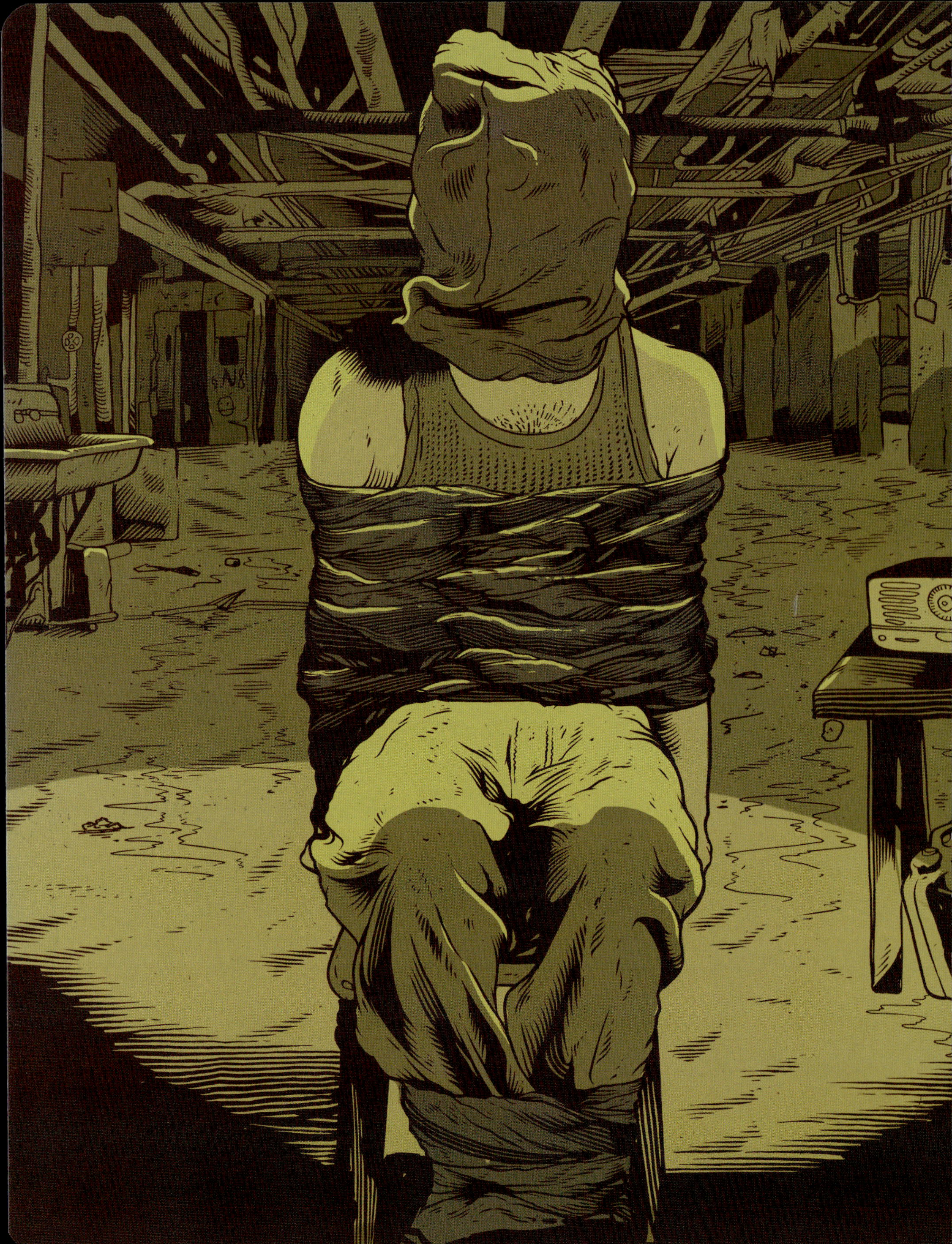

GEKIDNAPPT

MAN STÜLPT EINE KAPUZE ÜBER IHREN KOPF UND ZERRT SIE IN EIN FAHRZEUG. SIE VERSUCHEN, SICH ZU BEFREIEN, DOCH IHRE HÄNDE SIND GEFESSELT. JETZT GIBT ES NUR NOCH FRAGEN, KEINE ANTWORTEN. WER SIND DIESE MÄNNER? WAS WOLLEN SIE? WAS, WENN SIE ES NICHT BEKOMMEN?

Kidnappings und Geiselnahmen sind lehrbuchmäßige Beispiele für die Grausamkeit, die zwischen Menschen möglich ist. Obwohl Entführungen durch Unbekannte selten vorkommen, gibt es sie doch überall, und in manchen Weltgegenden sind sie stärker verbreitet. Besonders gefährdet sind Sie, wenn Sie sich auf zwielichtige Geschäfte einlassen oder wie ein reicher Tourist aussehen. Meistens geht es um Geld, oft um viel Geld. Doch Kidnappings und Geiselnahmen können auch aus anderen Gründen geschehen. Vielleicht will jemand nicht, dass Ihr Familienmitglied vor Gericht aussagt, oder Sie werden einfach mit jemandem verwechselt.

Was auch immer der Grund für die Gefangennahme sein mag, Sie müssen wissen, dass Sie es mit Menschen zu tun haben, die bereit sind, Gesetze zu brechen und andere zu verletzen. Das ist eine heikle Situation, und es kann allein an Ihnen hängen, sich zu befreien, wenn keine Verstärkung kommt. Sie brauchen einige Survival-Strategien, vor allem Techniken, um sich zu befreien und zu entkommen. Und Sie werden eine Menge Glück brauchen.

EINEN VERFOLGER ABSCHÜTTELN

Vielleicht hatten Sie auch schon einmal den Eindruck, verfolgt zu werden. Wenn Sie zu Fuß unterwegs sind, werden Sie langsamer oder halten Sie an und tun Sie so, als ob Sie etwas an Ihrem Handy machen. Schauen Sie, ob jemand anderes gleichzeitig mit Ihnen langsamer wird oder vorbeigeht und dann plötzlich später wieder auftaucht. Um den Verfolger abzuschütteln, gehen Sie in ein gut besuchtes Café. Rufen Sie ein paar Freunde an, ob sie vorbeikommen wollen. Verlassen Sie den Ort in der Gruppe, denn viele Menschen verleihen Sicherheit. Wenn Sie im Auto das Gefühl haben, verfolgt zu werden, machen Sie die Probe aufs Exempel. Dazu biegen Sie vier Mal nacheinander links ab. Es kann sein, dass jemand ein oder zwei Mal mit Ihnen abbiegt, aber bei vier Malen kann es kein Zufall mehr sein. Schütteln Sie ihn ab, indem Sie häufig die Spur wechseln, die Geschwindigkeit variieren und durch belebte Gegenden fahren. Wenn Sie wirklich in Sorge sind, fahren Sie zur Polizeiwache.

DIE FAKTEN

8 PROZENT Anzahl der gekidnappten Opfer, die laut FBI Anzeichen des Stockholm-Syndroms zeigen.

20.000 Weltweite Anzahl von Entführungen pro Jahr nach Experteneinschätzung.

1 VON 10 Anteil der Entführungen, die gemeldet werden.

200 METER In dieser Entfernung zum Haus oder zur Arbeitsstelle eines Opfers geschehen die meisten Entführungen.

50 PROZENT Anteil aller Entführungen weltweit, die in Lateinamerika geschehen.

70 PROZENT Anteil der Entführungen, bei denen ein Lösegeld gezahlt wird.

10 PROZENT Anteil der Geiseln, die mit Gewalt befreit werden.

2 MILLIONEN US-DOLLAR Geschätzte Höhe der durchschnittlichen Lösegeldforderung.

ENTFÜHRUNG MIT LÖSEGELDERPRESSUNG Kidnapping verbunden mit der Forderung nach Lösegeld ist nichts Neues. Schon im 1. Jahrhundert v. Chr. wurden römische Adlige von Mittelmeerpiraten gekidnappt, und sogar der junge Julius Cäsar wurde einmal entführt und unter Lösegeldforderung gefangen gehalten. Nach seiner Freilassung kehrte er wie versprochen zu seinen Entführern zurück – aber mit großer militärischer Verstärkung. Er ließ all seine Entführer in 100-Meter-Abständen entlang der Via Appia kreuzigen. Entführungen mit Lösegeldforderungen haben sich im Laufe der Jahrhunderte kaum verändert, nur dass es nicht mehr erlaubt ist, sich so blutig an den Kidnappern zu rächen, wie Cäsar das tat. Kidnapper entführen immer noch Menschen. Manche Angehörigen schalten die Behörden ein, andere nicht. Die meisten Lösegelder werden von der Familie bezahlt, und die meisten Gefangenen kommen frei. Aber leider gibt es auch Ausnahmen. Im Folgenden lesen Sie, wie Sie mit solchen Situation zurechtkommen.

ANDERE ARTEN VON ENTFÜHRUNGEN Manchmal werden Menschen auch entführt und als Geisel festgehalten, ohne dass Lösegeld in Form von Bargeld eingefordert wird. Zum Beispiel kann die Familie eines politischen Spitzenkandidaten wenige Tage vor der Wahl entführt werden, um den Kandidaten dazu zu bringen, seine Kandidatur zurückzuziehen. Schlüsselzeugen in Kriminalprozessen können das Ziel von Kidnappern werden. Entführungsopfer werden manchmal auch als Sklaven eingesetzt oder verkauft, sie werden gezwungen, Verbrechen zu begehen, oder als menschlicher Schutzschild missbraucht.

Genau genommen geschehen die meisten Entführungen allerdings durch ein Elternteil ohne Sorgerecht, das das Kind oder die Kinder ohne Wissen des anderen Elternteils mitnimmt. Selbst wenn das Kind freiwillig mit dem Elternteil mitgeht, lautet die Anklage trotzdem auf Entführung.

Das Szenario aber, vor dem sich Eltern am meisten fürchten ist, dass ihr Kind von einem Fremden mitgenommen wird. Diese Fälle sind zwar selten, aber wenn, dann sind sie furchtbar und traumatisierend. Das Erste, was Sie tun sollten ist, Ihre Kinder über die Gefahren aufzuklären, die von Fremden ausgehen können. Erklären Sie ihnen, dass sie niemals mit Fremden mitgehen dürfen, egal, was die fremde Person ihnen sagt. Sie dürfen mit einem Fremden niemals ins Auto steigen, in einen Raum oder ein Gebäude gehen oder ihm zu irgendeinem unbekannten Ort folgen. Sie sollten Fremden niemals ihre Adresse, den Namen oder die Telefonnummer nennen. Und außerdem sollten Sie Ihren Kindern beibringen, auf ihren Instinkt zu hören. Wenn das Kind

SURVIVAL-SKILL

AUS EINEM KOFFERRAUM ENTKOMMEN Sind Sie in einem Kofferraum gefangen? Vielleicht müssen Sie sich selbst retten.

BETÄTIGEN SIE DEN ÖFFNUNGSGRIFF Wenn Sie Glück haben, gibt es einen Griff zum Öffnen des Kofferraums, der im Dunkeln leuchtet. Ansonsten suchen Sie nach dem Kabel, das nach vorne in den Fahrgastraum führt und zum Öffnen des Kofferraums dient, und ziehen Sie es in Richtung der Front des Autos. Dieses Kabel befindet sich normalerweise auf dem Boden der Fahrerseite.

BENUTZEN SIE WERKZEUG Schauen Sie nach einem Schraubenzieher oder Montierhebel, um den Verschluss des Kofferraums zu öffnen. Oder benutzen Sie den Wagenheber, um eine Ecke des Kofferraumdeckels nach oben zu drücken, und rufen Sie dann um Hilfe.

TRETEN SIE SICH DEN WEG FREI Wenn das Auto geparkt und leer ist, treten Sie die Rücksitzbank um und klettern Sie hinaus.

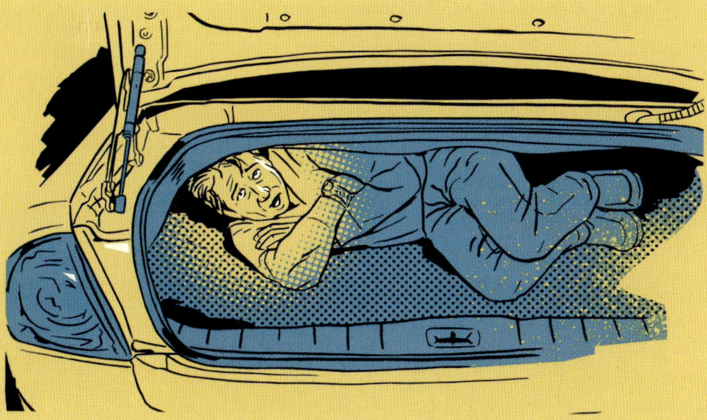

WENN SIE IN EINEM KOFFERRAUM GEFANGEN SIND UND ALLES ANDERE NICHT FUNKTIONIERT, VERSUCHEN SIE, EINES DER RÜCKLICHTER EINZUTRETEN. VIELLEICHT KÖNNEN SIE DORT IHREN ARM NACH DRAUSSEN SCHIEBEN UND UM HILFE WINKEN.

von irgendeinem Erwachsenen (auch von Freunden der Familie oder Bekannten) aufgefordert wird, ein Geheimnis zu bewahren, unabgesprochen mitzugehen oder irgendetwas zu tun, was ihm nicht geheuer ist, sollte das Kind laut und deutlich »NEIN«sagen und Hilfe holen. Kinder, die alt und verantwortungsvoll genug sind, um mit einem Smartphone umzugehen, sollten lernen, wie sie damit Hilfe rufen oder Fotos von verdächtigen Personen und Autos machen können. Es hat schon Fälle gegeben, in denen potentielle Entführer das Weite gesucht haben, weil ein gewitztes Kind ein Foto des Nummernschildes an seine Eltern geschickt hat.

»MENSCHELN« SIE. WENN DIE KIDNAPPER SIE AUCH ALS MENSCHEN UND NICHT NUR ALS GELDQUELLE SEHEN, WERDEN SIE VIELLEICHT EINE BESSERE BEHANDLUNG ERFAHREN. REDEN SIE ÜBER IHRE FAMILIE UND ERZÄHLEN SIE, WIE SEHR SIE SIE LIEBEN UND VERMISSEN.

SURVIVAL-SKILL

EINEN KABELBINDER KNACKEN Wenn Sie nicht stark genug sind, um einen Kabelbinder zu zerbrechen (wie auf S. 140 im Kapitel *Hausfriedensbruch* erklärt), können Sie versuchen, ihn wie ein Schloss zu knacken. Finden Sie einen dünnen und harten Gegenstand, der als kleiner Keil fungieren kann. Schieben Sie ihn in den viereckigen Teil des Kabelbinders, um die Metallzunge hochzudrücken, die die Öffnung des Kabelbinders sichert. Wenn diese Zunge nach oben gedrückt wird, sollte der Kabelbinder sich öffnen.

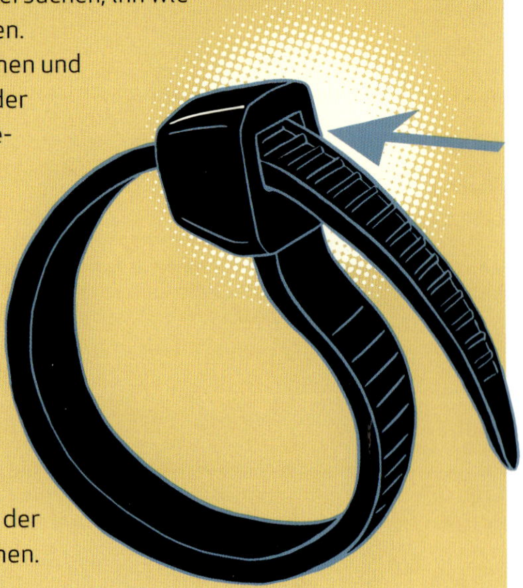

WIE SIE SICH ALS GEISEL VERHALTEN SOLLTEN Wenn Sie als Geisel genommen werden, sitzen Sie nicht nur heulend rum. Es gibt ein paar Dinge, die Sie tun können, um Ihre Chancen zu erhöhen, da lebendig rauszukommen – und um den Behörden zu helfen, die Übeltäter zu erwischen.

Sie können versuchen, den Notruf anzurufen (falls Ihnen das gelingt, ohne entdeckt zu werden) und die Verbindung zu halten, damit die Notrufzentrale mithören kann. Manche Läden und Banken haben auch Notfallknöpfe – wenn Sie einen solchen finden können, betätigen Sie ihn.

Wenn die Situation länger anhält, versuchen Sie, eine Beziehung zu Ihren Kidnappern aufzubauen. Ja, das sind üble Burschen, aber wahrscheinlich haben sie auch menschliche Züge (selbst Hitler mochte Tiere). Versuchen Sie, Ihre Fänger dazu zu bringen, auch Ihre menschliche Seite zu sehen. Sie sind besser dran, wenn Sie als Person gesehen werden.

WAHRE GESCHICHTE

Zwei Monate des Horrors

Am 15. November 1992 waren der Angelführer Kjell von Sneidern und ein Freund auf entlegenen Straßen entlang des Orinoco im Grenzgebiet zwischen Venezuela und Kolumbien unterwegs. Sie wollten ein abgelegenes Gebiet genauer untersuchen, als frisch gefällte Bäume ihnen den Weg versperrten. Eine Gruppe von 20 jungen Männern umzingelte sie und zog sie mit auf sie gerichteten Waffen aus dem Fahrzeug. Sie verschleppten die beiden Männer in den Dschungel und forderten 500.000 Dollar Lösegeld.

Die folgenden zwei Monate wurden die Männer gefangen gehalten. Sie zogen meistens nachts weiter, um nicht entdeckt zu werden. Wenn sie pausierten, mussten von Sneidern und sein Freund sich in Hängematten legen. Den Grund darunter bedeckten die Entführer mit Ästen und trockenen Blättern, die als Alarmsystem fungierten. Einer der Entführer trug einen menschlichen Schädel mit Einschussloch herum, der als Warnung vor eventuellen Fluchtversuchen dienen sollte. Auch die Natur trug ihren Teil dazu bei, Fluchtversuche von vornherein zu vereiteln. Eine Quelle, die sie besuchten, beherbergte eine sieben Meter lange Anakonda, und im Dschungel lebten zahllose Jaguare. Die Männer versuchten, in der Haft nicht zu Schaden zu kommen und das Wohlwollen ihrer Fänger zu erhalten. Sie blieben kooperativ und gaben den Kidnappern ihre Besitztümer, um sie auf ihre Seite zu ziehen. Die Behörden vor Ort wussten nicht, wie sie vorgehen sollten, aber von Sneiderns Familie nahm das Heft in die Hand. Sie ließen sich mit dem Flugzeug in die Gegend bringen, arbeiteten mit den Behörden zusammen und heuerten Söldner an, die den Kidnappern folgen und die Geiseln befreien sollten. Als sie eingekesselt waren, erschien die Lage vielen der Entführer aussichtlos, und sie verschwanden. Die Verbleibenden beschlagnahmten ein Boot und steuerten auf die venezolanische Uferseite zu. Aber der Bootsmotor versagte, und sie wurden ans Ufer getrieben, wo venezolanische Beamte schon auf sie warteten. Unterdessen hielten die Familie von Sneidern und ihre Auftragssoldaten auf der kolumbianischen Seite Wache.

Als es zum Schusswechsel kam, sprangen von Sneidern und sein Freund ins Wasser. Endlich, nach 72 Tagen voller Angst und Leiden, rettete ein Helikopter die zwei Männer aus dem Fluss.

EIN AUTODIEBSTAHL KANN LEICHT ZU EINER ENTFÜHRUNG WERDEN. VERMEIDEN SIE BEIDES, INDEM SIE MIT VERSCHLOSSENEN TÜREN FAHREN UND BEI STOPPSCHILDERN UND AMPELN IMMER ETWAS RAUM ZUM RANGIEREN LASSEN.

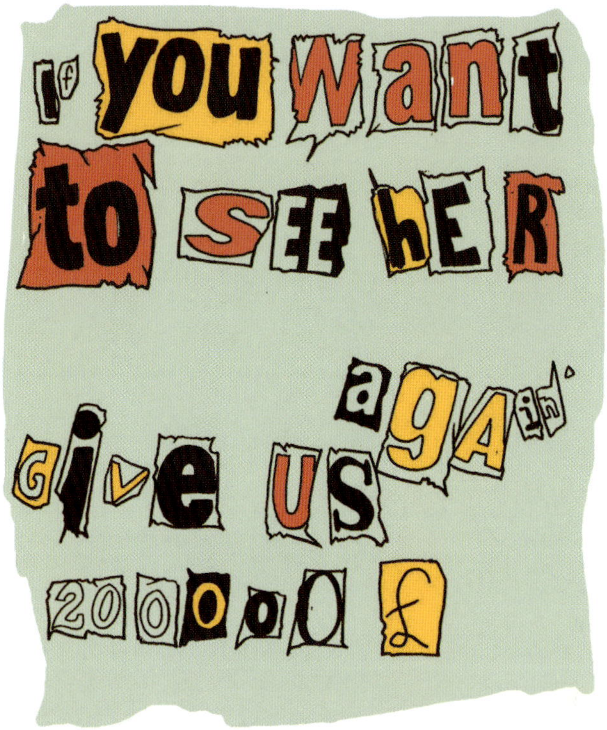
if you want
to see her
again
give us
200000 £

Denken Sie immer daran, dass Geiselnehmer in der Macht- und Kontrollposition bleiben wollen. Wenn Sie diese Rolle in Frage stellen, bringen Sie sich in Gefahr. Versuchen Sie also nicht, zu kämpfen oder wegzulaufen (wenn Sie nicht gerade sehr gute Chancen sehen). Verhalten Sie sich genau so, wie es die Entführer befehlen. Seien Sie während einer Befragung nicht unkooperativ, feindselig oder aggressiv gegenüber Ihren Kidnappern. Gefangene, die ein feindseliges Verhalten an den Tag legen, werden oft länger festgehalten oder werden Folter und Bestrafungen unterzogen.

Um für die Rettung oder Flucht bereit zu bleiben, dürfen Sie nicht in Gleichgültigkeit verfallen. Machen Sie jeden Tag einige Übungen für Körper und Geist – Sie sollten sich klar im Kopf und fit fühlen. Wenn Sie sich nicht bewegen können, machen Sie isometrische Übungen und spannen Sie Ihre Muskeln immer wieder an, um sie straff zu halten. Wenn Sie nicht vermuten, dass Sie unter Drogen gesetzt werden sollen, dann essen Sie, was Ihnen die Entführer geben – Unterernährung schwächt Sie. Und was den verständlichen Stress angeht: Nutzen Sie Meditationstechniken, um nicht den Verstand zu verlieren.

Vor allem aber seien Sie sehr aufmerksam. Ihr Wissen über die Situation wird für die Polizei nach Ihrer Freilassung von unschätzbarem

SURVIVAL-SKILL

SICH AUS HANDFESSELN BEFREIEN Wenn Ihnen die Hände zusammengebunden werden, können Sie mit dem folgenden Trick à la Houdini entkommen.

SCHRITT 1 Fangen Sie damit an, das Seil zu ziehen und zu schieben, um festzustellen, ob Sie es lockern können.

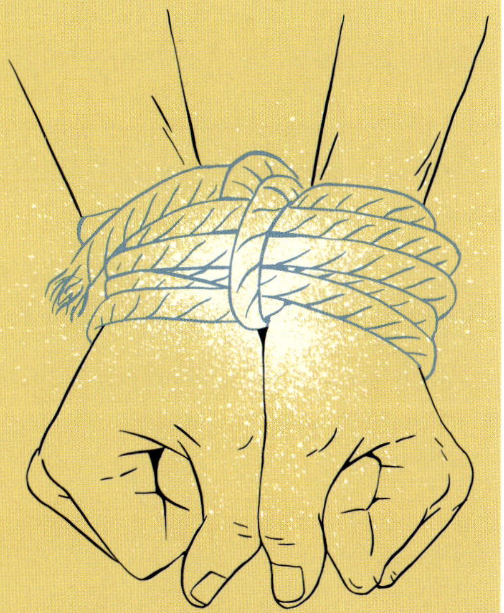

SCHRITT 2 Nehmen Sie das Seil zu beiden Seiten des Knotens in die Hände und schieben Sie es zusammen, um den Knoten zu lockern.

SCHRITT 3 Bewegen Sie Ihre Arme auf und ab, um den Knoten weiter zu lockern. Mit Ausdauer und etwas Glück wird sich das Seil lösen.

Wert sein. Versuchen Sie, sich so detailliert wie möglich das Aussehen Ihrer Entführer einzuprägen (und auch, wie viele es sind). Wenn Sie vor anderen Geiseln freikommen, merken Sie sich gut, wo sich die anderen befinden, damit Sie es beschreiben können.

WENN EINE NAHESTEHENDE PERSON ENTFÜHRT WIRD Das Schlimmste ist passiert: Jemand, den Sie lieben, ist gekidnappt worden. Was können Sie tun, um zu helfen? Das Erste und Wichtigste, was Sie tun sollten ist, die Behörden einzuschalten. In Ihrem Heimatland rufen Sie die Polizei. Wenn die Entführung im Ausland geschehen ist, versuchen Sie, die Botschaft oder das Konsulat zu erreichen, um Hilfe zu bekommen. Wenn Sie diese Einrichtungen nicht erreichen können, kontaktieren Sie die lokalen Behörden. Wer auch immer Ihnen zur Hilfe kommt, haben Sie Geduld und hoffen Sie nicht auf eine schnelle Lösung dieser persönlichen Krise. Entführungen kommen nur in seltenen Fällen zu einem schnellen Ende.

W/F

DAS STOCKHOLM-SYNDROM GIBT ES WIRKLICH

WAHR Beim Stockholm-Syndrom handelt es sich um eine traumatische Bindungsreaktion, benannt nach dem Banküberfall 1973 am Norrmalmstorg in Stockholm. Mehrere Bankangestellte wurden sechs Tage lang in einem Tresorraum der Bank gefangen gehalten. Währenddessen bauten die Geiseln eine Beziehung zu ihren Entführern auf und verteidigten sie nach ihrer Freilassung sogar. Manchmal treten diese positive Gefühle schon allein deshalb auf, weil Ihre Kidnapper Sie nicht quälen oder Ihnen Essen und Trinken geben. Aber denken Sie daran: Das sind Kriminelle, die Ihnen die Freiheit verwehren, und Ihr Leben steht auf dem Spiel. Tun Sie so, als ob Sie kooperieren, aber vergessen Sie die Wahrheit nicht.

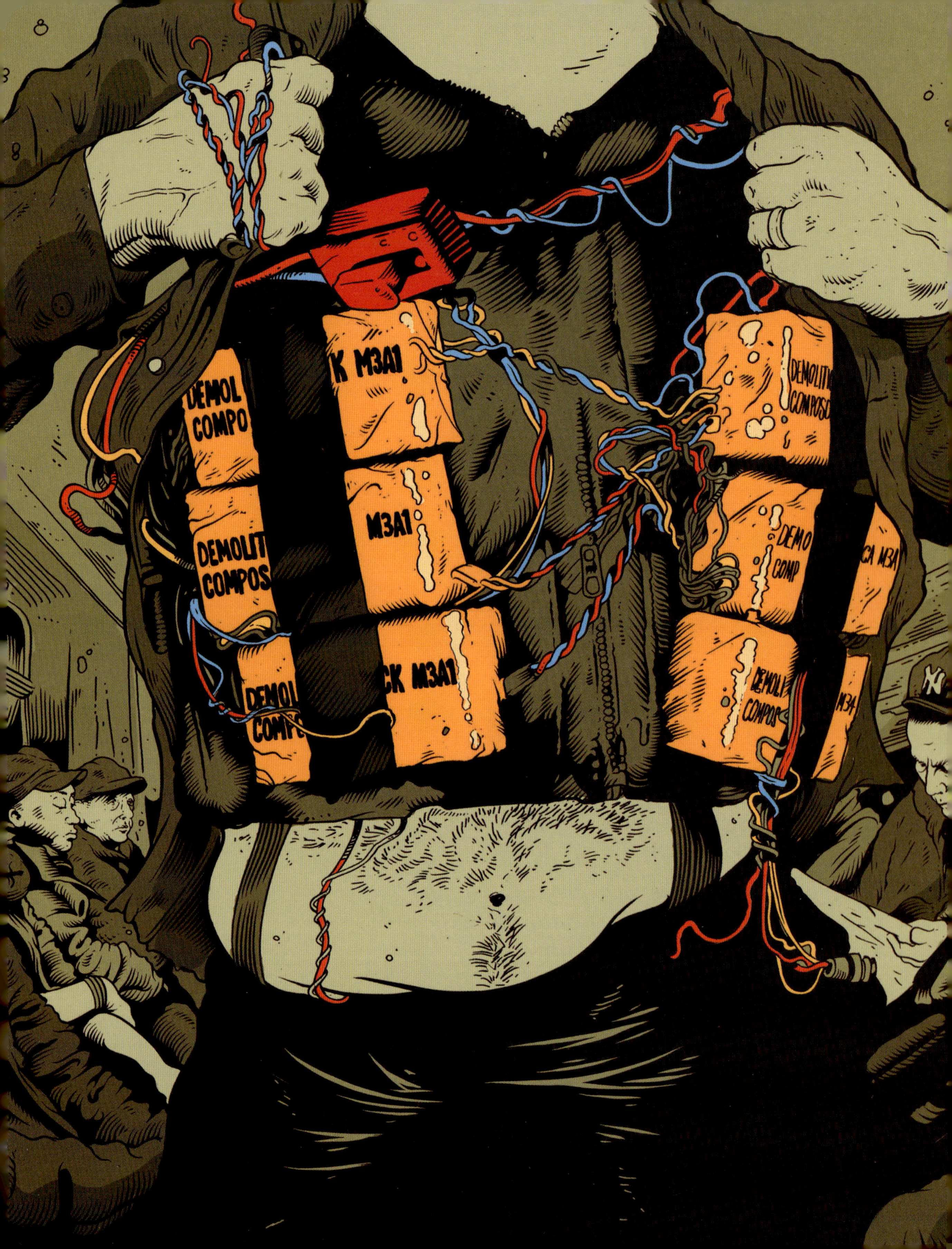
DEMOL
COMPO
K M3A1
DEMOLIT
COMPOS
M3A1
DEMOL
COMPO
CK M3A1
DEMO
COMP
DEMOLI
COMPOS

TERRORANGRIFFE

TERRORISMUS SCHEINT DEN OPFERN OFT WILLKÜRLICH, ABER FAKT IST, DASS HIER JEMAND EINEN PLAN VERFOLGT HAT. AUCH WENN DIE GRÜNDE FÜR EINEN TERRORANSCHLAG UNKLAR SIND, IST DAS ZIEL OFFENSICHTLICH: UM JEDEN PREIS MENSCHEN ZU VERLETZEN UND ZU VERÄNGSTIGEN.

Im Laufe der Menschheitsgeschichte hat es immer schon Taten gegeben, die die Sicherheit von Staaten gefährdeten. Diese Verbrechen haben Tod und Zerstörung, Krankheit und Verletzungen, die Vertreibung zahlloser Menschen und hohe finanzielle Schäden nach sich gezogen. Heutzutage haben Terroristen durch den technischen Fortschritt und anhaltende politische Unruhen die Werkzeuge und die Motivation, um die globale Sicherheit noch stärker zu gefährden.

Das amerikanische FBI unterscheidet zwischen inländischem und internationalem Terrorismus, wobei der Unterschied allein darin besteht, wer Gewalt ausübt und wo sie ausgeübt wird. In beiden Fällen wird Terrorismus definiert als Akte der Gewalt, die darauf zielen, die Zivilbevölkerung einzuschüchtern und die Regierung zu beeinflussen. Bei Terrorismus denken wir normalerweise an den Einsatz von Sprengstoff oder ABC-Waffen. Heutzutage ist aber auch Cyber-Terrorismus ein Thema. Computerangriffe können sensible Informationen abgreifen, wichtige Regierungstätigkeiten verunmöglichen oder zentrale Einrichtungen wie Stromnetz und Wasserversorgung angreifen.

EINE AUTOBOMBE ENTDECKEN In manchen Teilen der Welt sind Autobomben besonders häufig, aber es kann Sie leider fast überall treffen. Manch ein Autobomber wurde erwischt, weil Passanten etwas Ungewöhnliches an dem Auto bemerkten – also halten Sie die Augen offen. Achten Sie auf der Straße darauf, ob ein Fahrer sich seltsam benimmt. Halten Sie nach Autos Ausschau, die offensichtlich schwer beladen sind, vor allem ein schweres Heck bei Limousinen und ähnlichem. Fehlende Nummernschilder können auf Ungemach hinweisen, ebenso wie ein komischer Geruch oder Rauch, der von einem Fahrzeug aufsteigt. Wenn ein Auto tagelang am selben Ort steht, kann etwas im Gange sein. Wenn Sie Benzinkanister, freiliegende Kabel oder ein zu einem Handy führendes Kabel sehen, sind das starke Anzeichen für eine Autobombe. Rufen Sie sofort den Notruf an.

DIE FAKTEN

9700 Ungefähre Zahl der terroristischen Anschläge weltweit im Jahr 2013.

3 BILLIONEN US-DOLLAR Gesamtkosten für die US-Regierung nach den 9/11-Terroranschlägen für finanzielle Schäden, Sicherheitskosten und Militär- und Anti-Terror-Budgets.

90 PROZENT Anteil der Terroranschläge in den USA, die nicht von islamistischen Organisationen verübt werden.

8 MAL So viel wahrscheinlicher ist es, von einem Blitzschlag als bei einem Terrorattentat getötet zu werden.

DIE MATRIX

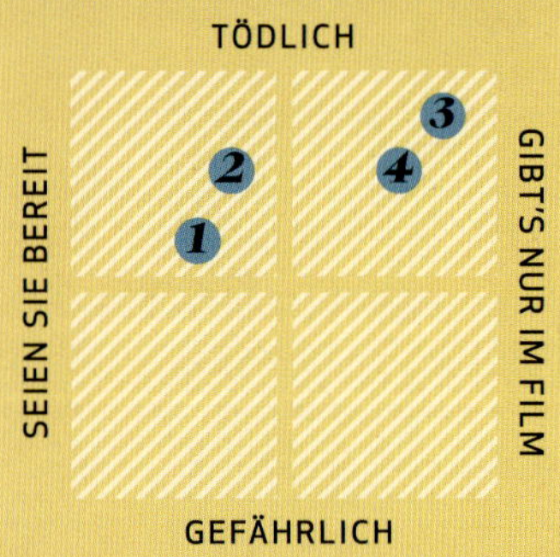

1. Selbstmordbomber
2. Autobombe
3. Biologische Waffe
4. Schmutzige Bombe

TERRORISMUS Wir neigen dazu, Terrorismus für ein modernes Phänomen zu halten, aber die Idee und auch der Begriff haben lange zurückreichende Wurzeln. Bewaffnete Eiferer haben schon in biblischen Zeiten diejenigen bekämpft, die sie als Unterdrücker ansahen. Der Begriff »Terror« wurde erstmals verwendet, um die Gewalt durch die Regierung während der Französischen Revolution zu beschreiben. Im 19. Jahrhundert wurden die Sprengstoffe dann durchschlagkräftiger und vielseitiger, und die zunehmende Globalisierung und Kommunikation machte es radikalen Gruppen leichter, Effekte zu erzielen.

Für viele Historiker gelten die Bombenanschläge irischer Nationalisten im Protest gegen die britische Okkupation in den 1880er Jahren als die ersten modernen Terroranschläge, und die ersten Zwischenfälle im Mittleren Osten traten schon in den 1920ern auf. Wir denken bei Terroristen immer an Mitglieder einer größeren Gruppe, doch auch durchgeknallte Einzelgänger haben furchtbaren Einfluss auf die Geschichte genommen, wie beispielsweise Leon Czolgosz, der Anarchist, der Präsident William McKinley aus undurchsichtigen politischen Gründen umbrachte. Trotzdem steht es außer Frage, dass moderne Waffen, Kommunikationstechnologie und die Reisefreiheit eine ganze neue Art von terroristischer Bedrohung hervorgerufen haben.

Wie schon immer können diese Taten von Einzeltätern begangen werden oder auch von einer gut organisierten und finanzierten Gruppe. Trotz ihrer Unterschiede haben sie häufig die gleichen Ziele – Terror, Chaos, Zerstörung und Tod herbeizuführen. Hier einige Tipps, wie Sie diese hasserfüllten Angriffe möglicherweise aufdecken und bekämpfen können. Oder, im schlechtesten Fall, wenigstens überleben.

EINEN SELBSTMORDATTENTÄTER ENTDECKEN Selbstmordattentate gibt es mindestens schon seit den frühen 1980er Jahren. Zahlreiche Angriffe dieser Art gab es bereits seit längerer Zeit in Israel sowie im Libanon und in jüngster Zeit auch im Irak. Mittlerweile kommen diese Attentate so häufig vor, dass Militär und Polizei ihre Taktiken umstellen mussten, um diese Variante mit einzukalkulieren. Ein Selbstmordbomber trägt normalerweise zwischen 5 und 13 Kilogramm Sprengstoff am Körper, in eine Weste eingenäht oder in einer Tasche. Dieser Sprengstoff wird meist mit Nägeln, Kugellagern und anderen Metallstücken versetzt, die als Schrapnell fungieren und die Verletzungen und Todesfälle nach der Explosion nach oben treiben.

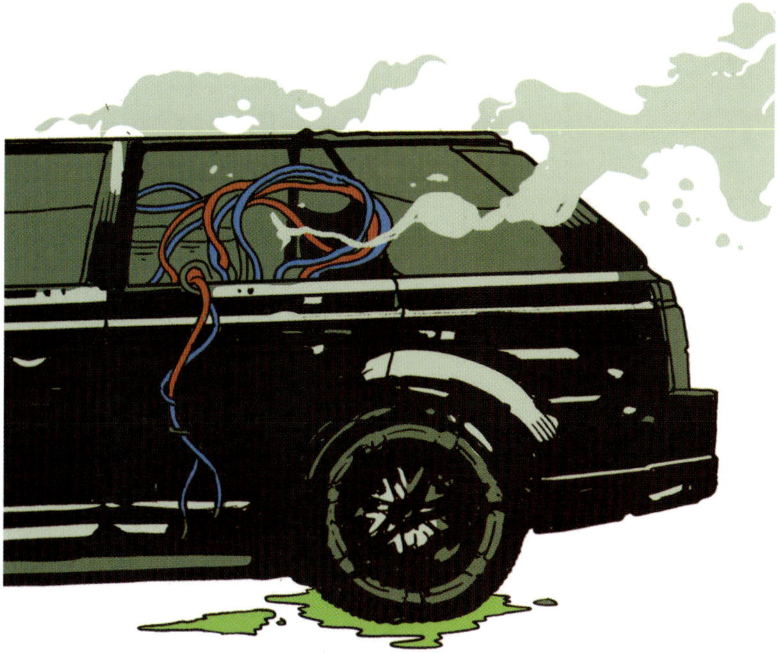

Selbstmordbomber sind nicht immer einfach zu entdecken. Jemand, der bei Hitze einen ausgebeulten langen Mantel trägt, um eine Sprengstoffweste zu verdecken, wird auffallen. Aber eine Person, die eine Tasche, einen Karton, einen Rucksack oder einen Koffer bei sich trägt, fällt nicht unbedingt auf. Nichtsdestotrotz können Sie auf gut besuchten Plätzen nach auffälligem Verhalten Ausschau halten. Und Sie müssen wissen, dass es auch häufig zweite Explosionen gibt, die diejenigen töten sollen, die den ersten Opfern helfen. Wenn in Ihrer Nähe eine Bombe explodiert, suchen Sie Schutz für den Fall, dass es eine zweite Explosion gibt.

AUTOBOMBEN Autobomben sind die größere und zerstörerische Version der Selbstmordbomben. Ein Fahrzeug kann mit Schwarzpulver, Dynamit, TNT, Nitroglyzerin, Ammoniumnitratdünger oder Brennstoff beladen sein. Besser organisierte Gruppen können sogar Zugang zu C4, PETN oder Semtex haben. Achten Sie auf alle oben genannten Zeichen, um einer Autobombe zu entgehen. Als 2010 eine Autobombe auf dem Times Square hochgehen sollte, wurde dies vereitelt, als zwei Straßenverkäufer Rauch entdeckten, der von einem Fahrzeug aufstieg. Sie alarmierten einen Streifenpolizisten des NYPD, der das Bombenentschärfungskommando hinzurief.

WENN SIE BEMERKEN, DASS ETWAS SELTSAM AUSSIEHT, RIECHT ODER KLINGT, ODER WENN SIE SEHEN, DASS EINE PERSON SICH MERKWÜRDIG VERHÄLT, SCHALTEN SIE DIE BEHÖRDEN EIN. KURZ GESAGT: WENN SIE ETWAS SEHEN, SAGEN SIE ES.

DIE BEWEGGRÜNDE VON TERRORISTEN KÖNNEN JUNGEN MENSCHEN ROMANTISCH ERSCHEINEN. WENN JEMAND, DEN SIE KENNEN, DAVON SPRICHT, SICH DEN »FREIHEITS-KÄMPFERN« ANZUSCHLIESSEN, NEHMEN SIE IHN ERNST – SIE KÖNNTEN EIN LEBEN RETTEN.

GUT ZU WISSEN

ANTHRAX	BAKTERIEN	GREIFT DAS ATEMSYSTEM AN
TULARÄMIE	BAKTERIEN	GREIFT DAS ATEMSYSTEM AN
EBOLA	VIRUS	HOHES FIEBER UND BLUTUNG
PEST	BAKTERIEN	GREIFT DAS ATEMSYSTEM AN
POCKEN	VIRUS	ECHTE POCKEN SIND TÖDLICH
CHOLERA	BAKTERIEN	GREIFT DAS VERDAUUNGSSYSTEM AN

BIOLOGISCHE WAFFEN Krankmachende Keime können eingesetzt werden, um Menschen zu töten oder außer Gefecht zu setzen, um Ernten zu zerstören oder Vieh zu töten. Sie können auch dazu dienen, Luft, Wasser und Boden zu verseuchen. Terroristen und Schurkenstaaten verwenden am liebsten solche, die hochgiftig sind, einfach zu beschaffen und/oder billig herzustellen. Ganz oben auf dem Wunschzettel der Terroristen stehen auch solche Keime, die leicht von Mensch zu Mensch übertragen werden und/oder in Stoffe eingebracht werden können, die sich gut verteilen lassen. Und natürlich sind vor allem diejenigen Krankheiten besonders attraktiv, gegen die es keine Impfung und keine guten Heilmethoden gibt. Oben sehen Sie eine Liste mit nur einigen der Pathogene und Stoffe, die die Jungs von der Bio-Sicherheit nachts um den Schlaf bringen.

WENN EINE SCHMUTZIGE BOMBE HOCHGEHT Jede explosive Waffe mit einer radioaktiven Komponente gilt als »schmutzige Bombe«. Diese Bomben bieten Grund für viel größere Ängste als Explosionen in der gleichen Größenordnung ohne nuklearen Anteil.

GUT ZU WISSEN

DER TOD AUF RÄDERN Manchmal wird einfach irgendein verfügbares Fahrzeug als Bombe verwendet, aber manchmal ist das Ziel die größmögliche Zerstörung. Unten sehen Sie, wie weit Sie rennen müssen, wenn Sie genug Glück haben und rechtzeitig gewarnt werden.

FAHRZEUGART	MAXIMALE BELADUNG MIT SPRENG-STOFF	TÖDLICHER SPRENG-RADIUS	MINDEST-ENTFERNUNG BEI DER EVAKUIERUNG
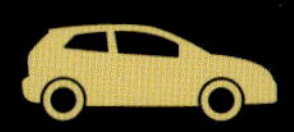	227 KG	30 M	457 M
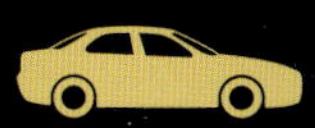	455 KG	38 M	534 M
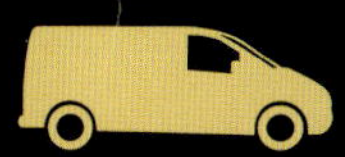	1818 KG	61 M	838 M
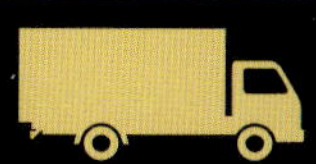	4545 KG	91 M	1143 M
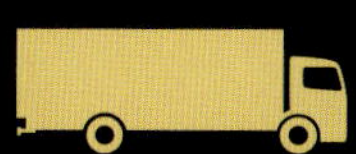	13.636 KG	137 M	1982 M
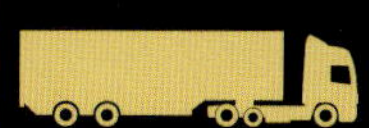	27.273 KG	183 M	2134 M

Eine schmutzige Bombe verteilt im ganzen Umfeld der Explosion radioaktive Partikel, die vom Wind und auch durch Menschen und Fahrzeuge im weiten Radius verteilt werden. Der Schrecken durch eine Bombenexplosion ist das eine, aber die Angst davor, in der Zukunft Krebs oder andere gesundheitliche Probleme zu bekommen, stellt eine ganz andere Stufe der Bedrohung dar. Wenn in Ihrer Nähe eine schmutzige Bombe vermutet oder bestätigt wird, verbarrikadieren Sie sich zu Hause und versiegeln Sie Ihr Haus wie nach einem Industrieunfall (siehe S. 157).

W/F

TERRORISTEN SIND NUR NORMALE VERBRECHER

FALSCH Auch wenn Terroristen furchtbare Verbrechen begehen, kann man sie nicht mit normalen Kriminellen auf eine Stufe stellen. Kriminelle sind oft arm und schlecht ausgebildet; viele Terroristen hingegen stammen aus recht gutsituierten Familien und sind teilweise gut ausgebildet. Das macht einen Unterschied, denn es bedeutet, dass sie wahrscheinlich in der Lage sind, komplexe Attentate zu planen, und dass sie Geld haben, um einer Gefangennahme leichter zu entgehen. Osama bin Laden, einer der schlimmsten Terroristen unserer Zeit, war Sohn eines Milliardärs und hatte ein immenses Netzwerk an Unterstützern und Verstecken.

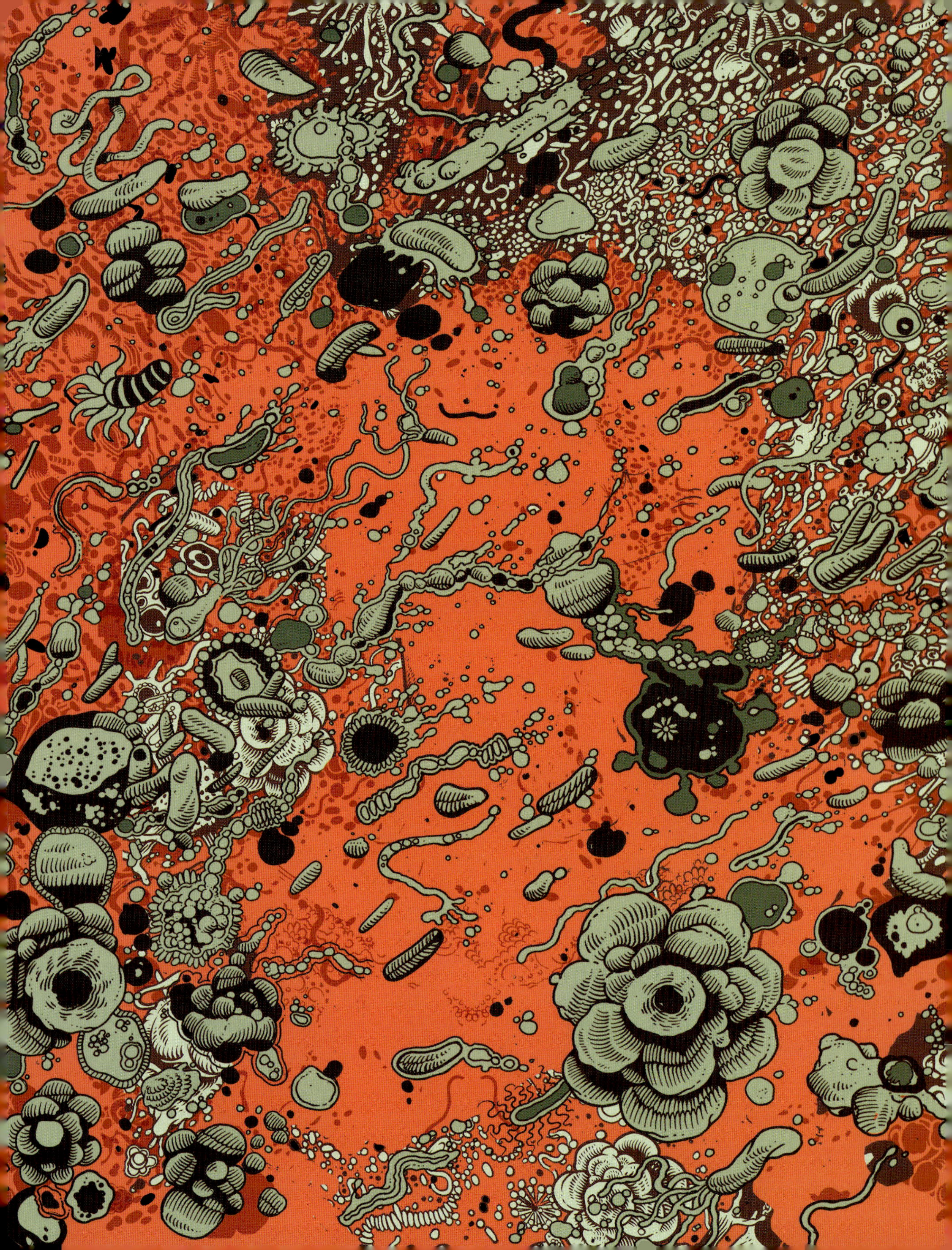

INFEKTIONEN

DER »SCHWARZE TOD« IST GESCHICHTE, ABER DIE GEFAHR EINER WELTWEITEN EPIDEMIE BLEIBT. SCHEINBAR AUSGEROTTETE KRANKHEITEN KÖNNTEN WIEDER AUFTRETEN, UND ES WIRD MIT NEUEN KRANKHEITSERREGERN EXPERIMENTIERT. MANCHE ÄRZTE SAGEN: »DIE FRAGE IST NICHT OB, SONDERN WANN.«

Es ist beruhigend zu wissen, dass die moderne Medizin Krankheiten besiegen kann, die unsere Vorfahren jahrhundertelang dahingerafft haben. Bis auf wenige Fälle in heutiger Zeit scheinen z.B. Anthrax und die Beulenpest fast von der Erde verschwunden zu sein. Bedeuteten diese Krankheiten einst das Todesurteil, können sie heute mit einfachen Medikamenten behandelt werden, die jeder Arzt verschreiben kann, jedenfalls in der entwickelten Welt. Aber wiegen wir uns in falscher Sicherheit, dass in der Apotheke problemlos Wundermittel erhältlich sind?

Manche auf der Welt vorkommende Krankheiten sind immer noch sehr schwierig zu behandeln und enden tödlich, wenn zu spät mit der Behandlung begonnen wird. Manchmal verändern sich Krankheiten auch und werden gefährlicher. Auch Krankheiten, die bewusst als Waffen verwendet oder verändert werden, könnten durch einen Unfall oder einen Terroranschlag auf den schutzlosen Planeten losgelassen werden. Die Welt ist nicht so sicher, wie sie scheint, wenn die nächst Pandemie schon in einem Biowaffenlabor oder im Husten eines Reisenden lauert.

WAS IST EINE PANDEMIE? Sie fragen sich vielleicht, was der Unterschied zwischen einem Krankheitsausbruch und einer Epidemie ist. Diese beiden Dinge sind sehr ähnlich: Beide werden definiert als weitverbreitetes Auftreten einer Infektionskrankheit innerhalb einer Gemeinschaft. Der Unterschied liegt darin, wie tödlich die Krankheit ist. Es gibt keine bestimmte numerische Grenze zwischen den beiden, und viele Faktoren werden miteinbezogen. Aber allgemein ist eine Epidemie ein Krankheitsausbruch mit einer Sterblichkeitsrate, die über der normalen Rate dieser Krankheit liegt. Wenn eine Epidemie in mehreren Ländern auftritt und in jedem Land einen großen Teil der Bevölkerung betrifft, spricht man von Pandemie. In jüngerer Zeit aufgetretene Pandemien waren zum Beispiel die Hongkong-Grippe 1968 und 1969 oder die H1N1-Pandemie im Jahr 2009, an die wir uns alle noch erinnern.

DIE FAKTEN

33.000 Durchschnittliche Anzahl von Todesfällen pro Jahr wegen Influenza und verwandten Krankheiten in den USA.

95 PROZENT Gefahr, sich mit Masern anzustecken, wenn man sich mit einem Masernüberträger in einem Raum befindet.

75 MILLIONEN Geschätzte Anzahl von Todesfällen durch die Pest im 14. Jahrhundert. (Wiederholte Ausbrüche gab es in Europa, Asien und Nordamerika bis ins 20. Jahrhundert hinein; kleinere Ausbrüche gibt es bis heute überall auf der Welt.)

65 PROZENT Durchschnittliche Sterblichkeitsrate bei Ebolainfektionen. (Ohne richtige Behandlung kann die Rate auf bis zu 95 Prozent steigen.)

99 PROZENT Anteil der Keime, die bei ordnungsgemäßer Händedesinfektion entfernt werden.

37 Anzahl der Länder, in denen sich 2003 innerhalb weniger Wochen SARS ausbreitete.

BAKTERIEN UND VIREN Alle möglichen Organismen können den menschlichen Körper schädigen, aber die beiden häufigsten Störenfriede sind Viren und Bakterien. Beide können tödlich sein, und sie werden häufig miteinander verwechselt, dabei handelt es sich um ziemlich verschiedene Lebensformen. Bakterien sind die ältesten Lebewesen der Erde, und es gibt sie in vielen Formen und Größen; manche helfen dem menschlichen Organismus, andere sind tödlich. Viren sind kleine Infektionsquellen, die in lebende Zellen eindringen (in Tieren, Pflanzen und sogar Bakterien) und sich selbst vervielfältigen. Die meisten Bakterien und Viren können von unserem Immunsystem unschädlich gemacht werden.

IN SCHACH GEHALTEN VON MODERNER MEDIZIN Zum Glück sind einige unserer ärgsten biologischen Feinde erfolgreich getilgt worden. Die Pocken waren einst weit verbreitet und haben allein im 20. Jahrhundert zwischen 300 und 500 Millionen Menschen getötet. Nach jahrzehntelangen Impfkampagnen wurde der letzte Fall in den USA 1949 registriert, weltweit trat der letzte Fall 1977 in Somalia auf. 1979 erklärte die Weltgesundheitsorganisation die Pocken für ausgerottet; sie existieren heute nur noch in ein paar Glasfläschchen auf der ganzen Welt. Warum werden diese aufbewahrt? Falls die Krankheit wieder auftreten sollte, durch natürliche Ursachen oder als biologische Waffe von Terroristen, können die aufbewahrten Proben sehr wertvoll sein, um neue Impfstoffe und Medikamente zu entwickeln.

VERBREITETE KRANKHEITEN, TÖDLICHE VARIANTEN 1918, kurz vor Ende des Ersten Weltkriegs, tötete die Spanische Grippe zwischen 40 und 100 Millionen Menschen weltweit. Diese besonders tödliche Form des H1N1-Grippevirus tötete im Januar 1918 die ersten Menschen und wütete bis Dezember 1920 . Diese Grippe hatte eine ungewöhnlich hohe Sterberate und tötete relativ gesunde Menschen. Bei den meisten Grippeausbrüchen haben Menschen mit geschwächtem Immunsystem das höchste Sterberisiko. Bei der Spanischen Grippe hingegen waren die meisten Opfer gesunde junge Erwachsene, wohingegen Kinder, Ältere und Menschen mit schwachem Immunsystem die Krankheit überlebten. Man schätzt, dass weltweit über 500 Millionen Menschen sich mit dieser Grippe infizierten (sogar in der Arktis und auf entlegenen Pazifikinseln). Von den Infizierten starben zwischen 50 und 100 Millionen, was zum damaligen Zeitpunkt 3 bis 5 Prozent der Weltbevölkerung entsprach.

SURVIVAL-SKILL

HÄNDE WASCHEN WIE EIN CHIRURG Nichts bekämpft Bakterien so effektiv wie häufiges und gründliches Händewaschen. Auch wenn wir schon seit der Kindheit selbstständig Hände waschen, lohnt es sich, sich beim Händewaschen an der Vorgehensweise zu orientieren, die Ärzte anwenden. Kurze Fingernägel, eine gute Waschtechnik, warmes Wasser und ausreichend Seife könnten die nächste Pandemie aufhalten, bevor sie richtig beginnt.

SCHRITT 1 Drehen Sie warmes Wasser an und machen Sie Ihre Hände nass.

SCHRITT 2 Bringen Sie Seife auf Handflächen und Handrücken auf.

SCHRITT 3 Reiben Sie die eingeseiften Handflächen aneinander.

SCHRITT 4 Reiben Sie mit Ihrer Handfläche den Handrücken, wobei Sie die Finger immer wieder ineinander verschränken.

SCHRITT 5 Reiben Sie Ihre Handflächen aneinander, wobei Sie die Finger verschränken und sie kräftig reiben.

4
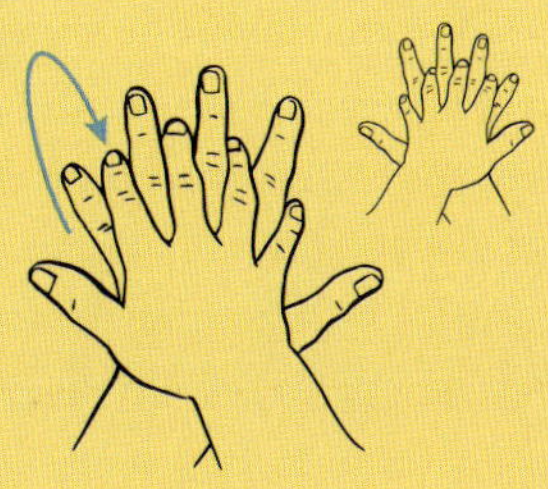

SCHRITT 6 Verhaken Sie die Finger ineinander, wobei die Handflächen zueinander zeigen, und reiben Sie Ihre Fingernägel aneinander.

SCHRITT 7 Waschen Sie jeden Daumen, indem Sie ihn mit der jeweils anderen Hand rundum abreiben.

6
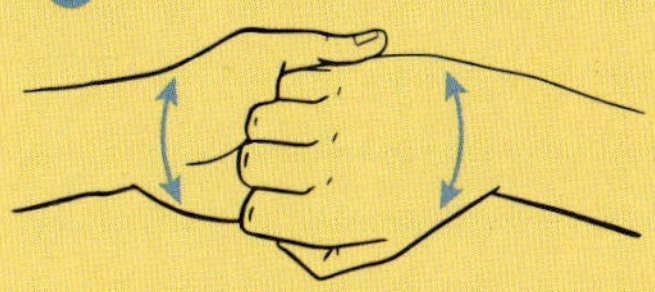

SCHRITT 8 Schrubben Sie mit den Fingernägeln beide Handflächen mit kreisförmigen Bewegungen.

SCHRITT 9 Spülen Sie beide Hände mit warmem Wasser ab.

7
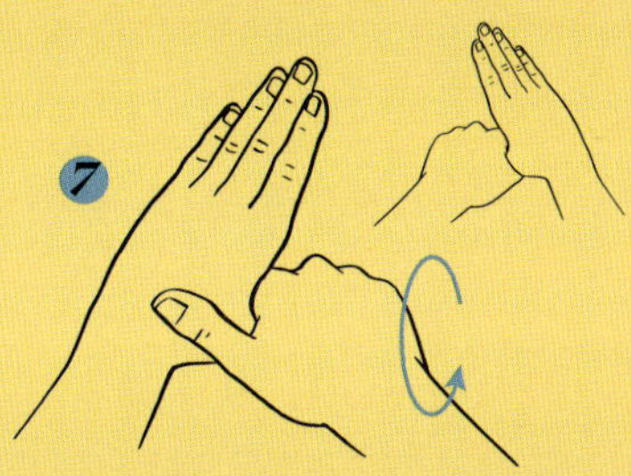

SCHRITT 10 Trocknen Sie die Hände mit einem Papierhandtuch ab.

SCHRITT 11 Verwenden Sie ein Papierhandtuch, um das Wasser abzustellen, so dass Sie den Wasserhahn nicht berühren.

EINE DÜNNE SCHICHTE VASELINE ODER NEOSPORIN IN IHREN NASENLÖCHERN KANN HELFEN, VON DER LUFT ÜBERTRAGENE KEIME IN FLUGZEUGEN, ZÜGEN UND MENSCHENANSAMMLUNGEN ZU VERMEIDEN. PUTZEN SIE DANACH DIE NASE, UM DEN ÖLIGEN FILM ZU ENTFERNEN.

W/F

ZU VIEL DESINFEKTIONSMITTEL FÜHRT ZU »KILLERKEIMEN«

WAHR Es ist bewiesen, dass die unsachgemäße Anwendung von Antibiotika gesundheitliche Probleme verursachen kann. Und eine neuere Untersuchung, die an 161 Langzeitpflege-Einrichtungen durchgeführt wurde, zeigt eine Verbindung zwischen der Verwendung von Handdesinfektionsmittel anstelle von Wasser und Seife und hochansteckenden Norovirus-Ausbrüchen. 53 Prozent der Einrichtungen, die meldeten, dass sie vorzugsweise Desinfektionsmittel verwendeten, hatten über Norovirus-Ausbrüche berichtet, gegenüber nur 18 Prozent der Einrichtungen, in denen in erster Linie Wasser und Seife verwendet wurden. Saubere Hände retten Leben, aber es könnte auch von großer Wichtigkeit sein, wie Sie Ihre Hände säubern.

NEUE KEIME TRETEN AUF Da sich Keime durch weltweite Mobilität und Handel verändern und verbreiten, ist es nicht verwunderlich, dass neue Krankheiten entstehen, die die Weltbevölkerung bedrohen. Eine der neusten ist MERS (Middle East Respiratory Syndrome), das erstmals 2012 beschrieben wurde. MERS ist ein Virus, das Husten und Fieber auslöst und manchmal der Lungenentzündung ähnliche Komplikationen hervorruft, die für die hohe Sterblichkeitsrate verantwortlich sind. MERS ist ein Coronavirus aus der Verwandtschaft von SARS (Severe Acute Respiratory Syndrome, Schweres Akutes Atemwegssyndrom).

Vielleicht erinnern Sie sich an den Schrecken, den SARS verbreitet hat. Dieses Virus tötete weltweit etwa 800 Menschen, nachdem es 2002 in China erstmals aufgetreten war, und hatte eine Sterblichkeitsrate von 9 bis 12 Prozent, was bedeutet, dass die meisten Erkrankten überlebten. Im Vergleich dazu sind im Laufe zweier Jahre 572 MERS-Fälle in 15 Ländern bekannt geworden, die Sterblichkeitsrate lag bei 30 Prozent.

MRSA (methillicin-resistenter Staphylococcus aureus) ist eine andere relativ neue Bedrohung, die von einem antibiotikaresistenten Stamm von Staphylokokken ausgelöst wird. Die Erkrankung bedroht medizinisches Personal, alle, die in Krankenhäusern behandelt werden, und die Bevölkerung im Allgemeinen.

EINE LANGSAME, ABER TÖDLICHE ZUNAHME Die letzte weitverbreitete Panik betraf das hochgradig tödliche und ansteckende Ebola-Virus. Die Angst, dass sich das Virus schnell auf die ganze Welt ausbreiten könnte, scheint fürs Erste unbegründet gewesen zu sein, und mit den richtigen Mitteln lässt sich die Krankheit bekämpfen, aber dennoch bleibt die Tatsache, dass diese fürchterliche Erkrankung Teile Afrikas verwüstet. Vom HI-Virus haben wir gelernt, dass sich Viren unerwartet schnell und in unvorhersehbarer Art und Weise verbreiten können.

Der erste Ebola-Fall wurde 1976 festgestellt, fast 20 Jahre lang gab es dann keine weiteren Ausbrüche, bis 2014 in West-Afrika. Die Sterblichkeitsrate des Ebola-Virus variiert zwischen 25 und 90 Prozent, der Durchschnitt liegt bei 50 Prozent – eine schockierende Bilanz, vor allem, wenn das Virus mutiert und schlechter behandelbar wird.

SCHAFFEN SIE EINEN SAUBEREN RAUM Wenn es zu einer großen Epidemie kommt, haben Sie eventuell keinen Zugang zu modernen medizinischen Einrichtungen, aber Sie müssen trotzdem eine Mög-

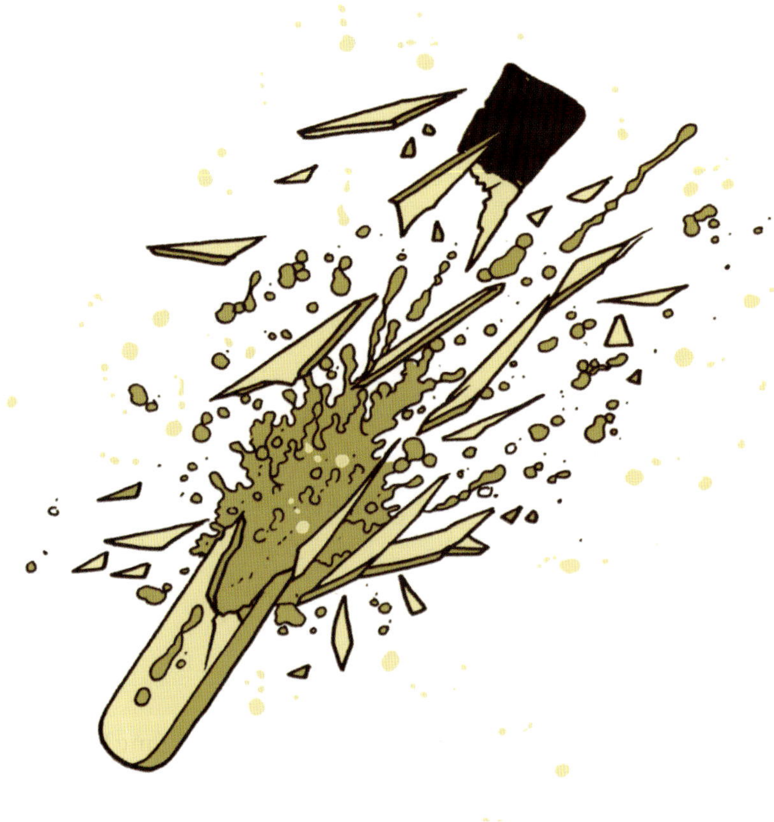

lichkeit finden, erkrankte Personen unter Quarantäne zu stellen. Ein Armeezelt im Garten aufzustellen wäre wohl die einfachste Möglichkeit, um die Kranken von den Gesunden zu trennen, aber für die meisten Haushalte ist diese Option nicht machbar oder bezahlbar. Ein Quarantänezimmer hingegen kann günstig und einfach fast überall eingerichtet werden. Mit einigen Vorsichtsmaßnahmen und wenig Material können Sie ein »Krankenzimmer« bei sich zu Hause einrichten, in dem Sie sich um kranke Freunde und Familienmitglieder kümmern können und gleichzeitig das Risiko minimieren, dass sich alle anstecken.

Im Idealfall haben Sie ein Gästezimmer mit separatem Bad und einem Fenster zur Belüftung, das etwas abseits der vielgenutzten Räume in Ihrem Haus liegt. Da die meisten von uns nicht über so viel Platz verfügen, müssen Sie sich realistisch wahrscheinlich mit einem etwas abgelegenen Schlafraum und einem Eimer als Toilette zufriedengeben.

Wenn das Stromnetz während einer solchen Katstrophe weiterhin funktioniert und das Haus über eine zentrale Klimaanlage oder Heizung verfügt, müssen Sie die Luftzirkulation im Quarantäne-

GUT ZU WISSEN

IN LABOREN KÖNNEN UNFÄLLE PASSIEREN Im April 1979 wurden in einem Labor in Sverdlovsk in Russland versehentlich Anthrax-Sporen freigesetzt. Dieser Zwischenfall wurde später als »biologisches Tschernobyl« bekannt. Der Anthrax-Ausbruch verursachte Berichten zufolge über 100 Todesfälle, wobei die genauen Fakten vielleicht niemals ans Licht kommen werden. Die medizinischen Akten rund um diesen Fall wurden von der russischen Regierung beschlagnahmt, da es sich bei diesem Zwischenfall um eine schwere Verletzung der Biowaffenkonvention handelte. Der Kontakt mit Anthrax kann nach zwei Tagen bis vier Wochen zum Tod führen. Die meisten Todesfälle treten acht Tage nach der Ansteckung auf, und erschreckenderweise gibt es sogar Erregerstämme von Anthrax, die resistent gegen Antibiotika sind. Könnte so etwas wieder passieren? Oder etwas noch Schlimmeres? Experten sagen, dass die Möglichkeit durchaus besteht, und die Labore sind voll mit noch tödlicheren Krankheitserregern.

VERGESSEN SIE DIE SCHUTZBRILLE NICHT, WENN SIE EINE GESICHTSMASKE KAUFEN. ALLER ATEMSCHUTZ DER WELT WIRD IHNEN NICHT HELFEN, WENN EINE INFIZIERTE PERSON IHNEN IN DIE AUGEN NIEST.

zimmer unterbrechen. Decken Sie alle Belüftungsschlitze in Boden und Wänden gut mit Klebeband ab. Wählen Sie keinen Raum als Quarantänezimmer, aus dem Luft in das Klimaanlagen- oder Zentralheizungssystem eingespeist wird. Dadurch könnten sich Viren oder Bakterien im ganzen Haus verteilen.

Wenn das Zimmer fertig eingerichtet ist, sollte nur eine Person den (oder die) Infizierten versorgen. Diese sollte einen Overall, Mundschutz, Handschuhe und Schutzbrille tragen. Sie sollte Slipper tragen, die nur im Inneren des Quarantänezimmers getragen werden und die vor der Tür stehen, wenn sie nicht benutzt werden. Eine Schürze oder ein Kittel können aus einer großen Mülltüte hergestellt werden, in die man Löcher für die Arme und den Kopf schneidet. Diesen Kittel können Sie über den Overall streifen, um einen zusätzlichen Schutz vor Körperflüssigkeiten zu haben, oder um Ihre Kleidung zu schützen, wenn Sie keinen Overall haben.

Wenn Sie den Raum verlassen, sprühen Sie Ihre Schutzausrüstung mit Desinfektionsspray ein und warten Sie eine Minute ab, bevor Sie die kontaminierte Ausrüstung ablegen.

Platzieren Sie vor dem Quarantänezimmer einen Mülleimer mit Deckel. Hier entsorgen Sie alles, was durch den Kontakt mit den infizierten Personen oder dem Raum kontaminiert worden ist. Auch Desinfektionsspray sollten Sie vor der Tür deponieren. Es sollte für den Mülleimer, den Türgriff und alle eventuell verunreinigten Flächen im Quarantänezimmer und außerhalb benutzt werden.

Wenn irgendwie möglich, sollte nichts aus dem Inneren des Raumes nach draußen gelangen. Geschirr, Tassen und andere Utensilien für den Infizierten sollten Wegwerfware sein und in einem Müllsack im Quarantänezimmer entsorgt werden. Bettwäsche sollte heiß und mit Bleiche gewaschen und wenn möglich im Quarantänezimmer zum Trocknen aufgehängt werden. Eine Plastikfolie zwischen Matratze und Laken schützt die Matratze vor Blut, Erbrochenem und anderen Körperflüssigkeiten.

Das Quarantänezimmer sollte täglich gereinigt werden, wobei alle Oberflächen mit Desinfektionsmittel abgewischt werden. Lassen Sie den Patienten einen Mundschutz tragen, um den gefährlichen Tröpfchen zu entgehen, die beim Husten oder Niesen freigesetzt werden.

Außerdem sollte Ihr Patient eine einfache Möglichkeit haben, um sich bemerkbar zu machen, da er eventuell zu schwach ist, um zu rufen. Eine Glocke, Rassel oder etwas anderes, das Geräusche macht, sollte sich in seiner Reichweite befinden.

AUSRÜSTUNG FÜR EINE PANDEMIE Wenn eine Krankheit zuschlägt, brauchen Sie die richtige Ausrüstung, um die Gesunden vor den Kranken zu schützen. Hier finden Sie eine Liste mit Dingen, die nützlich für diesen Fall wären.

TYVEK-OVERALL Diese Overalls sind stabil, reißen nicht und sind fast wasserdicht. Sie sind in den meisten Baumärkten erhältlich und können zusammen mit Kopf- und Schuhbedeckungen gekauft werden.

MASKEN Eine Auswahl verschiedener Arten von Mundschutz, N95- oder sogar N100-Masken könnten von unschätzbarem Wert sein. Kaufen Sie in einem Kaufhaus eine große Kiste davon, und Sie haben im Fall der Fälle noch welche übrig, um damit zu handeln.

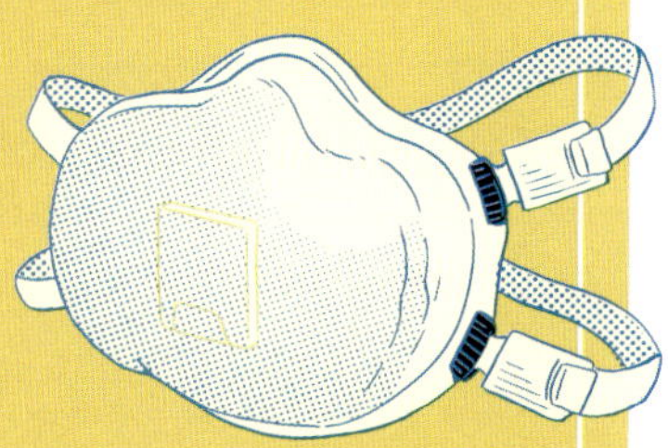

BRILLE UND HANDSCHUHE Eine Laborbrille oder Arbeitsschutzbrille eignet sich am besten, vor allem mit Antibeschlagbeschichtung und Luftschlitzen. Eine Packung Nitrilhandschuhe schützt Ihre Hände, ohne eine Latexallergie auszulösen.

PLASTIKFOLIE UND KLEBEBAND Damit können Türen, Fenster, Belüftungsschlitze und weiteres versiegelt werden. Auch praktisch, um Matratzen oder Verstorbene damit abzudecken.

GROSSE MÜLLSÄCKE Benutzen Sie sie für Müll, tragen Sie sie als Kittel oder verwenden Sie sie als Barriere – hunderte von Einsatzmöglichkeiten.

DESINFEKTIONSSPRAY Ein Vorrat an Desinfektionsspray kann Sie und Ihre Familie retten.

HANDDESINFEKTIONSMITTEL Wenn eine Infektion wütet, sollten alle sehr häufig ihre Hände desinfizieren.

CHLORBLEICHE Bleiche desinfiziert Wäsche sehr gut und dient als Grundstoff für Desinfektionsmittel.

FIEBERTHERMOMETER Kaufen Sie einige günstige Fieberthermometer. Messen Sie bei jedem Patienten die Temperatur mit einem separaten Thermometer. Wegwerf-Stirnthermometer sind auch eine Möglichkeit, aber nicht so leicht abzulesen.

GUT ZU WISSEN

ALTE FEINDE KÖNNEN WIEDER AUFTAUCHEN
In den letzten Jahren wurden im tauenden Permafrost und Gletschereis zahlreiche bislang unbekannte Organismen gefunden. Es kann nicht ausgeschlossen werden, dass diese Organismen für Menschen, Vieh oder Pflanzen schädlich sein könnten. Wenn solche Organismen in lang vergangenen Zeiten für uns tödlich waren, kann es sein, dass etwaige Immunitäten heute längst nicht mehr bestehen. Eine furchtbare Möglichkeit bestünde darin, dass infizierte Leichen, die lange tiefgefroren waren, wieder auftauen und die Pocken verbreiten.

Im Jahr 2014 wurde zum Beispiel ein 30.000 Jahre altes Virus im tauenden sibirischen Permafrost gefunden, und es wurde festgestellt, dass es immer noch infektiös ist (wenn auch glücklicherweise nicht für Menschen). Es ist also nicht unwahrscheinlich, dass längst vergessene Krankheitskeime unserer Ahnen da draußen liegen, gefroren, und nur darauf warten, wieder zum Leben erweckt zu werden und Chaos zu verbreiten.

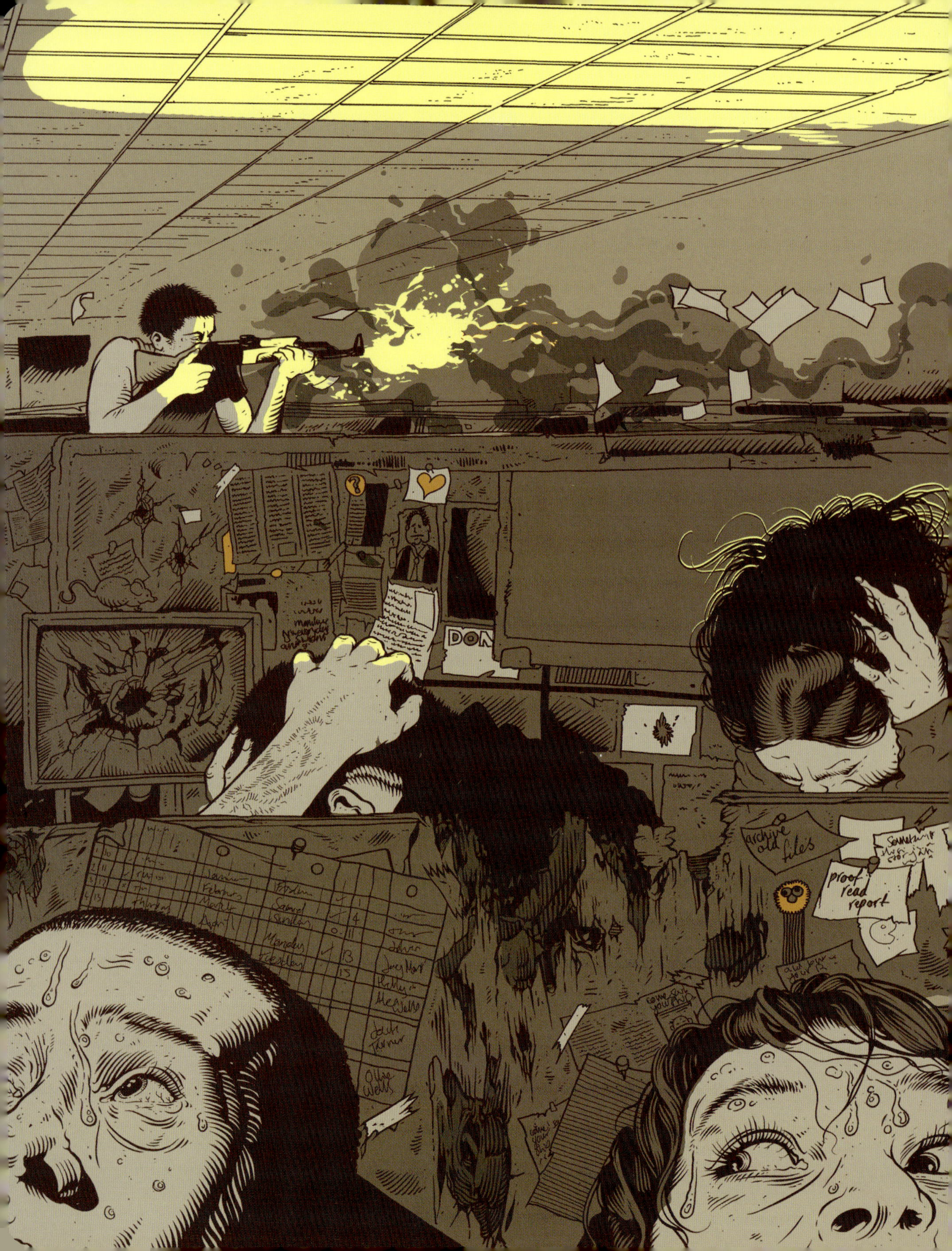
DON
archive old files
proof read report

BEWAFFNETE IRRE

IM BÜRO KNALLT ES MEHRMALS HINTEREINANDER. WAREN DAS SCHÜSSE? GERADE SITZEN SIE NOCH AM SCHREIBTISCH UND DENKEN ÜBER IHRE MITTAGSPAUSE NACH, KURZ DARAUF RENNEN SIE UM IHR LEBEN. SO ÜBERLEBEN SIE, WENN EIN DURCHGEKNALLTER MIT EINER WAFFE DEN KUGELHAGEL ERÖFFNET.

Grundlose Gewalt in Menschenmengen gibt es nicht erst seit gestern – tatsächlich geht der Begriff »Berserker« über tausend Jahre zurück und beschrieb damals altnordische Kämpfer. Doch das moderne Leben hat diesen gewalttätigen Ereignissen eine neue schreckliche Dimension verliehen. Jeden Tag gehen Menschen ihren alltäglichen Verrichtungen in dem Bewusstsein nach, dass zu jeder Zeit und überall plötzlich tödliche Gewalt im öffentlichen Raum ausbrechen kann.

Ob Sie in einem Gebäude gefangen sind, an Ihrem Arbeitsplatz überfallen werden oder in einem Einkaufszentrum zum Ziel werden, Sie sind ein leichtes Ziel, wenn eine gefährliche bewaffnete Person das Feuer eröffnet. Ihre erste instinktive Reaktion mag es sein, sich auf den Boden zu kauern oder wegzurennen, aber vielleicht ist diese Reaktion zu naheliegend. Der Schütze wartet vielleicht darauf, dass alle sich am Ausgang drängen und so ein verlockendes Ziel bilden. Was machen Sie also, wenn der Weg zum Ausgang zu gefährlich erscheint? Es ist äußerst wichtig, dass Sie immer aufmerksam bleiben, aber es gibt auch eine Reihe von Taktiken, die Sie einsetzen können, um Ihre Überlebenschancen unter diesen furchtbaren Bedingungen zu verbessern.

ENTSCHÄRFEN SIE DIE SITUATION

Sollten Sie wirklich versuchen, einen Gewaltausbruch am Arbeitsplatz zu entschärfen? Das ist eine schwierige Frage, die letztendlich über Ihr Leben und das Ihrer Kollegen entscheiden könnte. Wenn ein Kollege eine Waffe dabei hat und ankündigt, sie zu benutzen, könnte Ihr Eingreifen Leben retten und dafür sorgen, dass Ihr verwirrter Kollege die Hilfe bekommt, die er braucht. Aber dieses mutige Auftreten könnten Sie auch zum ersten Opfer machen. Wenn die Person schon zu schießen begonnen hat, ist es zu spät, sie in ein freundliches Gespräch zu verwickeln. Aber wenn es sich um einen Kollegen handelt, zu dem Sie einen Bezug haben, und wenn noch keine Gewalt ausgebrochen ist, könnten Sie versuchen, es ihm auszureden. Bleiben Sie vorsichtig, und wenn es danach aussieht, dass er Ihre Worte ignoriert oder über die Maßen ärgerlich wird, zögern Sie nicht, schnell eine Ausflucht zu suchen und zu verschwinden.

DIE FAKTEN

12 Durchschnittliche Anzahl von Massenschießereien (per Definition ein Zwischenfall mit drei oder mehr Opfern) pro Jahr in den Vereinigten Staaten.

78 PROZENT Anteil der Morde am Arbeitsplatz, die mit Schusswaffen verübt werden.

49 PROZENT Anteil von Schießereien, bei denen eine halbautomatische Waffe benutzt wird.

4 ZU 1 Verhältnis von männlichen zu weiblichen Opfern bei Morden am Arbeitsplatz.

100 MAL So viel wahrscheinlicher ist es, dass ein Kind außerhalb der Schule und nicht in der Schule stirbt.

39 PROZENT Anteil der US-Haushalte, die mindestens eine Waffe besitzen.

44 Anzahl der Todesopfer beim tödlichsten Angriff auf eine Schule in der Geschichte Amerikas, der Bath School-Katastrophe 1927. (58 Menschen wurden außerdem verletzt.)

14 So viele Menschen wurden 1986 von einem Amok laufenden Postangestellten in Oklahoma getötet.

WEGLAUFEN, VERSTECKEN, KÄMPFEN Bei einem unerwarteten Angriff besteht ein natürlicher menschlicher Instinkt darin, sich zusammenzukauern und sich ruhig zu verhalten. Aber zu erstarren ist das Letzte, was Sie tun sollten. Eine bessere Reaktion ist die, die auch bei der Polizei gelehrt wird: das Prinzip »weglaufen, verstecken, kämpfen«. Diese einfache Handlungsanweisung besagt, dass Sie zunächst versuchen sollten, dem Angreifer durch Weglaufen zu entkommen. Dazu sollten Sie auch andere Menschen animieren, z. B. die, die voller Angst verharren oder nicht wissen, was sie tun sollen. Wenn es keinen sinnvollen Ausweg aus der Situation gibt, besteht die nächste Handlung darin, sich zu verstecken. Sie sollten sich an einem Ort verstecken, der Ihnen Schutz bietet, im Idealfall an einer Stelle, an der nicht auf Sie geschossen werden kann. Wenn auch dies nicht möglich ist, bleibt als letzter Ausweg zu kämpfen.

UNTERNEHMEN SIE AUSWEICHMANÖVER Wenn Sie sich während einer Schießerei von der Stelle bewegen, sollten Sie alles daran setzen, kein leichtes Ziel zu sein. Wenn Sie schon einmal geschossen haben, wissen Sie, dass es schon schwer sein kann, ein unbewegtes Ziel zu treffen, wenn man sich mit der Distanz zum Ziel nicht sicher ist. Wenn dazu noch Hindernisse und unvorhersehbare Bewegungen treten, wird das Ziel (Sie, in diesem Fall) wesentlich schwerer zu treffen sein.

Ihre erste Pflicht ist es, in Bewegung zu bleiben – ein bewegliches Ziel ist viel schwerer zu treffen. Bewegen Sie sich in einem unvorhersehbaren Zickzackmuster, damit der Schütze nicht auf die Stelle zielen kann, wo Sie gleich sein werden, und bewegen Sie sich in Richtung Deckung oder Ausgang. Bleiben Sie geduckt, während Sie sich bewegen, und wenn Sie über ein Hindernis klettern müssen, machen Sie sich klein.

Wenn irgend möglich, verschwinden Sie. Jeder Ausgang ist besser als kein Ausgang, wenn der Schütze nicht gerade Leute tötet, die sich am Ausgang drängen. Suchen Sie sich einen Ausweg, vielleicht einen ungewöhnlichen oder überraschenden, um das Risiko, erwischt zu werden, zu minimieren. Springen Sie aus einem niedrigen Fenster, klettern Sie eine Feuerleiter hinunter oder benutzen Sie einen Ausgang aufs Dach.

Wenn es keinen erreichbaren Ausgang gibt, ist Ihr nächstes Ziel, Deckung zu suchen. Suchen Sie hinter stabilen Objekten Zuflucht, die einen Schutzschild zwischen Sie und den Schützen bringen. Stellen Sie Ihr Handy auf lautlos, wenn Sie sich verstecken. Ein Ton kann Sie verraten.

DEN SCHÜTZEN ENTWAFFNEN Lassen Sie mich vorausschicken, dass das Entwaffnen des Täters ziemlich sicher eine sehr schlechte Idee ist. Aber es gab schon Schießereien, bei denen es potentiellen

GUT ZU WISSEN

Wenn Sie von einem Scharfschützen bedroht werden, sei es von einem Profi, der zum Schurken geworden ist, oder von einem Irren auf einem Glockenturm, müssen Sie alles tun, was möglich ist, um seine Treffgenauigkeit zu vermindern.

BLEIBEN SIE IM SCHATTEN Wie alle Schützen bevorzugen auch Scharfschützen ein gut beleuchtetes Ziel. Wenn jemand wahllos schießt, wird er Sie mit geringerer Wahrscheinlichkeit ins Visier nehmen, wenn Sie in dunklen, schattigen Bereichen bleiben und sich ruhig bewegen, um nicht seinen Blick auf Sie zu lenken.

SEIEN SIE UNVORHERSEHBAR Der Scharfschütze »verfolgt das Ziel« und plant seinen Schuss abhängig von Ihrer Position und Geschwindigkeit. Wenn Sie die Geschwindigkeit und die Richtung häufig wechseln, können Sie ihn vielleicht abschütteln.

MEIDEN SIE HERAUSRAGENDE OBJEKTE Wenn der Schütze kein Laserzielgerät hat, kann er zielen, indem er bekannte Objekte als Referenz nimmt. Wenn Sie in der Nähe eines Straßenschildes stehen, kann er Ihre Größe und die Entfernung gut einschätzen und Sie leichter treffen.

Opfern gelang, den Schützen zu entwaffnen, als er nachladen wollte. Bedenken Sie aber, dass ein erfahrener Schütze innerhalb einiger Sekunden nachladen kann, dieses Zeitfenster schließt sich also sehr schnell. Sie müssten bereit sein, in der Sekunde zuzuschlagen, wenn der Schütze bemerkt, dass ihm die Munition ausgegangen ist. Schnappen Sie sich die Waffe und greifen Sie den Schützen so aggressiv an, wie Sie nur können. Wenn möglich, greifen Sie in der Gruppe an.

SOLLTEN SIE SICH TOTSTELLEN? Wenn Sie nicht entkommen, den Schützen nicht entwaffnen können, oder wenn es mehrere Schützen gibt, könnte Ihre einzige Überlebenschance darin liegen, sich tot zu stellen. Legen Sie sich mit dem Gesicht nach unten auf den Boden und sehen Sie zu, dass sich bei jeder Einatmung nur Ihr Bauch und nicht die Rippen weiten. Ihre Position wird die Bewegungen des Bauches verbergen und es wird so aussehen, als ob Sie nicht atmen. Wenn Sie es schaffen, total schlapp zu werden und alle Muskeln in Ihrem Körper zu entspannen (was in solch einer angespannten Situation sehr schwer ist), wird sich Ihr Körper auf die richtige Art und Weise bewegen, wenn er von einem Schützen angestoßen wird. Sie wirken nun wie tot.

W/F

ES SIND IMMER DIE RUHIGEN TYPEN, DIE DURCHDREHEN

FALSCH Die stillen Einzelgänger sind nicht die einzigen, die ausflippen können. Männer und Frauen verschiedenster Altersgruppen sind schon zu Amokläufern am Arbeitsplatz geworden. Einige der ernsteren Anzeichen sind eine neu aufgetretene Faszination für Waffen (vor allem Schusswaffen), ein starkes Interesse an Polizeitaktiken, Drohungen gegenüber Kollegen, ein plötzlicher religiöser oder politischer Eifer, eine Vorliebe für gewalttätige Vergnügungen, nachlassende Körperhygiene und sich verschlechternde Beziehungen sowie deutliche Verhaltensveränderungen. Sprechen Sie jemanden aus der Personalabteilung an, wenn ein Kollege solche Anzeichen zeigt.

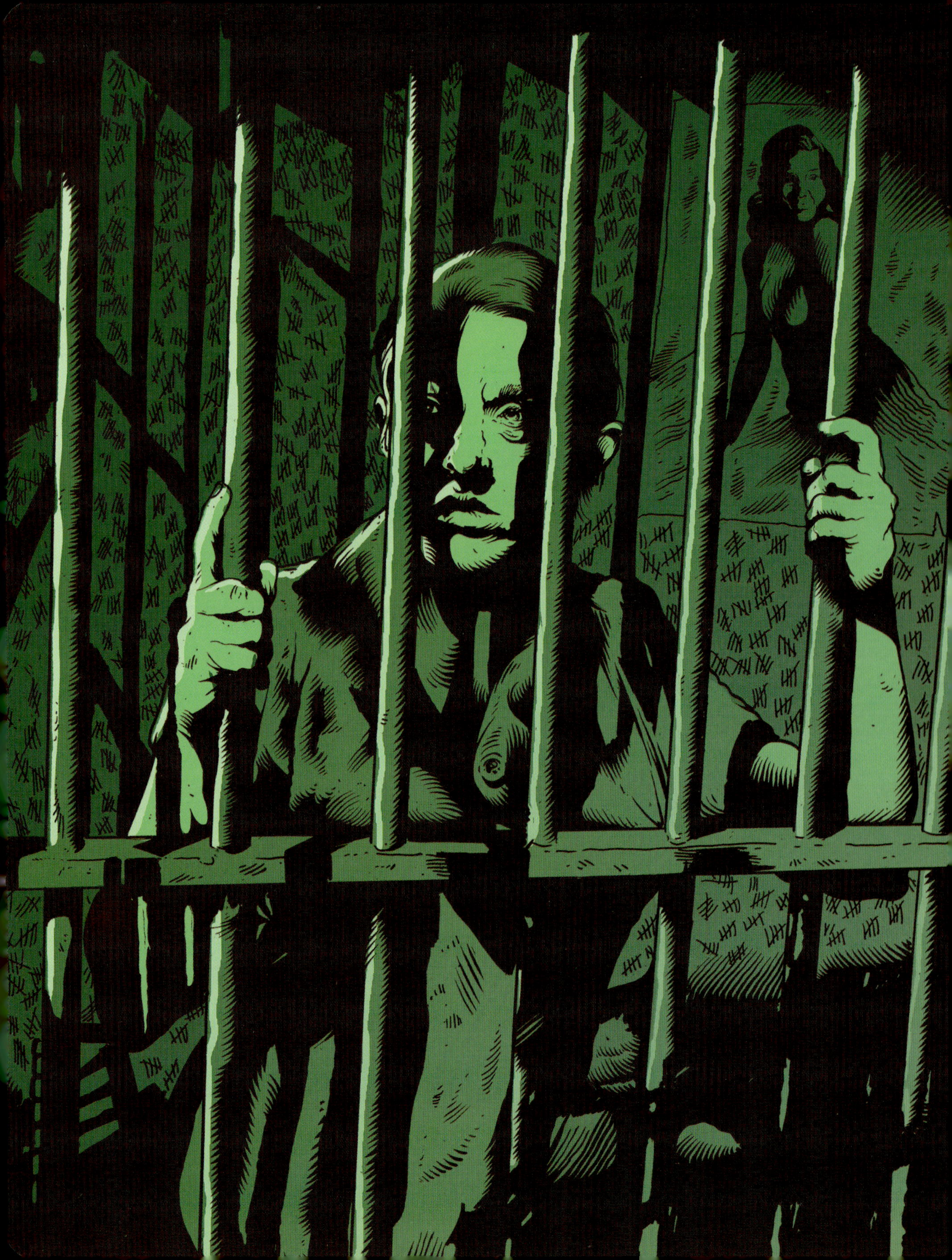

PROBLEME IM AUSLAND

AUSGERAUBT UND MITTELLOS IN EINEM FREMDEN LAND, OHNE FREUNDE ODER SONST JEMANDEN, AN DEN SIE SICH WENDEN KÖNNEN. SIE VERSTEHEN WEDER DIE SPRACHE NOCH DIE ÖRTLICHEN GESETZE. ABER SCHEINBAR HABEN SIE DIE REGELN GEBROCHEN. MEHRERE MÄNNER IN UNIFORM KOMMEN AUF SIE ZU.

Reisen können das Schönste auf der Welt sein, aber sie eröffnen auch ganz neue Möglichkeiten, in Schwierigkeiten zu geraten. Deshalb hat der Ausdruck »die Komfortzone verlassen« zwei Seiten. Sie sollten nicht zulassen, dass die Furcht vor dem Unbekannten Sie zurückhält, aber andererseits sollten Sie auch nicht leichtsinnig sein. Auf manche Situationen, die im Ausland auftreten können, können Sie sich vorbereiten, zum Beispiel können Sie Vorsichtsmaßnahmen für den Fall eines Überfalls treffen. Andere Situation kommen seltener vor, sind dafür aber wesentlich furchteinflößender: zum Beispiel in einen Bürgerkrieg oder einen Putsch zu geraten.

Die beste Verteidigung besteht darin, sich vor der Reise intensiv mit Ihrem Reiseziel zu beschäftigen. Nehmen Sie sich Zeit, um etwas über die Menschen und ihre Kultur zu lernen. Finden Sie heraus, was die häufigsten Gefahren für Reisende sind, und verfolgen Sie aktuelle Ereignisse. Es ist wichtig, dass Sie sich notieren, wo sich die Botschaft oder das Konsulat Ihres Heimatlandes befindet. Hier können Sie Hilfe finden, wenn Sie während der Reise Probleme bekommen, oder sogar Zuflucht suchen, wenn irgendetwas ganz schief läuft.

FALLEN SIE NICHT AUF Das Letzte, wonach Sie auf Reisen aussehen wollen, ist ein Tourist, schon gar nicht ein reicher Tourist. Ziehen Sie keine Aufmerksamkeit auf sich. Versuchen Sie, wie ein Einheimischer auszusehen, und besorgen Sie sich vor Ort angemessene ortstypische Kleidung und Schuhe. Wenn in dem betreffenden Land alle Bärte tragen, dann rasieren Sie sich einige Zeit vor der Reise nicht. Wenn Sie eine Frau sind, könnte es sein, dass der Kleidungsstil sehr viel zurückhaltender ist als zu Hause, selbst in europäischen Ländern. Manche Länder haben sehr spezifische Kleidungsregeln, und Sie könnten sich in Gefahr bringen, wenn Sie diese ignorieren. Selbst wenn Sie nicht Opfer einer Geiselnahme oder eines Raubüberfalls werden, wollen Sie nicht den Zorn der Lokalbevölkerung auf sich ziehen, indem Sie ein Trägertop oder offene Schuhe tragen, die in Ihren Augen völlig unkritisch sind, die aber wie eine Beleidigung der örtlichen Gepflogenheiten wirken.

DIE FAKTEN

500 MILLIONEN DOLLAR Geschätzte jährliche Beute von Kriminellen durch Lösegeldzahlungen.

11 So viele Amerikaner sind gegenwärtig im Ausland in Gefangenschaft oder verschwunden.

9 JAHRE Längste Zeitspanne (bisher), in der ein US-Bürger im Ausland gefangen gehalten wurde: Robert Levinson wird seit 2007 von iranischen Behörden festgehalten.

58 Anzahl der Länder, in denen es die Todesstrafe noch gibt (in manchen Fällen auch im Zusammenhang mit Drogenbesitz).

2500 Anzahl der US-Bürger, die pro Jahr im Ausland verhaftet werden.

30 PROZENT Geschätzter Anteil dieser Festnahmen, bei denen es um Drogen geht.

6 Anzahl der Stockhiebe, zu denen ein amerikanischer Teenager 1994 in Singapur für Vandalismus verurteilt wurde. (Als Präsident Clinton einschritt, wurde die Anzahl auf vier reduziert.)

REISEN OHNE PROBLEME Es gibt viele Dinge, die Sie tun können, um sich auf Reisen in gefährlichere Gegenden vorzubereiten, und nützliche Dinge, die Sie vor Ort anwenden können. Hier finden Sie einige der besten Methoden, um gar nicht erst Probleme zu bekommen. Die meisten dieser Ratschläge sollten Sie am besten auch beherzigen, wenn Sie nur einen Familienausflug mit dem Auto unternehmen. Aber je weiter Sie von zu Hause weg sind, desto wichtiger werden sie.

Zunächst denken Sie daran, immer Ihren Führerschein mitzunehmen. Die meisten Länder erkennen Führerscheine aus anderen Ländern an, und Sie können damit ein Auto mieten. Sie wissen nicht, ob das in einer Notlage nicht einmal nützlich werden könnte. Außerdem dient der Führerschein auch gut als Ersatz-Ausweisdokument. Ihr wichtigstes Ausweisdokument unterwegs ist natürlich Ihr Pass. Verstecken Sie ihn irgendwo an Ihrem Körper, denn wenn Sie ihn verlieren, können Sie vielleicht das Land nicht mehr verlassen. Auch an vermeintlich sicheren Orten sollten Sie den Pass nicht aus den Augen lassen.

Nehmen Sie immer mindestens eine Kreditkarte mit hohem Kreditrahmen mit, um spontan Flugtickets kaufen zu können, die meist extrem teuer sind. Für den täglichen Bedarf nehmen Sie die lokale Währung mit, für Trinkgelder, Essen, Verkehrsmittel und anderes.

Machen Sie sich schon vor der Reise einen Plan, wann und bei wem Sie sich regelmäßig melden wollen, oder spätestens dann, wenn Sie erkennen, dass Probleme auf Sie zukommen. Sorgen Sie dafür, dass ein Freund, Familienmitglied oder Kollege jeden Tag zu einer bestimmten Zeit auf Ihren Anruf wartet. Wenn der Anruf nicht kommt, sollte der Betreffende nach einer verabredeten Zeitspanne die Behörden kontaktieren.

Machen Sie sich mit dem lokalen Verkehrsnetz vertraut. Wie sehen die Taxis vor Ort aus? Wie erkennen Sie ein falsches Taxi, das Sie in eine dunkle Gasse fährt, um Sie auszurauben? Worauf ist beim Busfahren zu achten? Wie sieht ein offizieller Bus aus? (Es gibt schreckliche Geschichten von Kriminellen, die mit einem Bus ahnungslose Passagiere aufsammeln und dann ausrauben.) Welche Parasiten könnten Sie sich einfangen, wenn Sie auf einem Lastentier reiten? Es gibt vieles zu bedenken, wenn Sie sich über den Verkehr vor Ort informieren. Wenn Sie informiert sind, wird das einen Unterschied machen.

LASSEN SIE ES ZU HAUSE Hinterlegen Sie Kopien aller wichtigen Dokumente bei einer Person Ihres Vertrauens. Dazu gehören der Pass,

OHNE GEHT'S NICHT

WASSERAUFBEREITER Niemand möchte auf Reisen gern krank werden, und einige Weltgegenden sind berüchtigt für verunreinigtes Trinkwasser. Eines der praktischsten Mittel zur Wasserreinigung ist ein tragbarer UV-Wasseraufbereiter. Er gibt eine Dosis UV-Strahlung ab, die Keime im Wasser wirkungsvoll abtötet oder unschädlich macht. Diese hosentaschentauglichen Geräte funktionieren normalerweise mit zwei AA-Batterien und sind mit einem Knopf kinderleicht zu bedienen. Halten Sie das Leuchtelement in ein Glas Wasser, drücken Sie den Knopf und rühren Sie um, während das Licht 45 Sekunden lang blau leuchtet. Um den maximalen Effekt zu erreichen, behandeln Sie das Wasser zwei Mal.

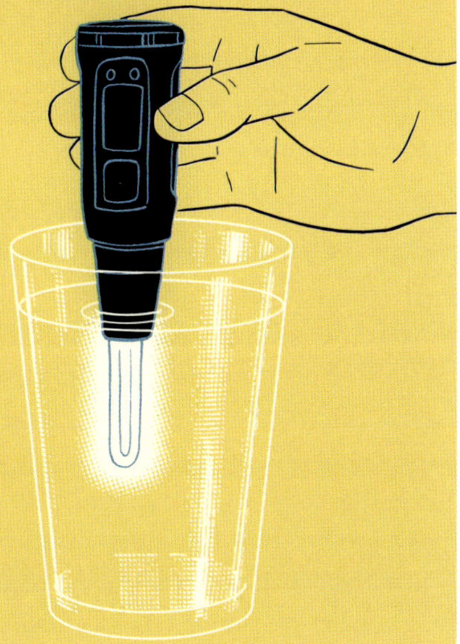

Kreditkartendaten, Führerschein, Geburtsurkunde, Krankenversicherungsunterlagen und alle anderen Dokumente, die Ihnen wichtig erscheinen. Anderes, das Sie besser zu Hause lassen, sind beispielsweise Schmuck, teure elektronische Geräte und alles andere, was Sie zum Ziel von Räubern – oder, schlimmer noch, Kidnappern – machen könnte. Wenn Sie ohne diese Dinge leben können, lassen Sie sie zu Hause. Eine Ausnahme stellt ein Mobiltelefon dar, das an Ihrem Reiseziel funktioniert. Dieses könnte Ihr Leben retten. Passen Sie gut darauf auf – Handydiebstähle sind überall auf der Welt sehr verbreitet. Laufen Sie nicht herum und schreiben nebenher SMS oder schauen Sie nicht, was es auf Facebook Neues gibt, während Sie im Zug sitzen.

TRINKEN SIE DAS WASSER NICHT Beachten Sie, dass gewisse Dinge Sie krank machen können – Wasser, aber auch Nahrungsmittel,

W/F

NEHMEN SIE IHRE EIGENEN MEDIKAMENTE MIT INS AUSLAND

FALSCH Die Angst vor schlechten medizinischen Standards in armen Ländern verleitet manche Reisende dazu, eigene Spritzen und Notfallmedikamente mitzunehmen. Das Problem: Manche Behörden könnten Sie als Drogenkonsumenten betrachten. Wenn Sie kein spezielles medizinisches Problem haben (wie beispielsweise Diabetes, wofür Sie Medikamente und Spritzen benötigen) oder Arzt sind, der irgendwo hinreist, wo gerade eine Krankheit ausgebrochen ist, lassen Sie das medizinische Equipment lieber zu Hause. Das Risiko, dass Sie eine Injektion brauchen, ist gering, und Sie können immer dafür sorgen, dass die Nadeln sterilisiert werden.

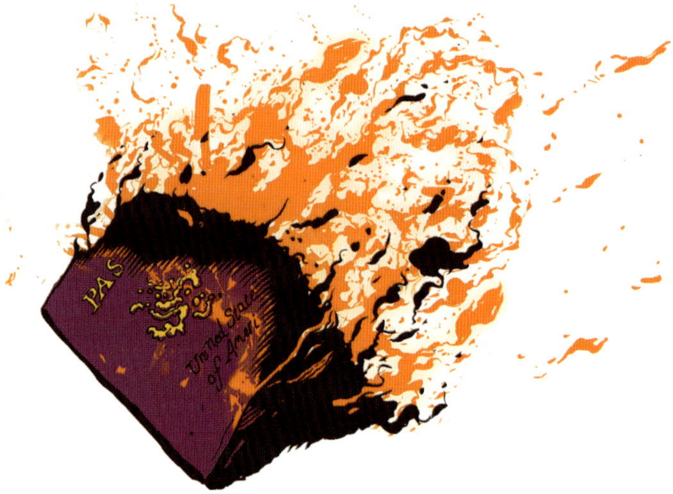

die in schmutzigem Wasser gewaschen wurden. Auch Wasser in Flaschen kann verunreinigt sein. Sie müssen nicht paranoid werden, aber gehen Sie auch nicht leichtsinnig mit Ihrer Gesundheit um. Merken Sie sich den Satz »Ich möchte ein Bier in der Flasche bitte, und ich öffne es selbst.« Sorgen Sie so gut es geht selbst für Ihr Essen, Ihr Wasser und Ihre Medikamente. Falls Chaos ausbricht, dann gehen Sie nicht davon aus, dass die Lieferkette ungestört bleibt. Legen Sie sich einen gewissen Vorrat an Essen und Trinken in Ihrer Unterkunft an. Entscheiden Sie sich für solche Dinge, bei denen man erkennen würde, wenn sich jemand daran zu schaffen gemacht hat. So kann der Vorrat sich in Ihrer Abwesenheit selbst bewachen. Eiweißriegel sowie Nüsse und Trockenobst in versiegelten Packungen eignen sich gut.

IN GEFANGENSCHAFT ÜBERLEBEN Was machen Sie, wenn Sie ungerechtfertigt ins Gefängnis geworfen und für ein Verbrechen angeklagt werden, das Sie nicht begangen haben, oder einfach nur für das Verbrechen, ein Ausländer zu sein? Bedenken Sie, dass in vielen Ländern strengere Gesetze als bei uns herrschen. Thailand, Indien, Iran und viele andere Länder gehen sehr hart gegen Drogenkriminalität vor, vor allem gegen Ausländer, die Drogen ins Land und hinaus transportieren – ein leichtsinniger Fehler, der schon mehr als einem Studenten unterlaufen ist. Wenn Sie tatsächlich im Gefängnis landen, legen Sie sich nicht mit den Behörden an, versuchen Sie nur, dafür zu sorgen, dass Ihre Angehörigen erfahren, wo Sie sind. Die Botschaft Ihres Landes kann Ihnen hoffentlich weiterhelfen.

GUT ZU WISSEN

DIPLOMATISCHE BEZIEHUNGEN Ebenso wie die USA unterhalten auch Deutschland, die Schweiz und Österreich in so gut wie jedem Land der Erde diplomatische Vertretungen. Wo es keine Botschaft gibt, kümmert sich meist die Botschaft in einem Nachbarland um die Angelegenheiten, aber das hilft Ihnen wenig, wenn die Kommunikation nicht mehr funktioniert. Reise- und Sicherheitshinweise des Auswärtigen Amtes der Bundesrepublik Deutschland finden Sie unter *www.auswaertiges-amt.de* (Reise & Sicherheit). Wenn Sie des Englischen mächtig sind, finden Sie massenweise hilfreiche Informationen auf der Homepage des US-Außenministeriums (State Departement) – Reisehinweise und Warnhinweise auf gefährliche Gebiete. Kriminelle Aktivitäten gegenüber Reisenden, terroristische Vorgänge, Militärkonflikte und viele andere Gefahren werden auf der Homepage *travel.state.gov* erklärt und aktuell berichtet.

Alptraum im Ausland

Der britische Wissenschaftler William Sampson arbeitete als Berater in Saudi-Arabien, als seine furchtbare Geschichte begann. Im Dezember 2000 wurde er nach einer Reihe von Attentaten mit Autobomben verhaftet, bei denen ein britischer Ingenieur starb und mehrere andere Menschen verletzt wurden. Die Saudis waren der Meinung, die Attentate seien von anderen Westlern verübt worden. Sampson war bereits seit über zwei Jahren in Saudi-Arabien und kannte das Land und seine Gesetze gut genug um zu wissen, dass er in echten Schwierigkeiten steckte, aber ihm war nicht klar, wie fürchterlich sich dieser Alptraum tatsächlich entwickeln würde.

In einer Haftanstalt wurde Sampson stehend an seine Zellentür gefesselt, so dass er nicht schlafen konnte und quälende Halluzinationen bekam. Immer wieder wurde er auch kopfüber aufgehängt, während seine Vernehmer auf seine Fußsohlen, Beine, den Rücken und den Schritt einschlugen. Er wurde gefesselt, mit der Peitsche geschlagen und getreten.

Sampsons Ankläger folterten ihn immer wieder, belehrten ihn über seine Verbrechen und wollten ihn schließlich zum Geständnis bringen. Er betonte weiter seine Unschuld, und seine Wächter fuhren mit ihrer gnadenlosen Folter fort. Nach sechs Tagen voller Schmerzen, ohne Schlaf und unter furchtbarer Folter war Sampsons Wille gebrochen.

Er verfasste ein Schuldeingeständnis mit dem Inhalt, dass er die Bombe gelegt und gezündet habe, durch die sein britischer Kollege gestorben war. Er hoffte, dass mit diesem Geständnis, wenn es auch falsch war, seine Folter enden würde. Obwohl er sicher war, dass er zum Tod durch Köpfen verurteilt werden würde, war Sampson an einem Punkt jenseits von Todesangst angelangt. Doch Folter und Gefangenschaft setzten sich fort.

Zwei Jahre, sieben Monate, drei Wochen und zwei Tage lang wurde der unschuldige Sampson festgehalten und gefoltert. Er kam schließlich gemeinsam mit acht anderen Westlern frei, die im Zusammenhang mit den Bombenanschlägen aus dem Jahr 2000 festgehalten wurden. Das geschah erst, nachdem der saudische König Fahd der Freilassung im Tausch gegen Terrorverdächtige, die von den USA in Guantánamo festgehalten wurden, zugestimmt hatte.

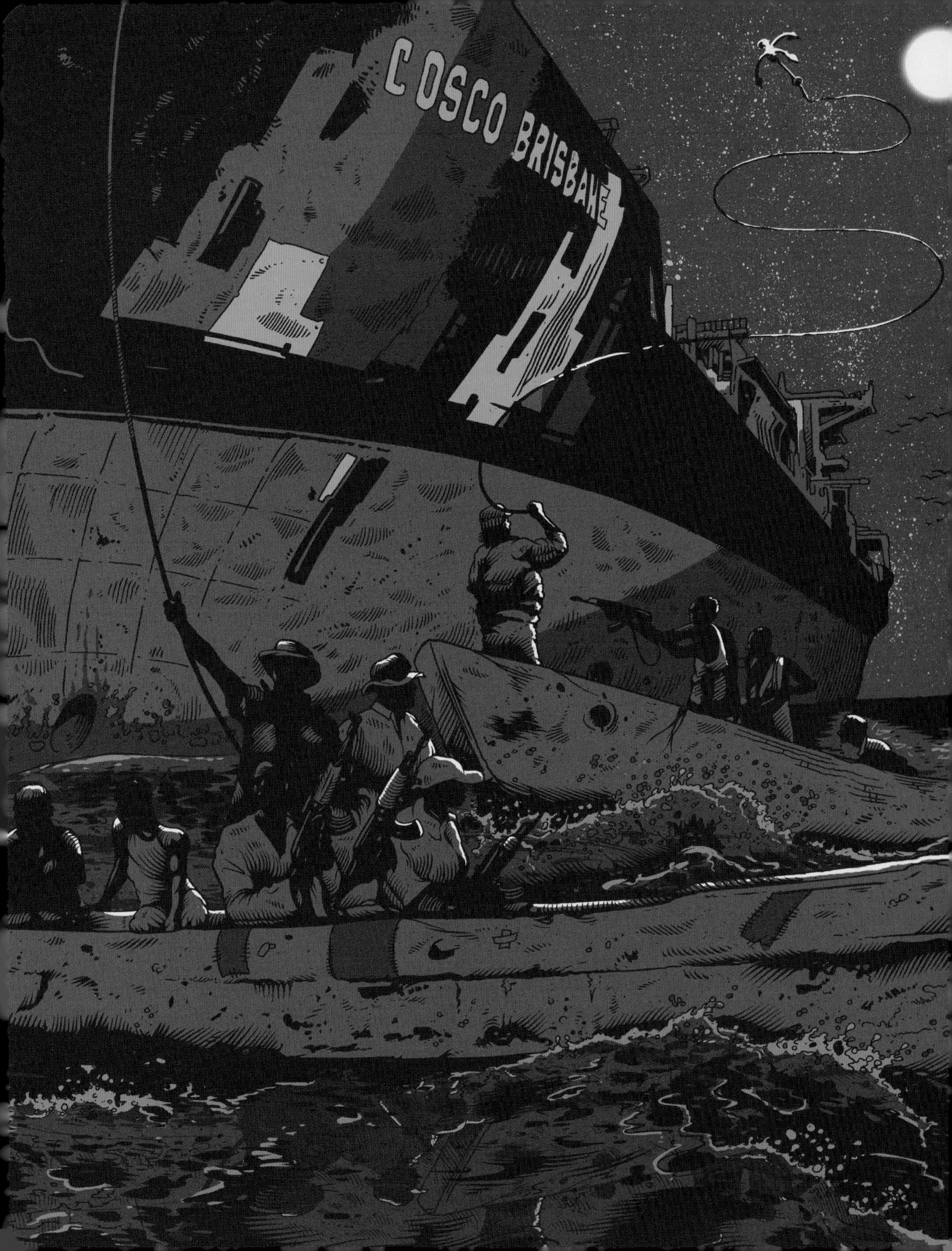
COSCO BRISBANE

PIRATEN VORAUS!

VON ALTERS HER GAB ES PIRATEN, DIE KREUZ UND QUER DIE WELTMEERE UNSICHER MACHTEN. MODERNE PIRATEN MIT AUTOMATISCHEN WAFFEN UND DER NEUSTEN TECHNIK DURCHPFLÜGEN UNRUHIGE GEWÄSSER UND JAGEN EINSAME SCHIFFE, DER BLUTIGEN TRADITION TREU.

Piraterie gibt es seit Tausenden von Jahren. Die frühsten Erwähnungen finden sich im 14. Jahrhundert vor Christus, als Seefahrervölker Handelsschiffe in der Ägäis und im Mittelmeer bedrohten. Die Piraten von heute verrichten die gleiche brutale Arbeit wie ihre Vorgänger, nämlich Raub und Mord auf Schiffen. Aber das sind nicht die einzigen Verletzungen des Seerechts, die Piraten begehen. Erpressung, Geiselnahme, Kidnapping gegen Lösegeld, Inbesitznahme des Schiffs und komplette Zerstörung sind ebenfalls gang und gäbe.

Nach dem Ende des Kalten Krieges wurden die Marinen vieler Länder verkleinert, und der globale Handel wuchs. Diese Faktoren (mehr Schiffe und weniger Behördenpräsenz) haben zu einer Zunahme der Piraterie in den letzten Jahren geführt. Manche modernen Banditen gehören organisierten Verbrechenssyndikaten an, schwer bewaffnet und erfahren, bei anderen handelt es sich um kleine, amateurhafte Truppen, die schlecht bewaffnet und unorganisiert agieren. Aber selbst die Anfänger und Neu-Piraten stellen eine Bedrohung dar, die Sie nicht einfach über die Planke gehen lässt.

SICHERN SIE IHR SCHIFF Sie können Ihr Fahrzeug für Piraten weniger attraktiv machen und das Entern erschweren, indem Sie das Deck des Schiffs mit Stacheldraht umzäunen. Außerdem können Feuerwehrschläuche an Bord installiert werden, die bei einem Feuer nützlich sein können und mit denen man außerdem Meerwasser über die Seiten des Schiffes spritzen kann, um Eindringlinge ins Meer zu spülen. Sie können Ihr Steuerhaus in einen Sicherheitsraum verwandeln, indem Sie eine von innen verriegelbare Stahltür anbringen und eine Rudersteuerung, die es Ihnen ermöglicht, die Steuerung außer Betrieb zu setzen. Manche Fahrzeuge haben einen Piratenalarm, der einen Warnton wie eine extrem laute Autoalarmanlage abgibt und im Falle eines Angriffs ausgelöst werden kann. Manche Handelsschiffe haben Maßnahme ergriffen, z. B. Puppen, die wie bewaffnete Aufpasser aussehen, auf Deck zu positionieren oder Leuchtgeschosse auf Angreifer zu schleudern.

DIE FAKTEN

235 Ungefähre Anzahl von Piratenangriffen im Jahr 2014.

44 Geschätzte Anzahl von Besatzungsmitgliedern, die von Piraten gefangen gehalten werden (26 wurden 2014 entführt).

72 PROZENT Anteil der Piratenangriffe, die auf Schiffen geschehen, die vor Anker liegen.

9,5 MILLIONEN US-DOLLAR Höchstes jemals gezahltes Lösegeld für ein Schiff, die *MT Samho Dream*, die 2010 vor dem Horn von Afrika gekapert wurde.

16 MILLIARDEN US-DOLLAR Durchschnittliche weltweite Kosten durch Piraterie pro Jahr, inklusive tatsächlicher Verluste, Sicherheitskosten und Kosten für Streckenänderungen.

40 PROZENT Anteil der Piratenangriffe im Jahr 2004, die in der Straße von Malakka verübt wurden (vom International Maritime Bureau als gefährlichster Seeweg eingestuft).

200 BIS 600 Anzahl der Schiffe, die täglich die Straße von Malakka durchqueren.

Somalische Piraten vor der afrikanischen Küste, brasilianische Piraten auf dem Amazonas, serbische Piraten auf der Donau: Moderne Piraterie ist ein großes Geschäft. Jährlich sind Piraten für einen geschätzten Verlust von 16 Milliarden Dollar weltweit verantwortlich. Bei den Gewalttaten, die von Piraten an Seefahrern verübt werden, steht die Geiselnahme an erster Stelle. Hier finden Sie einige Methoden, diesen Attacken vorzubeugen und sich zu wehren.

EINDRINGLINGE ABSCHÜTTELN Kleine Boote und mögliche Bedrohungen zu entdecken ist der erste Schritt gegen die Piraterie. Größere Fahrzeuge werden vom Radar erfasst, aber kleine bleiben möglicherweise unentdeckt. Doch spezielle neue Systeme benutzen kürzere Radar-Wellenlängen und können kleinere Boote orten. Einmal entdeckt, können die Fahrzeuge mit starken Fernsichtgeräten betrachtet und beurteilt werden. Wenn Sie vermuten, dass es sich um Piraten handelt, nutzen Sie die zur Verfügung stehenden Verteidigungsmittel. Wie bereits erwähnt, können Stacheldraht und Wasserkanonen helfen, Eindringlinge zurückzuschlagen. Auf großen Schiffen gibt es zum Teil spezielle Abwehreinrichtungen, wie Kaskaden mit kochend heißem Wasser oder unter Strom gesetztes Wasser, das Piraten überqueren müssten, um weiterzukommen. Die Brücke schusssicher zu machen ist eine weitere gute Strategie und verschafft der Crew einen sicheren Rückzugsort, falls Piraten an Bord gelangen.

KOMMUNIKATIONSMITTEL SIND LEBENSWICHTIG Für den Fall, dass Sie von Ihrer eigenen Brücke vertrieben werden, ist es keine schlechte Idee, irgendwo an Bord noch ein zweites Funkgerät versteckt zu haben. Damit können Sie die Küstenwache oder andere Behörden um Hilfe rufen. Auch ein Satellitentelefon könnten Sie dafür verwenden; Sie können damit einen Notruf absetzen, und es ist auch tragbar. Dieses Satellitentelefon sollte sich an einem Ort befinden, wo Sie es im Notfall erreichen können, aber die Angreifer es nicht finden.

FAHREN SIE IM KONVOI Wenn Sie Verstärkung haben, sind Sie weniger angreifbar, und ein Konvoi könnte das richtige Mittel sein, um sicher durch Piratengewässer zu gelangen. Mehr Schiffe bedeuten mehr Menschen und mehr Verteidigungsmittel, zwei Dinge, die Piraten nicht sehr schätzen. Eine Gruppe zu koordinieren mag Ihre Reise verzögern, aber es ist besser, langsamer anzukommen, als gar nicht.

OHNE GEHT'S NICHT

OHNE GEHT'S NICHT Die Gesetze unterscheiden sich, aber allgemein gesagt ist es Freizeit- und Handelsschiffen nicht erlaubt, Waffen mitzuführen. Die US-Regierung hat diese Regelung jedoch angepasst, um dem erhöhten Aufkommen von Piraterie etwas entgegenzusetzen. Schiffen unter US-Flagge ist es jetzt möglich, bewaffnetes privates Sicherheitspersonal mitzunehmen. So ist ein neuer Geschäftszweig entstanden, der sich darauf spezialisiert, Schiffe, Crews und Ladung zu schützen. Wenn Sie ohne Sicherheitspersonal unterwegs sind, gibt es eine weitere Möglichkeit: Manche Superyachten werden mittlerweile mit speziellen Lasern ausgerüstet, die eine Reichweite bis zu 4 Kilometer haben und im Nahbereich Orientierungslosigkeit und vorrübergehende Blindheit auslösen.

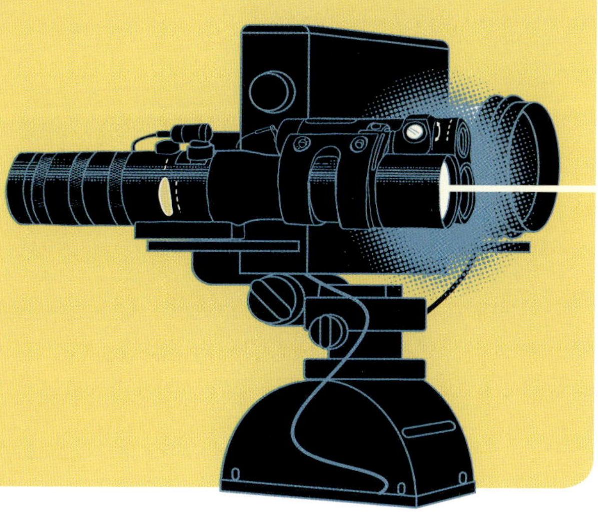

EINE EINFACHE SIGNALPISTOLE KANN ALS LETZTER AUSWEG ALS WAFFE DIENEN, UM EINDRINGLINGE ZURÜCKZUSCHLAGEN. ZIELEN SIE GENAU: SIE KÖNNEN WAHRSCHEINLICH NUR EINEN SCHUSS ABGEBEN.

ANGRIFF AUF EIN KREUZFAHRTSCHIFF Am 7. Oktober 1985 kaperten vier Piraten das Kreuzfahrtschiff *MS Achille Lauro*. Dieser Zwischenfall geschah vor der Küste von Alexandria in Ägypten, als das italienische Schiff Kurs auf Ashdod in Israel nahm. Dieser Piratenangriff hatte eher politische als finanzielle Gründe. Während des Überfalls wurde der 69-jährige, im Rollstuhl sitzende Amerikaner Leon Klinghoffer ermordet und ins Mittelmeer geworfen. US-Präsident Ronald Reagan hatte Spezialeinsatzkräfte in Bereitschaft, um das Schiff von den Eindringlingen zu befreien, aber nach zweitägiger Verhandlung verließen die Piraten das Schiff gegen freies Geleit.

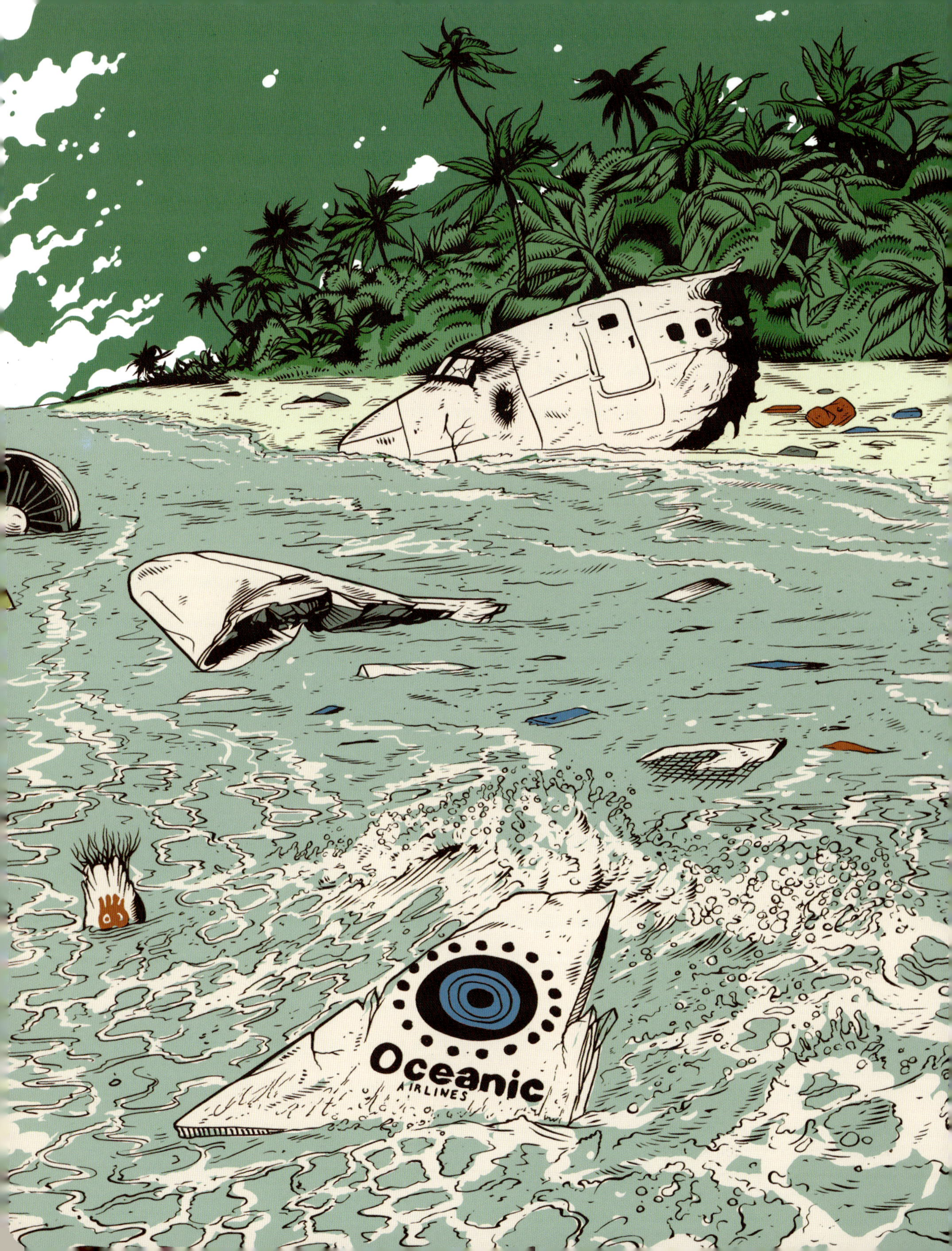
Oceanic
AIRLINES

VERSCHOLLEN

PALMENSTRÄNDE UND BLAUES WASSER KLINGEN NACH EINEM TRAUMZIEL, ABER AUF EINER EINSAMEN INSEL ZU STRANDEN KANN MIT DER ENTSETZLICHEN EINSAMKEIT, DER GEFAHR DES VERHUNGERNS UND DER ANGST, NIEMALS GEFUNDEN ZU WERDEN, SCHNELL ZUM STOFF FÜR ALPTRÄUME WERDEN.

Nach einem Notfall auf hoher See werden die Überlebenden mit aller Kraft auf Hilfe von der zivilisierten Welt hoffen und alles in ihrer Macht Stehende tun, um sie auch zu bekommen. Aber was, wenn diese Hilfe wortwörtlich nirgendwo zu sehen ist?

Die Ozeane sind die größte Wildnis der Erde. Bei all ihrer Schönheit sind sie ohne Gnade und haben im Laufe der Geschichte zahllose Seemänner durchgekaut und auf einsamen Stränden wieder ausgespuckt. Ganz auf sich selbst gestellt, mussten diese verlorenen Seelen Nahrung besorgen, improvisieren und verzichten, um zu überleben. Wenn keine Verletzungen und Krankheiten dazwischen kamen, drehte sich ihr Leben um drei unausweichliche Aufgaben: Nahrung finden, Trinkwasser sammeln und Hilfssignale aussenden.

In manchen Fällen mussten diese gestrandeten Matrosen und Reisenden Monate oder sogar Jahre überleben, bis schließlich ihre Chance zur Rettung kam. Könnte das auch heute noch passieren? Es gibt tatsächlich noch entlegene Ecken auf dem Globus, wo selten Menschen hingelangen. Dies sind die trostlosen Orte, wo Vermisste vermisst bleiben, und nicht sicher ist, ob rechtzeitig Hilfe kommt oder ob sie den Kampf verlieren.

FINDEN SIE EINE INSEL Wenn Sie das Pech haben, über den Ozean zu treiben, gibt es einige Hinweise, die Ihnen helfen können, Richtung Land zu navigieren (vorausgesetzt Sie haben ein Paddel oder Steuer an Ihrem Floß). Suchen Sie den Horizont nach allen Hinweisen auf Land ab, aber lassen Sie sich nicht täuschen – gräuliche Flecken am Rand des Horizonts sind wahrscheinlich nur Wolken oder Wolkenschatten. Grünliche Flecken könnten Land sein. Bei Nacht halten Sie Ausschau nach Lichtern, die auf menschliche Besiedlung hinweisen könnten.

Schauen Sie auch nach Zeichen von Vegetation. Seegras kann in Landnähe in ganzen »Wäldern« wachsen, und man kann manchmal frische Blätter im Wasser treiben sehen. Auch Vögel können hilfreich sein, da sie oft morgens hinaus aufs Wasser und am Abend wieder landeinwärts fliegen. Achten Sie auf leichte Strömungsänderungen und neue Geräusche wie Brandungsgeräusche.

DIE FAKTEN

18 JAHRE Längste Zeitspanne, die ein Mensch allein auf einer Insel verbrachte: Juana Maria war von 1835 bis 1853 die einzige Bewohnerin der Insel San Nicolas.

16 MONATE Längste Zeitspanne, während der ein Mensch allein auf See verschollen war: José Alvarenga aus Mexiko trieb 12.875 Kilometer weit übers Meer, bevor er auf Land stieß.

0,9 PROZENT Maximaler Salzanteil in Wasser, das Menschen ohne Gefahr der Dehydrierung oder anderer Schäden trinken können (Meerwasser hat einen Salzgehalt von 3,6 Prozent).

539.000 Geschätzte Anzahl einsamer Inseln weltweit.

2260 KILOMETER Entfernung zwischen Bouvet Island, der am entferntesten gelegenen einsamen Insel, und menschlicher Besiedlung auf Tristan da Cunha (selbst die am entferntesten gelegene bewohnte Insel der Welt).

Das Überleben auf einer Insel kann ganz unterschiedlich aussehen. In diesem Kapitel setzen wir im Wesentlichen voraus, dass Sie alleine auf einer tropischen Insel festsitzen. Aber genauso gut könnten Sie mit einer Gruppe auf einem eisigen Flecken Land nahe dem Polarkreis stranden. Wenn Sie tatsächlich auf einer Insel landen, hoffe ich für Sie, dass sie warm und üppig bewachsen ist.

ERFORSCHEN SIE IHR NEUES ZUHAUSE Einsame Insel ist nicht gleich einsame Insel. Manche sind kaum mehr als eine Sandbank und quasi unbewohnbar. Wahrscheinlich gibt es Steine, Sand und ein paar Krebse, aber es mangelt normalerweise an Trinkwasser, und es gibt wenig bis gar keine Vegetation. Eine einsame Insel kann aber auch ein üppig bewachsenes Eiland sein. Es fehlt nur an Menschen – so lange, bis Sie dort angespült werden. Obwohl es auf der ersten Art von einsamen Inseln grundsätzlich möglich ist zu überleben, was auch viele Seemänner für kurze Zeitspannen geschafft haben, wird Ihnen das wahrscheinlich nicht sehr lange gelingen.

INSEL-SURVIVAL Nachdem Sie in diesem Buch schon so weit gekommen sind, dürfte es Sie nicht überraschen, dass die Prioritäten beim Überlebenskampf auf einer einsamen Insel im Prinzip dieselben sind, wie wenn Sie im Hochgebirge oder in der Wüste in Not geraten. Die Liste Ihrer »Survival-Prioritäten« beginnt immer noch mit dem Unterschlupf, falls es kein gravierendes medizinisches Problem gibt, das Sie zuerst beheben müssen. Als nächstes brauchen Sie Trinkwasser – grausame Ironie für den Gestrandeten, der auf einer von nicht trinkbarem Salzwasser umgebenen Insel festsitzt. Feuer machen, Nahrung finden und Hilfssignale aussenden sind weitere wichtige Aufgaben. Verteidigung gegen gefährliche tierische Inselbewohner könnte auch auf Ihre Liste gehören.

SCHAFFEN SIE SICH EINEN UNTERSCHLUPF Selbst in den Tropen brauchen Sie einen Unterschlupf. Auch wenn es unwahrscheinlich klingt: Selbst auf Ihrer warmen tropischen Insel können Sie an Unterkühlung sterben. Wenn die Temperaturen fallen und Sie von Regen bis auf die Knochen durchnässt werden, kann Sie Hypothermie innerhalb von ein bis zwei Tagen Ihr Leben kosten. Ein Unterschlupf ist auch deshalb wichtig für Ihre Sicherheit, weil er Sie vom Untergrund entfernt. Im tropischen Klima übernehmen nachts gefährliche Schlangen, Spinnen, Insekten und andere Lebewesen die Kontrolle über den Boden. Ein erhöhtes Bett oder eine Plattform bringt Sie außer Reichweite. Jedes Material, das als

OHNE GEHT'S NICHT

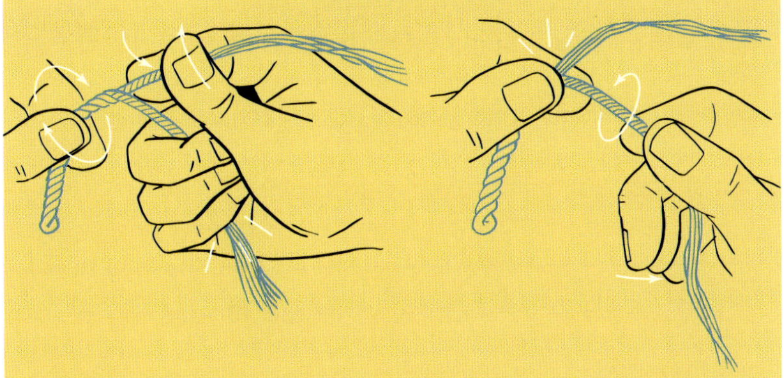

ZWIRBELN SIE SICH EINE KORDEL Ein wichtiges Utensil für Verschollene ist Seil, und dieses lässt sich eigentlich ganz einfach herstellen. Zunächst sammeln Sie die stärksten Fasern, die Sie finden können. Das können die Fasern von Kokosnüssen sein, Streifen von Palmblättern oder die faserige innere Borke von unterschiedlichen Pflanzen und Bäumen. Nehmen Sie ein kurzes Stück dieses Materials und zwirbeln Sie es. Kordeln Sie weiter, bis es sich knickt. Nehmen Sie den Knick in die Hand und zwirbeln Sie beide Faserbündel weiter. Wenn Sie zu Beginn im Uhrzeigersinn gedreht haben, dann machen Sie so weiter, sodass die Bündel einander im Gegenuhrzeigersinn umschlingen können. Wenn einer der beiden Stränge beginnt auszugehen, ist es Zeit, hier mehr Material einzufügen. Benutzen Sie ein neues Faserbündel mit der gleichen Dicke wie das vorherige. Spitzen Sie die Enden des alten und des neuen Bündels zu. Vereinen Sie die Fasern beider Bündel und kordeln Sie weiter.

Moskitonetz dienen kann, kann in Verbindung mit dieser Plattform von unschätzbarem Wert sein. Wenn Sie nichts Verwertbares zur Verfügung haben, lassen Sie als Insektenschutz ein rauchendes Feuer in Windrichtung Ihres Unterschlupfs brennen. Kegelförmige Unterstände eignen sich am besten, da sie starke Regenfälle besser ableiten als alle anderen Bauformen. Palmblätter, Blätter von Bananenstauden und Feigenbäumen eignen sich ideal als Dachmaterial. Und achten Sie darauf, Ihre Unterkunft nicht unter einer

W/F

ES GIBT KEINE INSELN MEHR, DIE NICHT AUF EINER KARTE ZU FINDEN SIND

WAHR, SOWEIT WIR WISSEN Seit der Einführung der weltweiten satellitengestützten Kartographie gibt es kein Fleckchen Erde mehr, das nicht betrachtet und kartographiert wurde. Das heißt nicht, dass Karten bis ins kleinste Detail genau sind und beispielsweise winzige Inseln und Sandbänke berücksichtigen. Es kann gut sein, dass in wenig besuchten Teilen des Pazifiks kleine Inseln ungenau oder überhaupt nicht auf Karten verzeichnet sind. Was man ebenfalls bedenken muss, ist die rasante Veränderung kleiner Landmassen. Ein ordentlicher Taifun kann kleine Sandinseln wegspülen, während die Strömung an anderer Stelle Sand anhäuft und so neue Inseln schafft.

UM SELBST SONNENCREME HERZUSTELLEN, QUETSCHEN SIE FETTIGES KOKOSFLEISCH UND VERTEILEN SIE ES GROSSZÜGIG AUF IHRER HAUT. DAS BIETET IHNEN ETWAS UV-SCHUTZ, UND SIE WERDEN GROSSARTIG DUFTEN!

Kokospalme einzurichten. Eine Kokosnuss, die Sie aus 15 Metern Höhe auf dem Kopf trifft, könnte fatal sein. Alle paar Jahre wird jemand von einer Kokosnuss erschlagen.

TRINKWASSER FINDEN Wenn Ihr neues Inselzuhause eine flache öde Sandfläche ist, könnte die größte Hürde für Ihr Überleben das Finden von Trinkwasser sein. In einer solchen prekären Situation könnte Ihre einzige Hoffnung darin liegen, um Regen zu beten. Regen und einzelne Kokosnüsse, die an den Strand gespült werden, könnten Ihre einzigen Flüssigkeitsquellen sein. Im krassen Gegensatz dazu kann eine größere Insel einen Überfluss an Wasservorräten für Sie bereithalten. Suchen Sie nach kleinen Bächen oder größeren Wasserläufen, die in Richtung Strand fließen, und kochen Sie das Wasser ab, um es zu desinfizieren. In Höhlen können Sie vielleicht Tropfwasser finden, und Sie können auch versuchen, ein Wasserloch zu graben. Über größeren Inseln sammeln sich oft Wolkenformationen (woran Sie solche Inseln manchmal aus der Ferne erkennen können), die ausgiebige Regenfälle mit sich bringen können. Bei Gewitter stehen plötzlich große Mengen an Wasser zur Verfügung, also stellen Sie genügend Behältnisse auf, um das Wasser zu sammeln. Aber egal was Sie tun, denken Sie immer daran: Salzwasser zu trinken wird Sie umbringen, wenn Sie keine Solardestille bauen, um es zu entsalzen.

NAHRUNG Selbst eine karge Sandbank kann vor Nahrung überquellen, wenn Sie wissen, wo Sie suchen müssen. Die meisten Arten von Weichtieren, Muscheln, Algen und Fisch können ohne Gefahr gegessen werden, aber denken Sie daran, dass es auch giftige Arten gibt. Wenn Sie über Feuer verfügen, dann benutzen Sie es, um Ihre Beute zu garen und so Parasiten, Bakterien und andere Keime abzutöten, die sie enthalten könnte. Auf größeren Inseln finden sich oft zahlreiche Vogelarten, die als Fleisch- und Eierquelle dienen können. Vielleicht haben Sie ja Glück und finden sogar verwildertes Vieh. Es ist nicht ungewöhnlich, dass Schiffe Ziegen, Schafe, Schweine und andere Tiere mit sich führen, die auf Inseln stranden oder freigelassen werden.

KOCHEN MIT STEINEN Ohne das Kochequipment, das Reisende normalerweise dabeihaben, muss ein von der Außenwelt abgeschnittener Überlebender improvisieren, um seine Nahrung zu kochen. Eine sehr gute Möglichkeit besteht darin, auf einem flachen heißen Stein zu kochen. Dieser Stein sollte große Hitze aushalten können und nicht

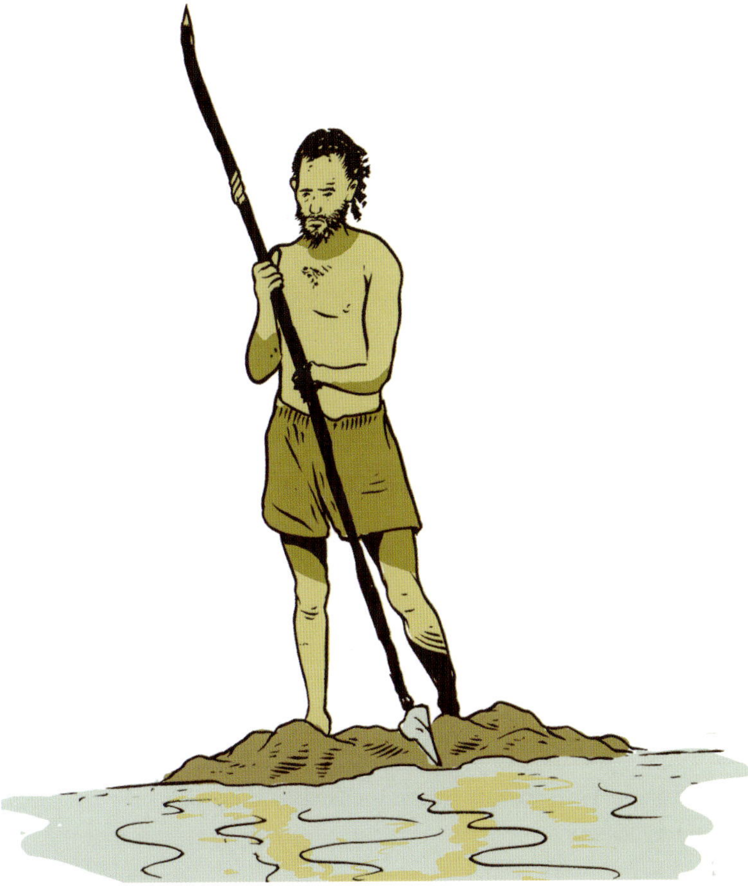

zu grobkörnig oder rau sein, da das Essen sonst daran haften bleibt. Fisch, Muscheln, Algen und Kokosnussstücke werden gegart leichter essbar sein. Dieser Steingrill kann mit Kokosöl eingefettet und auf Füße aus Stein gestellt werden, oder er kann über einem in die Erde gegrabenen Loch liegen, in dem das Feuer brennt. Sehen Sie zu, dass eine Lage Kohle unter Ihrem Grill entsteht und füttern Sie die Glut mit Zweigen, Stöcken oder Kokosschalen.

Manche Steine halten Hitze schlecht aus und platzen oder zerfallen. Testen Sie Steine, indem Sie sie ins Feuer legen, und entfernen Sie sich dann weit, falls die Steine plötzlich glühend heiße Brocken von sich schleudern. Nehmen Sie keine durchnässten Steine, denn diese können in der Hitze explodieren.

Suchen Sie nach einem flachen Stein, der in der Mitte eine leichte Vertiefung hat, damit das Öl besser darauf bleibt. Um richtig zu braten, brauchen Sie recht große Hitze, also achten Sie darauf, dass Ihr Feuer ordentlich brennt und Sie genügend Brennmaterial vorrätig haben, bevor Sie Ihre selbstgemachten Fischstäbchen braten.

GUT ZU WISSEN

DIE PERFEKTE NAHRUNG?

Sie könnten von Kokosnüssen leben. Wenn Sie das nicht glauben, fragen Sie Michael Mangal. Er strandete nach dem Tsunami 2005 auf einer zu den Andamanen gehörenden Inseln vor Indien. Mangal lebte 25 Tage von Kokosnüssen, bevor er gerettet wurde. Grüne Kokosnüsse sind eine gute Trinkwasserquelle und enthalten jeweils etwa 350 Milliliter Flüssigkeit.

Reife braune Kokosnüsse liefern pro Stück etwa 500 Kalorien wegen ihres hohen Fettgehalts. Das fettige Fleisch dieser haarigen braunen Kugeln enthält viel Kalium und viele andere Mineralstoffe. Es kann roh gegessen, es kann gerieben und gepresst werden, um Kokosmilch herzustellen, oder gewürfelt und gegart werden. Kokosnüsse enthalten Laurinsäure, eine Fettsäure, die auch in menschlicher Muttermilch vorkommt. Diese Fettsäure unterstützt das Immunsystem und wirkt antibakteriell und antiviral.

GUT ZU WISSEN

EINEN FISCHSPEER HERSTELLEN Ein Robinson mit jeder Menge Freizeit braucht ein Hobby (und eine Methode, um leckeren Fisch zu fangen). Wenn Sie einen Fischspeer herstellen, können Sie zwei Fliegen mit einer Klappe schlagen. Wenn Sie nur Treibholz haben, suchen Sie sich das Stück heraus, das einem Speer am nächsten kommt. Eine Insel mit Bäumen und Gebüsch bietet Ihnen eine größere Auswahl. Versuchen Sie, einen Ast mit einer Gabel zu finden oder zerteilen Sie das eine Ende, um eine Gabel zu erhalten.

Schnitzen und schärfen Sie diese gegabelten Enden und bringen Sie dazwischen eine scharfe Spitze an. Waten Sie langsam durch das Wasser und halten die Speerspitze dabei unter Wasser. Wenn Sie etwas entdecken, das sich gut auf Ihrem Meeresfrüchteteller machen würde, dann zielen Sie unter den Fisch, um die Lichtbrechung miteinzukalkulieren, und stoßen Sie zu. Mit ein bisschen Glück haben Sie den Fisch mit einer der drei Spitzen aufgespießt und können ihn zum Abendessen zubereiten.

SIGNALE AUSSENDEN Eine Strategie, wie Sie Hilfssignale aussenden, ist Ihr sicherstes Ticket zur Rettung. Um Ihre Chancen zu maximieren, errichten Sie große Signalfeuer auf markanten Hügeln oder anderen gut sichtbaren Orten. Versuchen Sie, Flaggen aus allem Material, das Sie finden können, herzustellen. Kohlepulver kann Flaggen tiefschwarz färben, was einen starken Kontrast auf weißen Sandstränden ergibt. Für welche Signale Sie sich auch entscheiden, machen Sie sie groß und geben Sie sich Mühe. Sie wollen doch, dass Ihr rettendes Schiff kommt, oder?

BEWAHREN SIE IHREN VERSTAND Wenn ein Mensch ganz allein irgendwo gestrandet ist, kann eine der schwierigsten Aufgaben darin bestehen, den Verstand nicht zu verlieren. Das ist nicht überraschend, denn den wenigstens Menschen geht es gut, wenn sie isoliert sind. Die meisten von uns brauchen hin und wieder ein wenig Einsamkeit, aber dies nur gelegentlich und freiwillig. Ein sich lange hinziehendes Solo-Survival-Szenario ist weder das eine noch das andere. Diese Bedingungen nagen mit großer Wahrscheinlichkeit am mentalen und emotionalen Wohlbefinden des Betroffenen und bringen ihn ziemlich aus dem Gleichgewicht.

Wenn Personen von engen sozialen und körperlichen Kontakten abgeschnitten waren, wurden Aggressivität, Angstzustände, Paranoia, Gedankenkreisen, Halluzinationen und Suizidversuche dokumentiert. Wie können Sie mit diesen potentiell zerstörerischen Umständen umgehen? Manche Überlebenden schafften es, mental halbwegs gesund zu bleiben, indem sie versuchten, einen tieferen Sinn in ihrer Lage zu sehen, indem sie Gegenstände vermenschlichten (sprechen Sie mit Ihrem Freund, dem Volleyball) oder indem sie wilde Tiere wie Haustiere behandelten.

SICHER SIE SICH NÜTZLICHE DINGE Ein abgestürztes Flugzeug oder ein kieloben treibendes Schiff haben Sie vielleicht zum Inselkönig gemacht. Diese verunglückten Verkehrsmittel können Ihnen aber auch als Quelle vieler Gegenstände dienen, die Sie für Ihr Überleben benötigen. Das Wrack kann Sie mit Materialien für Unterschlupf, Bett, Wasserbehältnisse, Werkzeuge und Waffen genauso wie mit Essen, Kleidung und Medikamenten versorgen. Werden Sie kreativ und basteln sich Ihr Überlebenszubehör. Vielleicht können Sie kein Kokosnussradio zusammenzimmern wie der Professor bei Gilligan's Island, aber Sie finden sicher Mittel und Wege, um Ihr Inselleben etwas erträglicher zu gestalten.

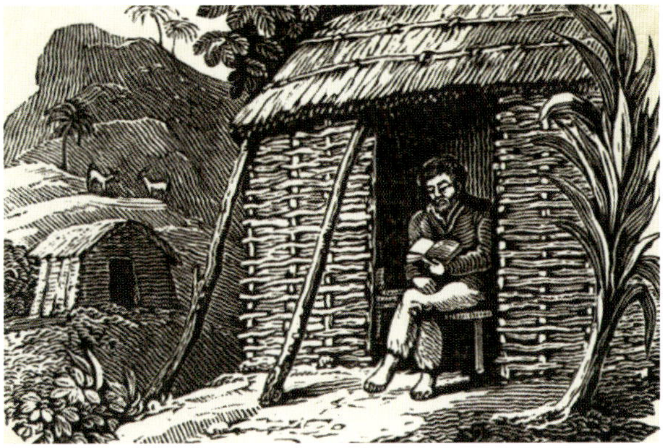

Ein echter Robinson

Die ultimative Geschichte eines Überlebenden auf einer einsamen Insel lieferte Alexander Selkirk, der schottische Seemann, der vier Jahr als Verschollener überlebte. Selkirk war angeblich das Vorbild für Daniel Defoes Roman *Robinson Crusoe*. Im Jahr 1704 war Selkirk Matrose unter Kapitän Thomas Stradling. Nachdem sie während ihrer Südpazifikexpedition Vorräte geladen hatten, gerieten der Kapitän und Selkirk in einen Streit über die Sicherheit ihrer Reise mit dem zusätzlichen Gewicht an Bord.

Nachdem Selkirk versucht hatte, die Mannschaft gegen den Kapitän aufzubringen, entschied Stradling, Selkirk alleine auf der Insel Juan Fernández auszusetzen. Selkirk erwies sich als hartnäckiger Überlebender und baute nahe am Ufer einen Unterschlupf, von wo aus er vorüberfahrenden Schiffen Signale senden wollte. Anfangs lebte er von Austern, Schalentieren und anderen Meerestieren, die er fangen konnte.

Nach einiger Zeit drang er tiefer in den Urwald vor und fing einige verwilderte Ziegen. Diese lieferten ihm Milch, Fleisch und Häute als Kleidung. Er schaffte es auch, einige verwilderte Katzen anzulocken, die ihn im Schlaf vor Rattenbissen schützten. Am 1. Februar 1709 wurde Selkirk endlich von einem passierenden Schiff gerettet – vier Jahre und vier Monate nachdem sein ehemaliger Kapitän ihn ausgesetzt hatte.

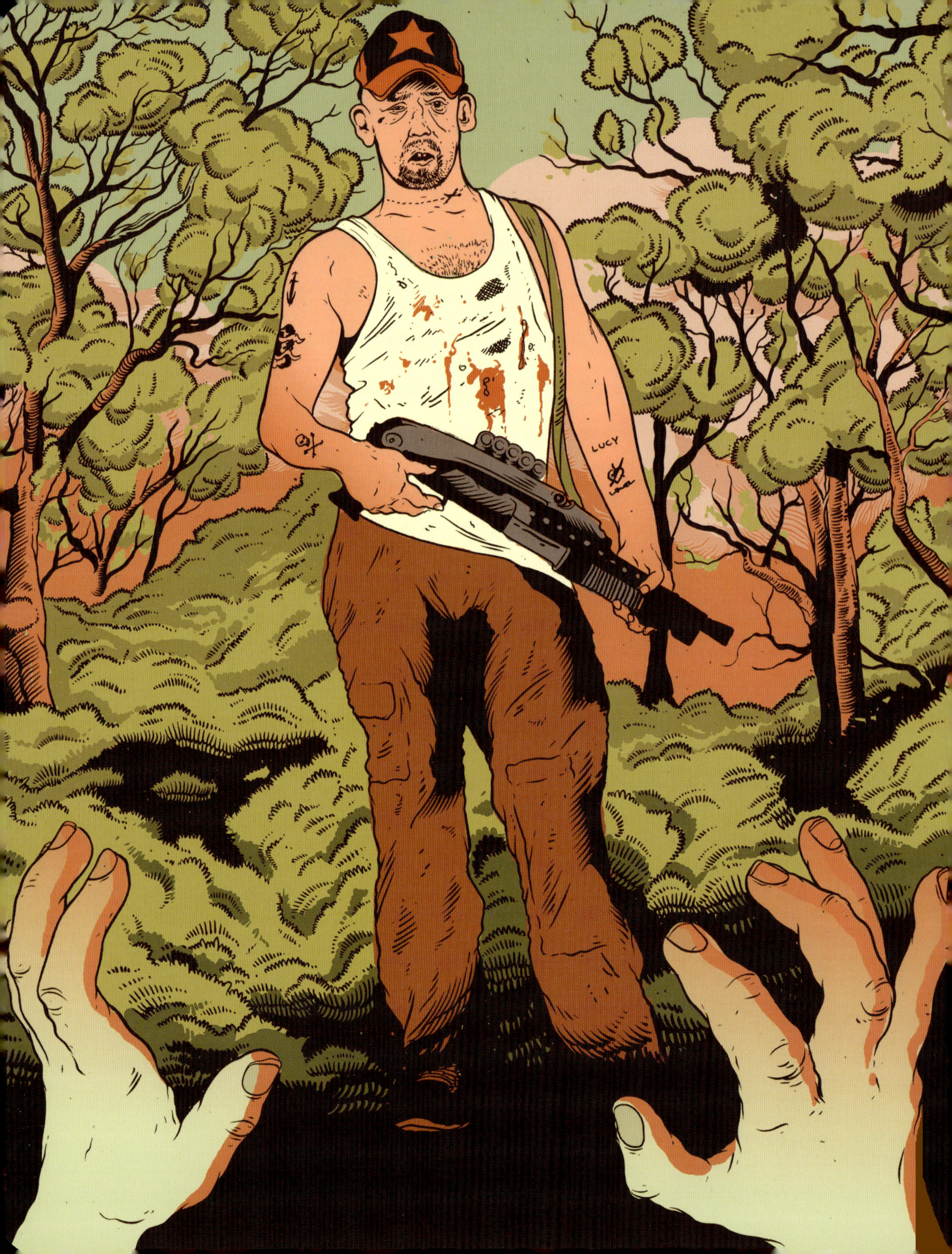
LUCY

GEJAGT

IHR PULS RAUSCHT IN IHREN OHREN, WÄHREND IHRE FÜSSE ÜBER DEN BODEN TROMMELN. SIE MÜSSEN ABHAUEN, ABER WO KÖNNEN SIE SICH VERSTECKEN? SIE WERDEN VOM GERISSENSTEN JÄGER AUF ERDEN GEJAGT: DEM MENSCHEN. WARUM AUCH IMMER SIE HINTER IHNEN HER SIND: JETZT ZÄHLT NUR FLUCHT.

Wir modernen Menschen mögen die Gegebenheiten der Zivilisation genießen – und sogar glauben, wir seien besonders weit entwickelt. Aber im Innersten spüren wir immer noch die animalischen Triebe unserer entfernten Vorfahren. Mehr von Hunger und Instinkten getrieben als von Regeln und Gesetzen, hatten unsere Ahnen die Freiheit zu tun, was sie wollten – auch sich gegenseitig zu jagen. Die zeitgenössische Kunst greift immer wieder auf diese dunkle Vergangenheit zurück – in Büchern und Filmen jagen Menschen einander, als Sport oder als Teil einer modernen Spielshow.

Tatsächlich kommt diese Spielart menschlichen Verhaltens nicht nur im Reich der Fantasie vor. Hören Sie sich nur einmal die Erzählungen von Soldaten und Gesetzeshütern an. Die Berichte darüber, wie diese gejagt wurden, gehören zu den furchteinflößendsten Geschichten, die Sie je hören werden. Und das Schlimmste daran: Sie sind wahr. Die Wahrheit übertrifft oft die Fiktion – in diesem Fall ist sie sogar wesentlich tödlicher. Die Verfolger, Entführer und Mörder zeigen den Grad der menschlichen Verdorbenheit und rühren an die tiefsten Schichten der menschlichen Seele.

BESIEGEN SIE MENSCH UND TIER Mit Recht versetzen Bluthunde (genauer gesagt Spürhunde) Kriminelle in Angst und Schrecken. Tatsache ist: Wenn Sie von einem Menschen mit einem Spürhund verfolgt werden, stehen die Chancen nie gut für Sie, und die Tricks, die Sie in Filmen gesehen haben, werden nicht funktionieren. Aber Sie könnten dennoch entkommen, wenn es Ihnen gelingt, Zweifel im Hirn des Hundeführers zu säen.

Wenn zwischen Ihnen und dem Verfolger eine gewisse Distanz liegt, nehmen Sie sich kurz Zeit, um in einem Umkreis von 15 Metern in verschiedenen Richtungen hin und her zu rennen. Danach rennen Sie in eine ganz andere Richtung davon als die, die Sie ursprünglich eingeschlagen hatten. Der Hund wird Ihrem Geruch in dem verrückten Muster folgen, was den Verfolger ins Zweifeln bringt und ihn glauben lässt, der Hund hätte Ihre Spur verloren. Sorgen Sie dafür, dass er an dem Hund zweifelt, und Sie kommen vielleicht davon.

DIE FAKTEN

250 Angebliche Anzahl von Morden, die der Mafia-Killer Richard Kuklinski, aka »The Iceman«, verübte.

200.000 US-DOLLAR Barzahlung für einen Auftragsmord, die der Undercover-Ermittler Gary Johnson von einer Prominenten erhielt, um ihren Ehemann zu ermorden.

80 Durchschnittliche Anzahl der jährlichen Auftragsmordfälle, die undercover vom FBI behandelt werden.

461 Jahre der Haftstrafe (plus Lebenslang), zu der der Serienkiller Robert C. Hansen aus Alaska verurteilt wurde, der mindestens 17 Frauen in einem »Deadliest Game«-Szenario entführt und gejagt hatte.

2475 METER Distanz des längsten bestätigten tödlichen Schusses durch einen Scharfschützen, den britischen Soldaten Craig Harrison in Afghanistan 2009.

36 STUNDEN Maximales Alter einer Spur, die ein Spürhund noch verfolgen kann.

ZU FUSS ENTKOMMEN Ob Sie zu Fuß entkommen können, hängt ganz davon ab, wo Sie sich befinden. Vielleicht sind Sie über ein geheimes Drogenlabor irgendwo im Wald gestolpert und werden jetzt in der Wildnis verfolgt. Dann besteht Ihre beste Chance darin, sich schnell Richtung Zivilisation zu bewegen. Sie sollten sich lieber nicht weiter in der freien Natur herumtreiben, denn dort gibt es einen eklatanten Mangel an Zeugen. Sie könnten als Dünger unter den Marihuanapflanzen irgendeines Drogenkartells enden. Wenn Sie in einem städtischen Umfeld Verfolgern entkommen wollen, ist das eine ganz andere Geschichte. Sie müssen sich unter die Leute mischen, sich schnell, aber nicht zu schnell bewegen, um kein Aufsehen zu erregen, und den Weg in einen sicheren Hafen schaffen. Polizeiwachen sind sehr gute Schutzorte, aber davon gibt es nicht allzu viele. Wenn Sie in eines einer Reihe von ähnlich aussehenden Taxis hineinspringen, könnte das ganz gut funktionieren.

CAMOUFLAGE Sie wollen verschwinden? Wenn Sie Ihren Jägern in der Wildnis nicht entkommen können und keinen Tarnanzug haben, wie ihn beispielsweise Soldaten tragen, dann greifen Sie zu Plan B – einem Matschanzug. Das haben wir alle schon in Actionfilmen gesehen, und tatsächlich ist das eine recht effektive Camouflage-Technik. Der erste Schritt besteht darin, sich irgendwo im Matsch zu wälzen und jeden Quadratzentimeter Ihres Körpers mit Matsch zu bedecken – Kleidung optional. Danach rollen Sie sich über den Boden, um Blätter, Moos und andere Kleinteile aufzusammeln. Ob Sie sich ins Gebüsch hocken, sich flach auf den Boden legen oder einfach dastehen und so tun, als seien Sie ein Baumstumpf, diese effektive Tarnung hilft Ihnen dabei, unsichtbar zu werden.

ENTKOMMEN SIE BEI EINER AUTOJAGD Die klassische Verfolgungsjagd im Auto, die man aus Filmen kennt, hat mit der Wirklichkeit nichts zu tun. Wenn Sie fahren und verfolgt werden, haben Sie zwei Chancen: Wenn Sie schnell rennen können und Ihre Laufschuhe anhaben, könnte es Ihre beste Option sein, zu Fuß zu fliehen. Wenn Sie nicht ganz so flink sind, fahren Sie weiter. Wenn es Ihnen gelingt, einige Sekunden lang aus dem Sichtfeld Ihrer Verfolger zu verschwinden, können Sie vielleicht an einer versteckten Stelle anhalten oder die Richtung ändern und sie abschütteln.

FAHRMANÖVER, UM ZU ENTKOMMEN Machen Sie es wie die Alkoholschmuggler: Einer der besten (oder zumindest einer der coolsten) Fahrtricks ist der Bootlegger's Turn. Dieses Fahrmanöver

GUT ZU WISSEN

VERÄNDERN SIE IHR AUSSEHEN Hier geht es nicht um das trendige Umstyling, wie Sie es aus dem Fernsehen kennen, sondern um die Straßenvariante davon, die Ihnen das Leben retten könnte.

SCHRITT 1 Ändern Sie das Farbschema. Farbe spielt schon seit Jahrtausenden eine wichtige Rolle bei der Jagd. Ändern Sie die Farbe Ihrer oberen Körperhälfte, indem Sie Ihre Jacke ablegen oder in ein anderes Kleidungsstück schlüpfen. Ihre Jäger werden davon verwirrt werden und möglicherweise nach der falschen Farbe weitersuchen.

SCHRITT 2 Verändern Sie Ihren Kopf. Menschen prägen sich Gesichter und Köpfe ein, um andere wiederzuerkennen. Setzen Sie sich eine Brille oder Sonnenbrille auf. Legen Sie Ihren Hut ab oder setzen einen auf, oder suchen Sie sich eine andere Kopfbedeckung. Wenn Sie keinen Hut haben, verändern Sie Ihre Frisur.

SCHRITT 3 Ändern Sie Ihr Verhalten. Jäger rechnen damit, dass ihre Beute davonrennt, also tun Sie das Gegenteil. Verändern Sie Ihr Aussehen und finden Sie eine Stelle, wo Sie mit der Umgebung verschmelzen können. Setzen Sie sich zu Fremden an den Tisch und verwickeln Sie diese in ein Gespräch, gehen Sie auf Ihre Verfolger zu (Kopf nach unten, stellen Sie keinen Blickkontakt her, tun Sie so, als ob Sie wie jeder andere auf dem Handy herumdrücken), oder tun Sie etwas anderes Unerwartetes.

geht zurück auf die Zeit der amerikanischen Prohibition, als Schwarzbrenner mit einer 180-Grad-Wendung auf der Straße aus dem Blickfeld der sie verfolgenden Polizei verschwanden. Bei diesem Trick geht es darum, die Verfolger zu verwirren, die sich nicht vorstellen können, dass ein Auto dermaßen schnell umdrehen kann. Das geht am besten mit einem Fahrzeug, das eine mit dem Fuß betätigte Feststellbremse hat, und der Griff zum Lösen der Bremse sollte in der gelösten Position festgeklebt werden, damit er nicht einrastet. Reduzieren Sie Ihre Geschwindigkeit auf etwa 65 km/h und tun Sie zwei Dinge gleichzeitig: Treten Sie auf die Feststellbremse und drehen Sie das Lenkrad bis zum Anschlag nach links. Wenn das Auto die Wendung zum Großteil vollzogen hat, lösen Sie die Bremse und richten Sie Ihr Lenkrad wieder gerade. Dann treten Sie das Gaspedal durch und rasen Sie an Ihren Verfolgern vorbei. Die Duke Boys wären stolz auf Sie!

W/F

DER MENSCH IST DAS MÖRDERISCHSTE LEBEWESEN DER ERDE

FALSCH Wir sind nicht mal nahe dran. Die kleinsten Kreaturen verursachen die meisten Todesopfer. Keine Spezies, auch nicht Homo sapiens, ist für so viele Todesfälle verantwortlich wie Moskitos und die Keime in verunreinigtem Wasser. Die Weltgesundheitsorganisation schätzt, dass jährlich 3,4 Millionen Menschen an mikrobiellen Krankheiten durch verunreinigtes Wasser sterben. An zweiter Stelle kommen die Stechmücken, die Malaria übertragen, was pro Jahr etwa 600.000 Menschen das Leben kostet. Wenn man andere durch Stechmücken übertragene Krankheiten hinzurechnet, bringen es Moskitos sogar auf 750.000 Todesopfer.

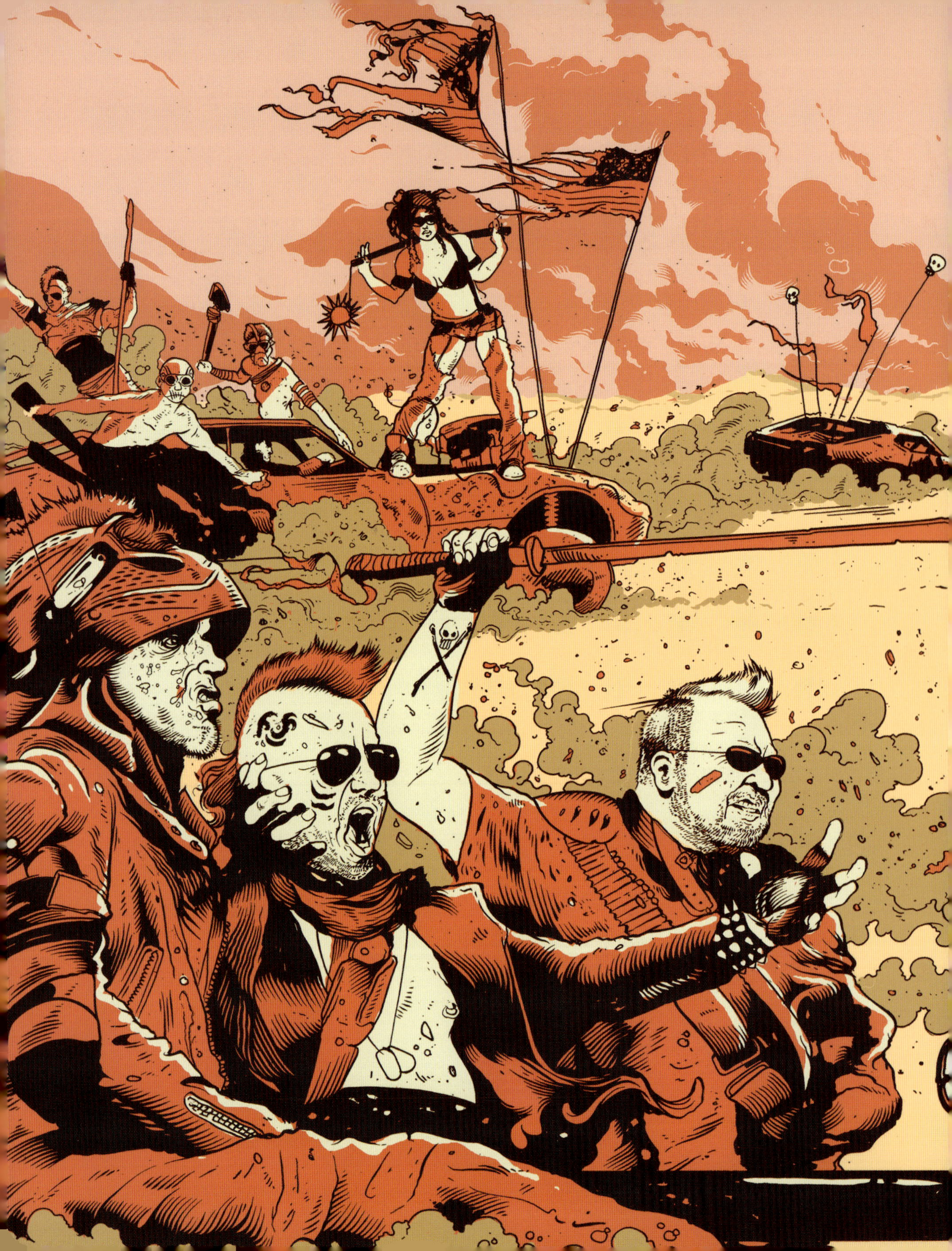

SOZIALER KOLLAPS

VORBEI DER ZIVILISIERTE UMGANG MITEINANDER, VERSCHWUNDEN DER GESETZESVOLLZUG. IHR BESCHAULICHES STÜCK VORSTADT ODER IHRE GEHOBENE STÄDTISCHE WOHNGEGEND IST JETZT EIN HÖLLENLOCH VOLL RAUB, PLÜNDERUNGEN, VANDALISMUS, MORD UND VERZWEIFLUNG.

Willkommen zum Ende der Welt, wie wir sie kennen (und niemand fühlt sich gut dabei). Es ist tatsächlich das Allerschlimmste eingetreten, alles, was für uns selbstverständlich war, verschwindet oder ist ruiniert. Auch wenn Sie der schrecklichen Wahrheit nicht ins Gesicht sehen wollen, sagen Sie nicht, man hätte Sie nicht gewarnt. Zunächst mögen die Panikmacher wie ein Haufen Irrer erscheinen, aber Sie werden schon noch merken, dass an ihren Vorahnungen etwas dran war.

Es ist furchtbar genug, über ein solches Szenario überhaupt nachzudenken, und noch mehr, sich darauf vorzubereiten. Der Zusammenbruch der Gesellschaft wäre ein absoluter Alptraum, für moderne Menschen eigentlich fast unvorstellbar. Deswegen verbringen sie ihre Tage damit, nicht daran zu denken. Sie ignorieren Warnungen, zweite Chancen und Möglichkeiten, den Weg zu ändern. Doch eines Tages kippt der erste Dominostein. Die unaufhaltbare Kettenreaktion unseres kulturellen Niedergangs beginnt, und niemand kann ihr entkommen.

Der Zusammenbruch der Gesellschaft vereint alle Katastrophen, auf die Prepper sich vorbereiten, aber sind sie dem wirklich gewachsen?

MÜSSEN WIR UNS WIRKLICH SORGEN MACHEN? Sie lesen ein Buch mit beunruhigendem (und, wie manche sagen würden, unwahrscheinlichem) Inhalt, also sind Sie irgendwie beunruhigt. Aber was ist Ihr nächster Schritt: Panik, Sorge oder die Augen verschließen? Warten Sie mal kurz, bevor Sie mit »Panik« antworten. Selbst bei den schlimmsten Katastrophen gab es schon immer Überlebende. Der Untergang des Römischen Reichs bedeutete nicht, dass jeder einzelne Römer tot umfiel. Er bedeutete, dass eine Art zu leben sich in eine andere Art verwandelte.

Selbst wenn Zivilisationen mit katastrophalen Verlusten an Menschenleben zu Ende gegangen sind, haben viele Menschen Wege gefunden, um zu überleben. Sie veränderten sich und wurden Teil einer neuen Kultur. Also sorgen Sie sich ruhig ein bisschen, aber werden Sie nicht panisch oder verschließen die Augen. Denken Sie daran: Die einzige Konstante ist der Wandel.

DIE FAKTEN

15.000 Bevölkerung Roms im 9. Jahrhundert n. Chr. (verglichen mit 1,5 Millionen im 2. Jahrhundert) nach dem Zusammenbruch des Römischen Reichs.

53 PROZENT Anteil der amerikanischen Haushalte, die einen Drei-Tages-Vorrat an Essen und Wasser haben.

100 BILLIONEN US-DOLLAR Der höchste – und dennoch wertlose – Nennwert auf einem Geldschein einer Währung, der auf dem Höhepunkt der Hyperinflation in Simbabwe 2008 gedruckt wurde.

DIE MATRIX

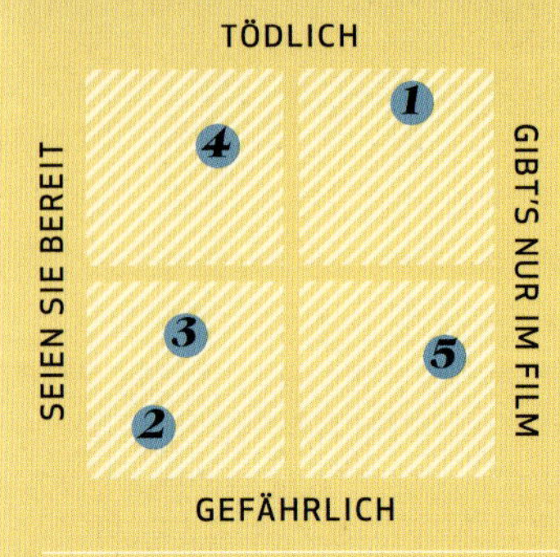

1. Pandemie
2. Finanzcrash
3. Ausfall des Stromnetzes
4. Naturkatastrophe
5. Dritter Weltkrieg

VORBEREITEN ODER REAGIEREN? Für den Fall eines Zusammenbruchs der Gesellschaft gibt es gute Argumente für beides: für massive Vorsorge wie auch dafür, nur das Allernötigste vorzubereiten. Die Mega-Prepper, die in Bunkern ihre Essensladungen horten, sind recht gut vorbereitet, wenn alles für eine Weile aus den Fugen gerät. Längere Zeit nach einem Zusammenbruch der Gesellschaft wären sie immer noch dick und zufrieden, solange niemand sie und ihre Vorräte gefunden hat. Die größten Probleme bei diesem Plan sind zum einen, dass die Vorbereitungen sehr teuer sind, und zum anderen, dass die Vorräte nicht beweglich sind. Wenn eine Evakuierung notwendig wird, sind diese Mega-Prepper nicht viel besser dran als diejenigen Prepper, die in einer Wohnung leben und eine Notfalltasche griffbereit haben – das heißt, sich auf das begrenzen müssen, was sie tragen können.
Die andere Herangehensweise sieht so aus, dass man es nicht auf riesige Vorräte anlegt, sondern stattdessen versucht, auf unterschiedliche Katastrophen schnell und flexibel reagieren zu können, sobald man weiß, was los ist. Eine so eingestellte Person konzentriert sich eher aufs Training als aufs Hamstern und ist sehr mobil. Welche Art der Vorbereitung würde bei einem Zusammenbruch der Zivilisation »gewinnen«? Ich denken, Sie brauchen etwas von beiden. Die Essensvorräte könnten Ihnen helfen, einen langen Winter zu überstehen. Egal, wie gut Ihre Fähigkeiten auch sind – Sie können kein Essen herbeizaubern, wo es keines gibt. Bestimmte Fähigkeiten zu haben statt nur zu horten gibt Ihnen andererseits die Flexibilität, sich zu bewegen und so eventuell eher in Sicherheit zu sein, als wenn Sie ein statisches Ziel bilden.

DIE AUSLÖSER Dieses Buch ist randvoll mit Szenarien, die möglicherweise einen Zusammenbruch der Gesellschaft auslösen könnten. Hier finden Sie einige der Auslöser, und was Sie in der jeweiligen Situation tun sollten.
Wie schon an anderer Stelle besprochen, ist eine Pandemie eine reale Sorge. Die Infizierten zu isolieren wäre der erste Schritt, um bei einem Zusammenbruch der Zivilisation durch eine Krankheit zu überleben. Wenn Sie die erste Welle der Erkrankungen überstanden haben, könnten Sie auch den damit einhergehenden Zusammenbruch der Gesellschaft überleben. Dann müssen Sie zusehen, sich nicht anzustecken, während Sie sich auf einen Survival-Lifestyle einrichten, bis die Krankheit abebbt.
Bei einem Finanzcrash hingegen … nun, zumindest fällt niemand wegen einer Supergrippe tot um, aber Ihre Währung ist wahrscheinlich tot. Verbrechen und der Mangel an allem Lebensnotwendigen sind hier die größten Probleme. Sie sollten verschiedene Verteidigungs-

OHNE GEHT'S NICHT

FAHRRAD Ob es ein Cityrad oder ein Mountainbike ist, ein Fahrrad funktioniert, so lange Sie Kraft haben, in die Pedale zu treten. Ein Fahrrad braucht kein Benzin, keinen Strom und auch kein intaktes Finanzsystem, um zu funktionieren. Alles, was es braucht, sind Sie. Statten Sie es mit ein paar Extras wie einem Korb oder Satteltaschen aus, dann können Sie sogar etwas Gepäck transportieren. Bedenken Sie nur, dass Sie jetzt den Neid der ganzen Nachbarschaft auf sich ziehen und damit auch unerwünschte Aufmerksamkeit. Denken Sie auch daran, dass es sehr einfach ist, jemanden vom Rad zu stoßen. Alles, was ein Neider tun müsste, wäre, kräftig gegen das Rad (oder Ihren Körper) zu treten, während Sie vorbeiradeln, und das war's. Sie sind verletzt, das Fahrrad ist weg, und Sie fangen an zu heulen. Es ist wieder wie damals in der vierten Klasse. Nur dass beim letzten Mal Ihre Eltern das Rad zurückgeholt haben. Dieses Mal sind Sie auf sich gestellt.

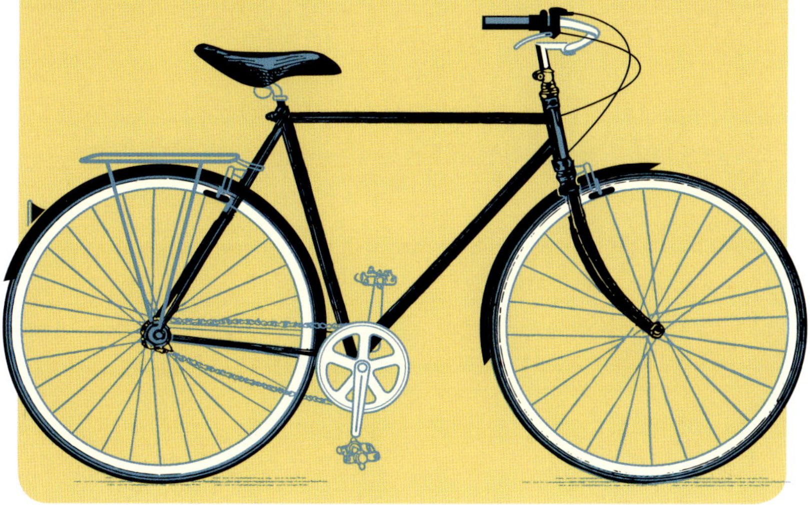

möglichkeiten zur Verfügung haben und einen Vorrat an allem, was Sie brauchen, um die ersten paar Monate eines Finanzcrashs zu überstehen. Danach sollten Sie sich wahrscheinlich auf einen neuen Lebensstil einstellen. Vielleicht stoßen Sie ja auf einen Typen namens Max, der Sie nach Bartertown mitnimmt.

Was jetzt? Probleme mit der Stromversorgung. Ob durch EMP, Hacker, einen Sonnensturm oder etwas komplett Unvorhersehbares, das

W/F

LAUT EINER NASA-STUDIE KÖNNTE DIE GESELLSCHAFT BALD ZUSAMMENBRECHEN

WAHR Eine aktuelle Studie, die zum Teil von der NASA gesponsert wurde, hat den Kollaps der globalen industrialisierten Gesellschaft innerhalb der nächsten zehn Jahre vorausgesagt. Die Studie ist voller Beispiele für einen wiederkehrenden globalen Zyklus aus Aufstieg und Fall und zeigt, dass es egal ist, wie fortgeschritten oder komplex ein sozioökonomisches System auch war – alle gehen irgendwann zu Ende. Dennoch bieten die Autoren der Studie auch einen Hoffnungsfunken. Laut Studie könnte der Kollaps vermieden werden, wenn die Ausbeutung der Natur auf ein nachhaltiges Maß zurückginge und die Kluft zwischen Arm und Reich vermindert würde.

W/F

BEIM ZUSAMMENBRUCH AB AUF EINEN ABGELEGENEN BAUERNHOF

FALSCH Ein Bauernhof ist ein Ziel, vor allem für hungrige Menschen. Selbst der ahnungsloseste Stadtbewohner weiß, dass Essen von Bauernhöfen kommt. Ein anderer Grund, warum Sie einen abgelegenen Bauernhof meiden sollten, ist die Isolation. Wenn es noch irgendwelche Gesetzeshüter gibt, so finden sich die bestimmt nicht irgendwo auf dem Land. Dann wird aus einer abgelegenen Gegend schnell ein Niemandsland ohne Recht und Gesetz. Das glauben Sie nicht? Dann informieren Sie sich mal über den Bürgerkrieg in El Salvador. Ein Freund, der das miterlebt hat, erzählte, dass marodierende Gangs durch die einsamen ländlichen Regionen zogen, wo sie Höfe angriffen und ungestraft töteten. Das ging fast ein Jahrzehnt lang so.

Stromnetz fällt aus und mit ihm das technikabhängige moderne Leben. Hoffentlich haben Sie genug Kerzen gehortet und wissen, wie man im 18. Jahrhundert gelebt hat. Handbetriebene Werkzeuge, körperliche Arbeit und stromunabhängige Gegenstände sind der Schlüssel zum Überleben ohne den warmen Schein der Elektrizität.

In gewissem Zusammenhang damit steht auch das Schreckgespenst einer wirklich desaströsen Naturkatastrophe. Eine ganze Reihe von Katastrophen könnte in Frage kommen, der schlimmste Fall wäre wohl ein Doppelschlag: Ein Erdbeben verwüstet die Gegend und löst den Ausbruch eines nahegelegenen Vulkans aus. Mit einer Katastrophe könnten die Menschen und Hilfsorganisationen halbwegs klarkommen, aber zwei davon zur gleichen Zeit und in der gleichen Gegend könnten sich als nicht beherrschbar herausstellen.

Und schließlich gibt es immer noch den wütenden Reiter, den Krieg. Ein moderner globaler Konflikt (ein Dritter Weltkrieg) würde die Welt ins Chaos stürzen und wahrscheinlich eine Reihe kleinerer (und nichtsdestotrotz gefährlicher) Ereignisse auslösen. Terrorismus in Verbindung mit Krieg könnte zum Beispiel den Einsatz von biologischen Waffen einschließen, die auf lokaler Ebene ähnliche Auswirkungen wie eine Epidemie hätten. Das Stromnetz könnte angegriffen und zerstört werden. Und je nach Verlauf des Krieges und abhängig von Ihrem Wohnort könnten Sie sogar ins Kreuzfeuer geraten. Ein Aufenthaltsort weit weg von allem ist Ihre beste Chance, um das Chaos zu überleben, das ein Weltkrieg heutzutage auslösen würde.

BAUEN SIE EIN NETZWERK AUF Wie auch immer es zum Zusammenbruch kommt, Überleben heißt immer Neuaufbau. Alle Freunde und Familienmitglieder, denen Sie vertrauen und die den »Crash« überlebt haben, bilden jetzt die Grundlage Ihres Survival-Netzwerks. Klar, das wird eine sehr gemischte Gruppe mit unterschiedlichen Talenten sein. Aber schließen Sie niemanden aus, dem Sie vertrauen. Sie werden erstaunt sein, was Menschen alles schaffen können, wenn sie dazu gezwungen sind. Die Älteren in der Gruppe können ihr Wissen und ihre Erfahrungen einbringen, sie können dabei auf die Fähigkeiten eines ganzen Lebens zurückgreifen. Kinder können leicht lernen, wichtige Aufgaben zu übernehmen, da ihre jungen Köpfe noch ganz auf das Erweitern von Fähigkeiten ausgerichtet sind. Menschen der Sorte »Freunde von Freunden« und andere Neuankömmlinge können ebenfalls nützlich sein, müssen sich aber erst unter Beweis stellen. Nach einem Zusammenbruch können Sie nicht jedem trauen.

Am erfolgversprechendsten ist es, wenn Sie Ihr inneres Netzwerk so aufbauen, wie auch das Militär strukturiert ist. Arbeiten Sie in Teams,

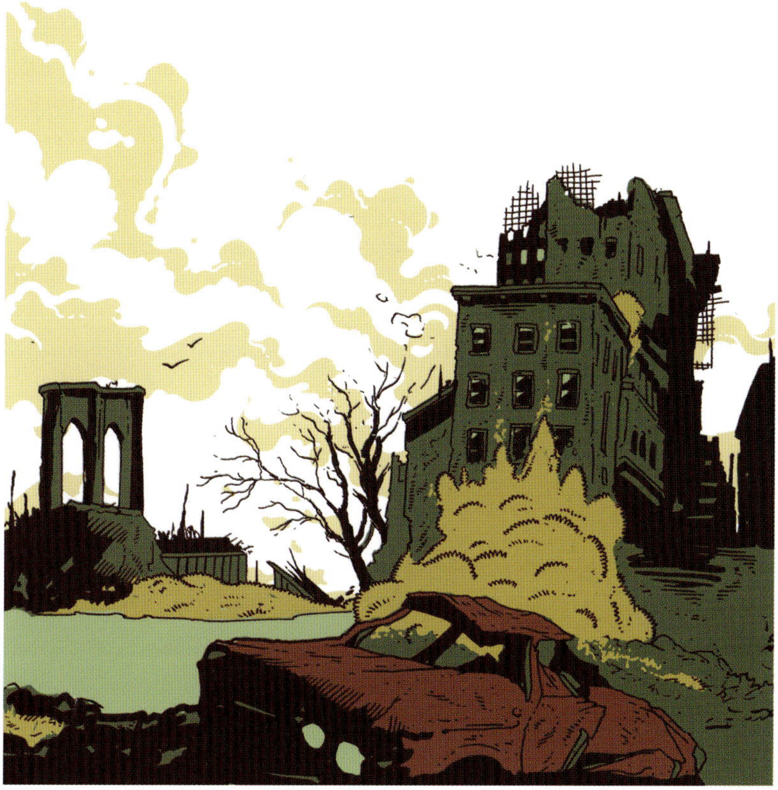

geben Sie einander Rückendeckung, seien Sie bereit, einander gegenseitig zu verteidigen, und halten Sie eine klare Befehlskette ein. Jeder muss wissen, was seine Aufgabe ist.

Mit der Zeit kann Ihr Netzwerk seine Beziehungen ausbauen. Sie gewinnen vielleicht Handelspartner hinzu. Sie sollten diesen Menschen nicht so sehr vertrauen wie jenen innerhalb Ihres Netzwerks, aber einen gewissen Vertrauensvorschuss müssen Sie gewähren, um neue Kontakte aufzubauen. Vielleicht wollen Sie auch »Händler« auf die Liste derer setzen, denen Sie halbwegs vertrauen und mit denen Sie zu tun haben. Das können Ärzte sein, Zahnärzte, Bauern, Jäger, Handwerker, also all jene, die etwas anbieten können, was Sie in Ihrem Netzwerk nicht selbst haben. Lassen Sie sich von diesen Menschen, denen Sie nur ein Stück weit vertrauen, nicht in die Karten blicken. Sie müssen nicht wissen, wie viele Menschen zu Ihrer Gruppe gehören, wie viel Nahrung Sie haben oder andere geheime Details.

BAUEN SIE EIN GESICHERTES TERRITORIUM AUF Nach einem Zusammenbruch werden Sie kaum ein befestigtes Gelände, Verteidigungsmauern oder Wachtürme erbauen. Aber Sie können dafür sorgen,

GUT ZU WISSEN

NUTZEN SIE UNERWARTETE NAHRUNGSQUELLEN
Während die 20- bis 30-Jährigen die Drogerien plündern und einander umbringen, um an Vicodin zu gelangen, sollten Sie lieber an ungewöhnlichen Plätzen nach Essen und anderen lebenswichtigen Dingen suchen. Gehen Sie doch mal bei Hamburgerläden vorbei, die 50-Pfund-Kartoffelsäcke im Restaurantbereich herumliegen haben, und bei italienischen Restaurants, in denen riesige Olivenölbehältnisse an der Wand angebracht sind.

Wenn die Lage noch halbwegs gemäßigt ist, versuchen Sie, diese Kalorienquellen zu kaufen oder einzutauschen. Und wenn nicht – nun, dann müssen Sie tun, was zu tun ist. Aber was Sie auch tun, gehen Sie nicht in den Supermarkt, wenn die Leute dort plündern und sich gegenseitig umbringen. Wenn Sie auf diese Situation nicht vorbereitet sind, versuchen Sie, für Ihre Nahrungssuche Orte zu finden, an die andere nicht denken.

WENN ES KEINE POLIZEI MEHR GIBT, MÜSSEN SIE SELBST DIE SICHERHEITS-KRÄFTE ERSETZEN. NEHMEN SIE DIESE VERANT-WORTUNG ERNST UND BLEIBEN SIE WACHSAM.

dass der Bereich, in dem Sie sich befinden, sicherer und einfacher zu verteidigen ist. Entscheiden Sie sich, was Sie verteidigen wollen. Markieren Sie die Grenzen des Bereichs, den Sie schützen wollen, und nutzen Sie existierende Barrieren wie Mauern, Wasserläufe, Gebäude und Zäune. Als nächstes errichten Sie einen Eingang und Ausgang, der kontrolliert wird. Das könnte eine Außentür in einem Gebäude sein, wenn die meisten anderen Türen vernagelt sind. Es kann auch heißen, eine Straße mit Fahrzeugen zu blockieren, falls diese funktionstüchtig sind.

VERSTÄRKEN SIE IHRE VERTEIDIGUNG Da gibt es viele Möglichkeiten, angefangen damit, dass Sie Durchgänge in Zäunen verschließen oder Fenster und Türen rund um Ihr Territorium verbarrikadieren. Schauen Sie sich Ihren Bereich von außen an, versuchen Sie, mögliche Eingänge zu finden, und tun Sie Ihr Möglichstes, um diese zu verschließen. Danach legen Sie fest, wo Ihr Rückzugsort innerhalb des Territoriums sein soll. Halten Sie dort einen ordentlichen Vorrat an Wasser und Nahrung bereit, und sehen Sie zu, dass es von diesem Ort einen Ausweg gibt, falls Sie belagert werden.

SCHAFFEN SIE BEOBACHTUNGSPOSTEN Beobachtungsposten sind die Augen und Ohren Ihres verteidigten Bereichs. Schaffen Sie solche Posten an den äußeren Ecken von Gebäuden oder Zäunen, von hier aus kann ein Wächter gleich zwei rechtwinklig liegende Mauern oder Zäune beobachten. Nutzen Sie vor allem hoch gelegene und gut zu verteidigende Orte als Observationsposten, und achten Sie darauf, dass es Notausgänge gibt, damit die Beobachter schnell und sicher verschwinden können. Kommunikationsmittel sind auf dem Beobachtungsposten ein Muss. Er ist wertlos, wenn die Wächter nicht weitergeben können, was sie sehen. Wenn Funksprechgeräte verfügbar sind und funktionieren, können sie für die Kommunikation sehr nützlich sein. Auch Handys funktionieren, wenn das Netz noch in Ordnung ist.

BEREITEN SIE SICH AUF BRÄNDE VOR Viele Szenarien eines Zusammenbruchs könnten zu unbeherrschbaren Bränden führen, in städtischen Gegenden wie auch in der Wildnis. Da die Feuerwehr wahrscheinlich nicht mehr einsatzfähig ist, müssen Sie die Brandprävention als eine der obersten Prioritäten in Ihrem Netzwerk behandeln. Halten Sie Feuerlöscher griffbereit, begrenzen Sie die Nutzung von Kerzen und löschen Sie Feuer. Bestimmen Sie einige aus Ihrer Gruppe als Brandbekämpfer. Wenn es keinen Wasserdruck gibt, um Feuer mit dem Gartenschlauch zu löschen, schnappen Sie sich Eimer und bilden Sie eine klassische Wasserkette von einer Wasserquelle zum Brandherd.

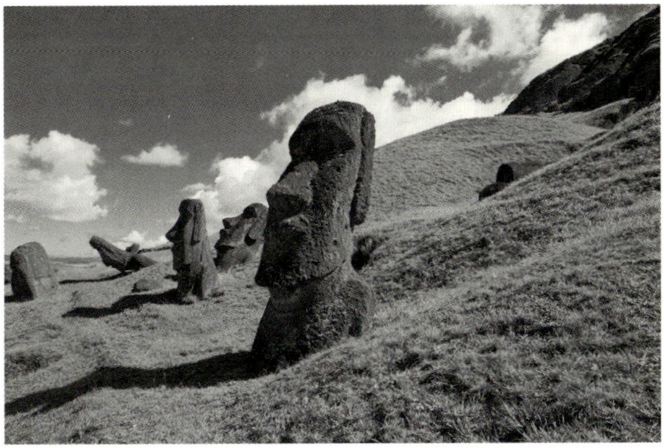

Das Ende der Osterinseln

Die Osterinsel (Rapa Nui) ist eine Insel im Südpazifik, die für ihre riesigen Steinskulpturen in Form von Köpfen bekannt ist, moai genannt. Diese einzigartigen Skulpturen waren eine große Errungenschaft der Ingenieurskunst – manche sind über 4 Meter hoch und wiegen über 12.700 Kilogramm.

Weniger bekannt ist der Niedergang der Bevölkerung von Rapa Nui im 17. Jahrhundert, als sie von 15.000 auf 2000 schrumpfte. Europäische Krankheiten und peruanische Sklavenjagden schlossen sich im folgenden Jahrhundert an, bis die Bevölkerung im Jahr 1877 auf 111 Personen geschrumpft war.

Historische und archäologische Beweise deuten auf Krankheiten, Hungersnöte, Bürgerkrieg, Sklavenjagden, die fast vollständige Entwaldung der Insel und sogar auf Kannibalismus als Gründe für den Niedergang hin. Krankheiten und Sklavenjagden forderten die höchste Opferzahl, doch auch die Entwaldung spielte über einen langen Zeitraum eine finstere Rolle. Der Mangel an großen Bäumen verunmöglichte die Herstellung von Booten, was wiederum den Fischfang der Bevölkerung stark einschränkte und ihnen die Fluchtmöglichkeiten nahm.

Die Zivilisation auf der Osterinsel brach zusammen, weil die Insel übervölkert war, natürliche Ressourcen zu stark ausgebeutet wurden sowie wegen Krankheiten und Attacken von außerhalb. Diese traurige Geschichte kann vielleicht für die heutige Zeit als Warnung dienen.

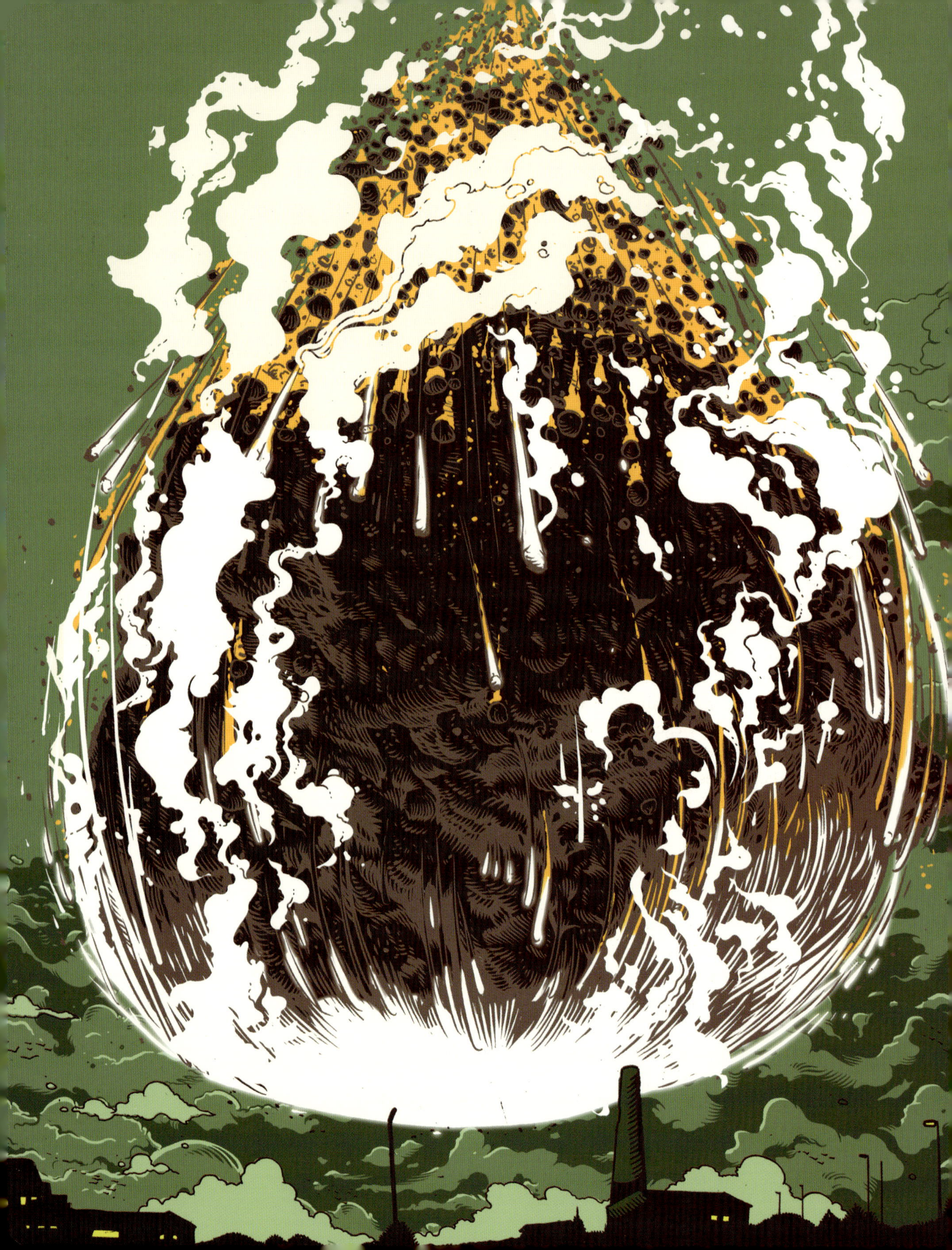

DER TOD AUS DEM HIMMEL

DAS ALL MAG VOLLER GEFAHREN STECKEN. MANCHE BEDROHUNGEN SIND ECHT, BELEGT DURCH WISSENSCHAFTLICHE FAKTEN. ANDERE EXISTIEREN VIELLEICHT NUR IN DER SCIENCE FICTION. ABER WENN WIR AUS DEN FILMEN IRGENDWAS GELERNT HABEN, DANN, DASS UNS DORT NIEMAND SCHREIEN HÖRT.

Der Weltraum ist vielleicht der Rand des Universums, aber er kann Sie auch aus selbigem herauskatapultieren. Es ist absolut möglich (wenn auch sehr unwahrscheinlich), dass Sie, wenn Sie vor Ihre Tür treten, von einem Stück Weltraummüll erschlagen werden, von einem Meteoriten oder einem abstürzenden UFO. Ok, die letzte Möglichkeit ist vielleicht nicht ganz realistisch (außer Sie wohnen irgendwo in der Gegend von Area 51), aber die anderen beiden sind tatsächlich schon passiert. Und Tatsache ist, dass es nicht bei allen Gefahren, die ich Ihnen hier aufzeige, einen Ausweg gibt.

Ein Asteroideneinschlag wie der, der die Erde vor 66 Millionen Jahren traf und die Dinosaurier auslöschte, bedeutet »Game over« für alle. Aber in anderen Situation haben wir vielleicht eine Chance zu überleben. Bei einem großen Asteroideneinschlag oder einer Epidemie, die durch einen Keim aus dem Weltall ausgelöst wird, brauchen Sie dieselbe Survival-Ausstattung wie bei anderen Szenarien.

Sie brauchen einen Unterschlupf, Wasser, Nahrung, Erste Hilfe und Sicherheit vor Gefahren. Daran ändert sich nicht viel, unabhängig von der Situation.

ALIENS? WIRKLICH? Man kann nicht so ein Buch mit solch einem Kapitel schreiben, ohne das A-Wort zu erwähnen. Ja, genau: Aliens, Außerirdische. Ob Sie nun wirklich daran glauben, fasziniert alle Sendungen über Alien-Verschwörungstheorien im Fernsehen anschauen und einen Kornkreis hinter dem Haus Ihr Eigen nennen , oder ob Sie nicht mal daran glauben würden, wenn ein kleiner grüner Außerirdischer Ihnen gegen das Schienbein tritt, Sie müssen eines zugeben: Es ist unmöglich zu beweisen, dass es kein anderes Leben da draußen gibt.

Und wenn es wirklich intelligentes Leben gibt, wie hoch sind die Chancen, dass diejenigen freundlich sind? Wenn man sich ansieht, was im Laufe der Weltgeschichte normalerweise passiert, wenn eine Kultur auf eine andere, technologisch weniger entwickelte trifft, dann geht das normalerweise für die unterlegene Kultur nicht besonders gut aus. Verstecken Sie Ihre wertvollen Metalle und die Supermodels! Auf dem Mars brauchen sie keine Frauen, aber die Schneckenwesen von Hexalon 7 brauchen vielleicht schon welche.

DIE FAKTEN

500 So viele Meteoriten erreichen pro Jahr die Erdoberfläche.

1 ZU 700.000 Risiko, durch einen Asteroideneinschlag zu sterben.

12 PROZENT Wahrscheinlichkeit, dass sich vor dem Jahr 2022 eine Sonneneruption ereignet, die die Erde in Mitleidenschaft zieht. (Eine hat uns 2012 knapp verfehlt.)

3000 LICHTJAHRE Geschätzte Mindestdistanz eines Gammastrahlenausbruchs, der die Erde im Jahr 774 n. Chr. erreichte – in größerer Nähe hätte das wahrscheinlich unsere Auslöschung bedeutet.

DIE MATRIX

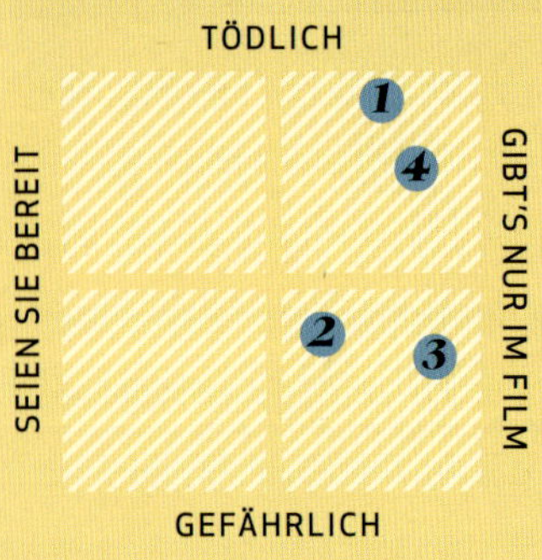

1. Asteroideneinschlag
2. Sonneneruption
3. Krankheitskeim aus dem All
4. Gammastrahlenausbruch

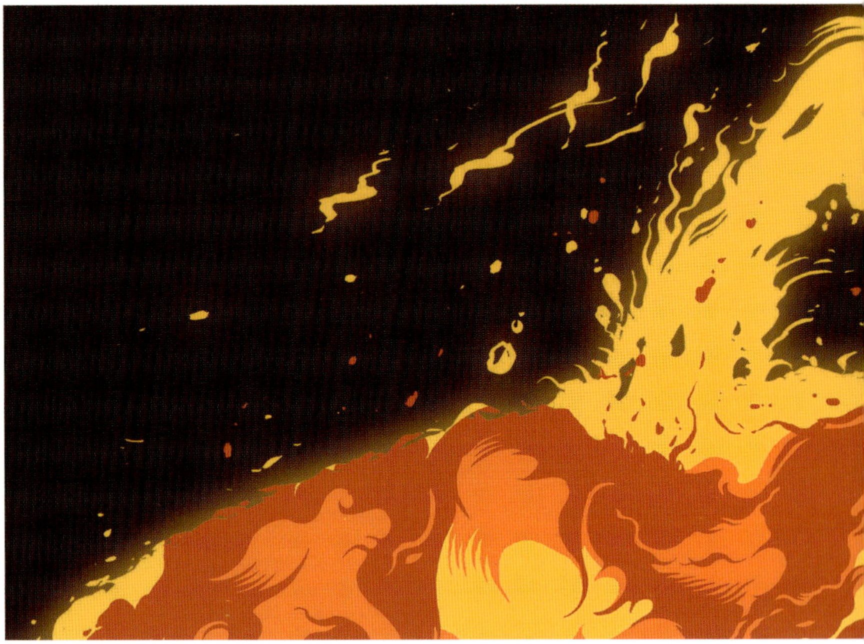

Befragen Sie einen Astronauten über das Weltall, und er wird Ihnen sagen, dass es dunkel und voller Schrecken ist. Das All kann zwar ein faszinierendes Thema sein, aber auch ein Sammelbecken für Ängste aller Art. Da der Weltraum so unwirtlich und lebensfeindlich für Menschen ist, ist es nur natürlich, dass wir damit Angst assoziieren. Es gibt auch tatsächlich ein paar Sachen da draußen, die uns Angst machen sollten.

ASTEROIDENEINSCHLAG Asteroiden, Kometen und Meteoriten können mit erstaunlichen Geschwindigkeiten durch unsere Atmosphäre rasen und mit unglaublicher Wucht auf dem Grund aufschlagen.

Man glaubt, dass die Erde vor Millionen Jahren von einem riesigen Asteroiden getroffen wurde, der einen globalen Temperatursturz verursachte und die Dinosaurier auslöschte. Der gigantische Tunguska-Asteroideneinschlag im Jahr 1908 war die größte jemals aufgezeichnete Explosion eines Objekts aus dem Weltall, seine Sprengkraft wurde auf 10 Megatonnen oder mehr geschätzt. Und in jüngerer Zeit, am 15. Februar 2013, explodierte ein Meteorit über dem Ural in Russland. Die Schallwellen dieses Einschlags verletzten mehr als 1100 Menschen, 48 mussten ins Krankenhaus. Der Felsbrocken muss nicht besonders groß sein, um einen großen Schaden anzurichten. Schon ein Objekt mit 10 Metern Durchmesser kann mit der gleichen Energie einschlagen wie eine Atombombe. Ist es möglich, die Gefahr eines Einschlags zu bannen? Ja! Aus

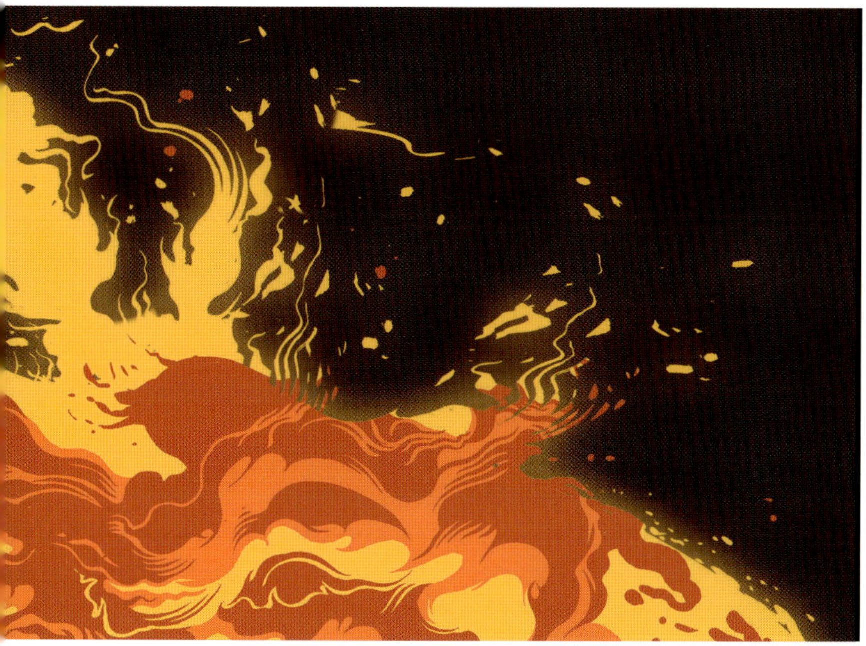

diesem Grund überwachen Wissenschaftler die Flugbahnen beweglicher Objekte in der Nähe der Erde und zeichnen ihre Routen auf. Die Hoffnung besteht darin, dass wir den Felsbrocken abschießen können, bevor er uns abschießt. Hoffen wir, dass sie richtig liegen.

SONNENERUPTION Die Sonne ist nicht nur eine Licht- und Wärmequelle für die Erde, sie verursacht auch Eruptionen, die für unsere technikabhängige Welt große Probleme bedeuten könnten. Sonneneruptionen werden in drei Klassen eingeteilt. Eruptionen der Klasse C sind die schwächsten und haben im Normalfall keine Auswirkungen. Eruptionen der Klasse M sind von mittlerer Stärke, durch sie bekommen wir mehr Strahlung und Partikel ab als durch eine Eruption der Klasse C. Sie sind dafür verantwortlich, wenn das Nordlicht sein eigentliches Territorium verlässt. Außerdem gibt es noch Eruptionen der Klasse X. Diese sind stark genug, um Satelliten zu stören und Kommunikationssysteme auf der Erde durcheinanderzubringen. Sie können möglicherweise zu einer elektrischen Überlastung der Stromnetze führen. Eine große Sonneneruption der Klasse X traf 1859 auf die Erde – die stärkste Eruption, die je aufgezeichnet wurde. Sie sorgte weltweit für Nordlichter und unterbrach wochenlang die Funktion der Telegrafensysteme. Durch einen ähnlichen Sonnensturm waren 1989 über sechs Millionen Menschen in Quebec ohne Strom. Wie kann eine Sonneneruption solche Dinge auslösen? Sonneneruptionen und

W/F

WENN DIE POLE IHRE POSITION ÄNDERN, WÄRE DAS DAS ENDE DER WELT

FALSCH Die magnetischen Pole ändern langsam und stetig ihre Position. Aber können sie plötzlich und heftig an eine andere, weit entfernte Stelle wandern? Unwahrscheinlich. Laut Angaben der NASA wechseln die magnetischen Pole der Erde alle 200.000 bis 300.000 Jahre. Und auch wenn der nächste Wechsel längst fällig wäre, passieren diese Pol-Wechsel langsam. Sie dauern hunderte oder sogar tausende Jahre. Während dieses Vorgangs (der schon viele Male passiert ist), kann eine Vielzahl an magnetischen Polen an ungewöhnlichen Breitengraden auftauchen, aber das wird nicht zu einem Aussterben führen – nur zu einer Verwirrung der Zugvögel.

W/F

SIE KÖNNTEN VON WELTRAUMSCHROTT GETROFFEN WERDEN

WAHR, ABER NICHT SEHR WAHRSCHEINLICH
Obwohl die NASA festgestellt hat, dass es etwa 22.000 Teile von Weltraumschrott gibt, hat es (bisher) erst einen bestätigten Fall gegeben, bei dem ein Mensch von einem Teil getroffen wurde. 1997 wurde in Oklahoma Lottie Williams von einem kleinen Teil eines schwarzen, metallenen Gewebes an der Schulter getroffen, das später als Teil eines Treibstofftanks der Rakete identifiziert wurde, mit der 1996 ein Satellit der U.S. Air Force gestartet worden war. Lottie Williams wurde zum Glück nicht verletzt. Laut der NASA schafft etwa ein Teil Weltraumschrott pro Jahr den Wiedereintritt, die meisten Teile verglühen.

Sonnenstürme können moderne Technologien durch drei Arten von Emissionen beeinträchtigen: durch Magnetfelder, Funkstrahlung und Strahlung. Die Magnetfelder können zu Spannungsspitzen im Stromnetz führen. Die Funkstrahlungen können Kommunikationssysteme lahmlegen. Und die Strahlung macht wahrscheinlich die größten Probleme: Sie könnte Flugzeuge von der Strecke abbringen und Satelliten, Raketen und Astronauten gefährden. Anders gesagt: Aufgrund der Strahlung wird es ein schlechter Tag, um sich draußen aufzuhalten oder im Flugzeug zu sitzen.

KRANKHEITSKEIME AUS DEM ALL Es kann Leben im Weltraum geben, nicht nur im Inneren von Raumstationen. Zahlreiche Bakterien- und Planktonarten der Erde haben die Extreme einer Reise ins All schon überstanden. Diese scheinbar unwirtlichen Bedingungen scheinen bei vielen Mikroorganismen eine Art Kälteschlaf auszulösen, aus dem sie gerne wieder aufwachen, wenn sie in eine wärmere und feuchtere Umgebung gelangen. Das führt zu der Frage: Was würde passieren, wenn ein Mikroorganismus aus einem anderen Teil der Galaxie per Anhalter Richtung Erde mitreist, zum Beispiel auf einem eisigen Kometen? Wie groß sind die Chancen, dass es sich dabei um einen für Menschen, Tiere oder Pflanzen gefährlichen Krankheitserreger handelt? Hier gibt es mehr Fragen als Antworten, und wir können nur hoffen, dass diese Fragen nie beantwortet werden.

GAMMASTRAHLENAUSBRÜCHE Gammastrahlenausbrüche (gamma-ray burst = GRB) sind Energieausbrüche, die in weit entfernten Galaxien als schmale Blitze von sehr intensiver Strahlung beobachtet wurden, die während einer Hypernova oder Supernova freigesetzt wird. Diese Blitze können einige Millisekunden bis zu einigen Minuten dauern. Alle bisher beobachteten GRBs haben sich weit außerhalb unserer Galaxie ereignet und hatten keine Auswirkungen auf uns. Aber käme es innerhalb der Milchstraße zu einem Gammastrahlenausbruch und wir hätten das Pech, ihm in die Quere zu kommen, könnten die Auswirkungen katastrophal sein. Schätzungen besagen, dass ein durchschnittlicher Gammastrahlenblitz große Teile der Ozonschicht zerstören, die Oberfläche der Erde mit Strahlung bombardieren und ein Massensterben sowie die Zerstörung der Nahrungskette nach sich ziehen würde. Die Gammastrahlenenergie könnte auch zu chemischen Reaktionen in der Atmosphäre führen, die einen photochemischen Smog auslösen können. Das würde den Himmel so sehr verdunkeln, dass weltweit der Winter ausbrechen würde. Zu diesem Zeitpunkt wäre der Planet so gut wie tot – abgesehen von Kakerlaken und Bakterien, die alles überstehen können.

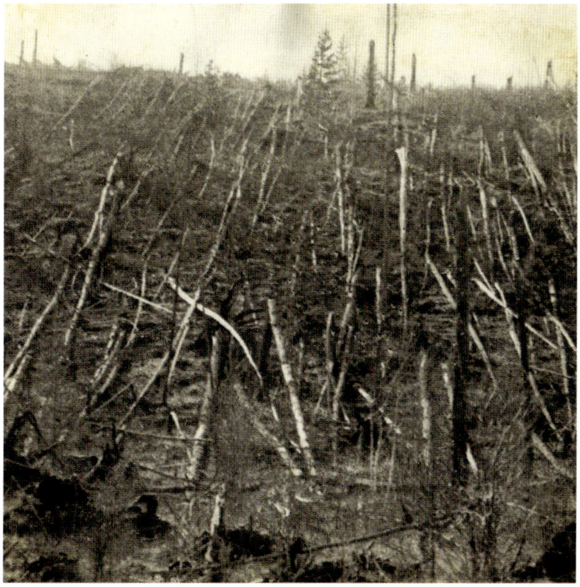

Das Tunguska-Ereignis

Der Tunguska-Asteroideneinschlag (auch Tunguska-Ereignis genannt) war eine kräftige Explosion eines Asteroiden oder Kometen, die sich am 30. Juni 1908 über einem Wildnisgebiet in Russland ereignete. Aufgrund des Musters der umgestürzten Bäume auf einem Gebiet von 2150 Quadratkilometern glaubt man, dass die Explosion sich 5 bis 10 Kilometer oberhalb der Erdoberfläche ereignete. Dabei handelt es sich um den größten je aufgezeichneten Einschlag, bei dem etwa 80 Millionen Bäume umgerissen wurden und eine Schockwelle ausgelöst wurde, die auf der Richterskala bei 5,0 gelegen hätte. Ob Asteroid oder Komet, verschiedene Studien schätzen die Größe des Objekts auf 60 bis 190 Meter Durchmesser und geben eine Sprengkraft von 10 bis 15 Megatonnen TNT an – etwa 1000 Mal stärker als die Atombombe, die auf Hiroshima niederging. Es war ein unglaublich glücklicher Zufall, dass eine weitgehend unbewohnte Region getroffen wurde.

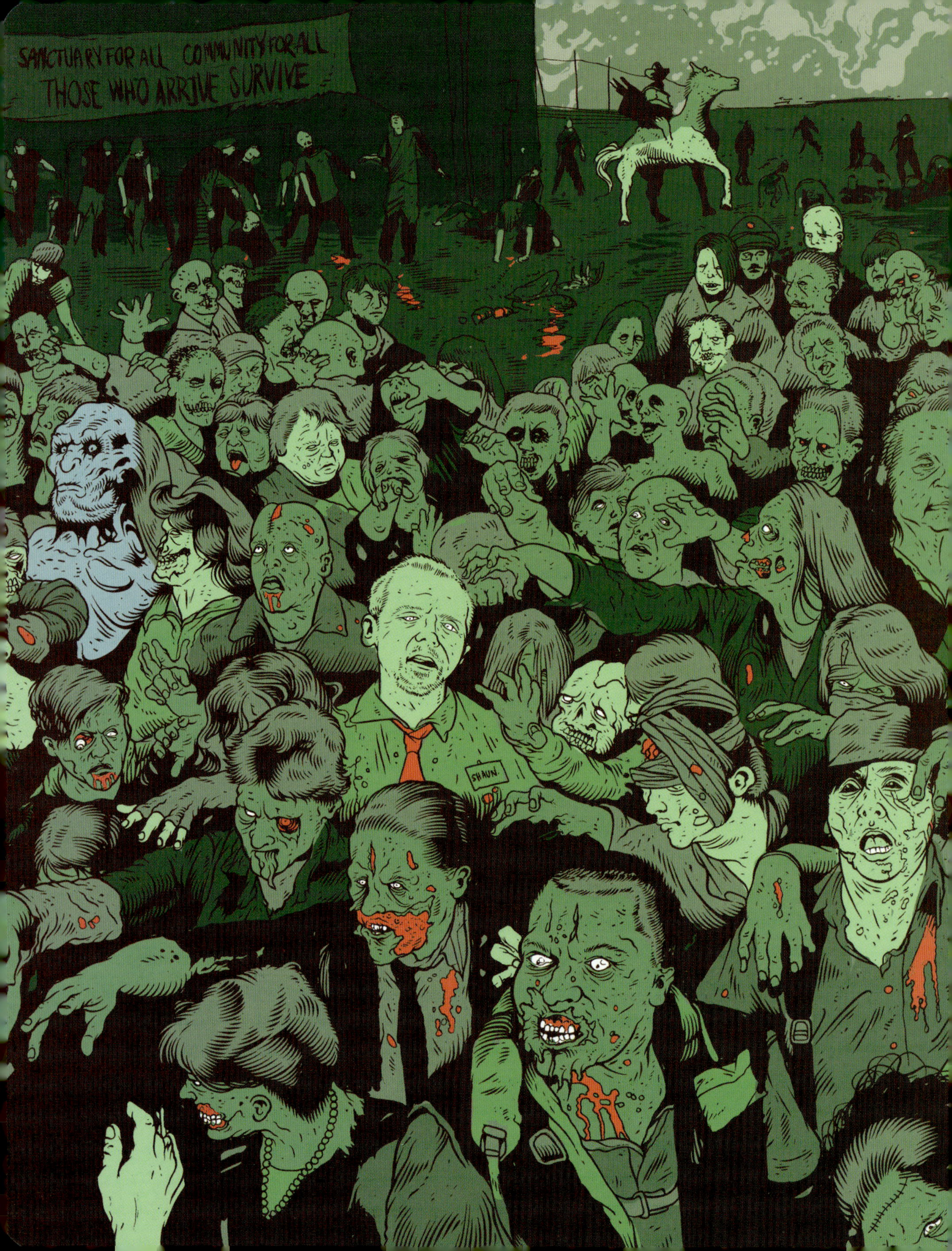
SANCTUARY FOR ALL COMMUNITY FOR ALL
THOSE WHO ARRIVE SURVIVE
SHAUN

ZOMBIES! RENNT!

WAS, WENN SICH FREUNDE UND FAMILIE GEGEN UNS WENDEN? WAS, WENN SIE NICHT MEHR SIE SELBST SIND, SONDERN ETWAS ANDERES UND WILD ENTSCHLOSSEN, UNS ZU SCHADEN? EGAL WIE WIR SIE NENNEN – WIEDERGÄNGER, ZOMBIES, LEBENDE TOTE. SIE FOLGEN JETZT NUR NOCH IHREM HUNGER.

Was ist das eigentlich mit den Zombies? Man kann kaum den Fernseher anschalten oder in eine Buchhandlung gehen, ohne diese fleischfressenden Monster umherwanken zu sehen. Zombies gehören zu den beliebtesten Schrecken der Science-Fiction-Bücher und Horrorfilme. Aber warum? Ich bin kein Psychologe, aber ich habe da eine Theorie.

Und zwar weil ich seit Jahren Survival-Techniken unterrichte und dabei mit ansonsten sehr vernünftigen Leuten zusammentreffe, die sich wirklich vor einer Zombie-Apokalypse fürchten. Warum haben sie so große Angst vor Zombies? Das geht wohl auf eine sehr tiefsitzende Angst zurück.

Es ist ganz natürlich, dass wir uns davor fürchten, dass etwas Vertrautes sich in etwas Unvertrautes verwandelt, dass die, die wir geliebt haben, plötzlich zu einer Gefahr für uns werden. Stellen Sie sich vor, wie schrecklich es wäre, wenn Ihr bester Freund auf einmal nicht mehr er selbst wäre. Alles, was einst seine Persönlichkeit ausmachte, ist verschwunden. Stattdessen ist da dieses Wesen, das so aussieht wie er – das jetzt aber versucht, Ihnen wehzutun. Das würde wohl jeden in Angst und Schrecken versetzen.

Also, wie stehen die Chancen, dass so etwas eintritt? Höchst zweifelhaft, vorsichtig formuliert. Aber nur für den Fall ...

DIE WACHSAMEN ÜBERLEBEN Wie auch immer der Notfall aussieht, Aufmerksamkeit und Beobachtungsgabe sind die Schlüssel zum Überleben. Wenn ich mich irre (das würde mich allerdings sehr wundern) und eines Tages tatsächlich die Zombies los sind, würde ich mich in dieser Situation verhalten wie in jeder anderen feindseligen Umgebung, wie beispielsweise bei einem gewaltsamen Aufstand. Ich wäre so aufmerksam wie nur möglich, damit mir keine mögliche Gefahr entgeht. Und ich würde an einem Ort Schutz suchen, der von innen verschlossen werden kann.

Ich würde mich ruhig verhalten und versuchen, der Aufmerksamkeit möglicher Angreifer zu entgehen, während ich mich mit allem bewaffnen würde, woran ich gelangen könnte. Und ich würde versuchen, aus allen möglichen Quellen Informationen zu erhalten. Radio, Fernsehen und einige Anrufe könnten mir die Informationen liefern, die ich brauche, um die richtigen Entscheidungen zum Überleben zu treffen.

DIE FAKTEN

14 PROZENT Anteil der amerikanischen Bevölkerung, der glaubt, dass es zu einer Zombie-Apokalypse kommen könnte.

5,74 MILLIARDEN US-DOLLAR Geschätzter Wert von Zombie-Filmen und anderen Medien.

6,4 KM/H Höchstgeschwindigkeit eines »langsamen« Zombies in Filmen und Fernsehen, »schnelle« Versionen können bis zu 29 km/h schnell rennen.

2100 V. CHR. Erste schriftliche Erwähnung von Zombies im *Gilgamesch-Epos*.

DIE MATRIX

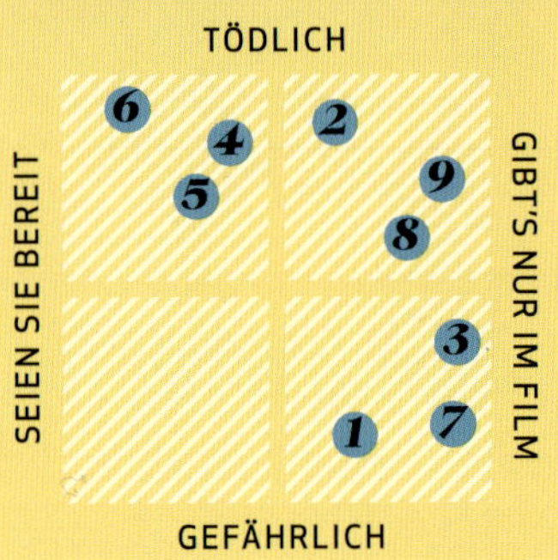

1. Bakterien-Zombie
2. Viren-Zombie
3. Übernatürlicher Zombie
4. Pilz-Zombie
5. Parasiten-Zombie
6. Drogen-Zombie
7. Verstrahlter Zombie
8. Technischer Zombie
9. Neurogenese-Zombie

WIE ES PASSIEREN KÖNNTE Wenn Sie nicht schon selbst darauf gekommen sind, hier noch einmal: Ich glaube nicht an Zombies. Ich schaue mir gelegentlich Fernsehsendungen darüber an, aber ich bin nicht davon überzeugt, dass das Dargestellte je eintreten wird. Aber trotzdem muss ich zugeben, dass es Chemikalien, Drogen und andere Mittel gibt, die Freunde und Familie in einen zombieartigen Zustand versetzen können, so dass diese Sie möglicherweise angreifen. Allerdings gibt es keine bekannten Krankheitserreger oder chemischen Stoffe, die das hochansteckende und sehr unterhaltsame Zombie-Apokalypsen-Szenario auslösen könnten, wie man es aus Büchern, Filmen und Fernsehen kennt.

BAUEN SIE IHR TEAM AUF Wenn Sie den Zombie-Krieg ohne Bissspuren überstehen wollen, brauchen Sie ein ordentliches Team, keinen zusammengewürfelten Haufen, der nur kurzfristig zusammenhält. Auf diese Fähigkeiten sollten Sie bei Ihren zukünftigen Mitkämpfern achten.

Gesetzeshüter und Soldaten sind im Schusswaffengebrauch geübt. Auch Jäger und Waffenliebhaber haben meist einige Zeit auf dem Schießstand verbracht. Sie können in Ihrer Scharfschützeneinheit dienen.

Sie werden auch medizinisches Personal brauchen: Rettungssanitäter, Ärzte, Krankenpfleger, Zahnärzte und andere Profis bringen wichtige medizinische Kenntnisse mit, die Sie brauchen werden, wenn der Ruf nach »mehr Rettungskräften« kommt.

Sie brauchen auch ein paar Typen in Ihrem Team, die Dinge bauen können: Handwerker, Bastler wie MacGyver und geschickte Kerle werden auf lange Sicht von unschätzbarem Wert sein, wenn es daran geht, Unterkünfte, Wasserquellen und andere Notwendigkeiten zu bauen, abzusichern, herzustellen und zu improvisieren.

Was uns zur Nahrungsversorgung bringt: Sie müssen etwas zu essen haben, wenn das Dosenfutter ausgeht. Jeder kann zum Bauern werden, aber das erfordert einige Kenntnisse, und Sie können sich die steile Lernkurve nicht erlauben, wenn alle um Sie herum verhungern. Besser, wenn Sie schon von Anfang an über Fähigkeiten und Wissen verfügen.

FINDEN SIE EINE SICHERE BURG Wenn Ihr Team feststeht, ist es Zeit, ein neues Zuhause zu finden, das Sie gegen die Wiedergänger verteidigen können. Ein verlassenes Gefängnis könnte ein praktisches Hauptquartier sein, und es ist gut gesichert. Doch es gibt auch andere Optionen im Überfluss. Ein Bauernhof könnte eine Zeitlang funktionieren, da er über Essen sowie Zäune und Tore verfügt. Nachteile sind

ZOMBIE-ARTEN Gehen wir darauf jetzt wirklich näher ein? Aber ja! Wir kombinieren Science Fiction und Wissenschaft und erhalten so eine ganze Liste möglicher Methoden, wie Zombies entstehen könnten.

BAKTERIEN-ZOMBIE Vielleicht könnte ein Bakterienstamm mutieren, der Hirnhautentzündungen hervorruft. Dieser neue Super-Keim könnte Gehirn und Nervensystem durcheinanderbringen, bis das Opfer sich in einen sabbernden, schlurfenden Zombie verwandelt.

VIREN-ZOMBIE Ein schnell wirkender Virus könnte seine Opfer zu sich schnell bewegenden Monstern machen. Viren sind schwierig zu behandeln, bei dieser Art Zombie könnte also eine heiße Bleiinjektion nötig sein. Ich empfehle eine doppelte Dosis in den Schädel.

ÜBERNATÜRLICHER ZOMBIE Diese gruselige Art von Untotem könnte eine seelenlose Person mit Pulsschlag sein oder eine Leiche, die von überirdischen Kräften zum Leben erweckt wird. Versuchen Sie es mit gesegneten Waffen, Exorzismen oder einem riesigen Behältnis Weihwasser.

PILZ-ZOMBIE Der Pilz *Ophiocordyceps unilateralis* ist auch als Zombie-Pilz bekannt. *O. unilateralis* befällt Ameisen, woraufhin diese ihre Kolonie verlassen, sich an einem Blatt festbeißen und dort bleiben, bis sie sterben. Das wurde bei Menschen noch nie beobachtet, aber es gibt für alles ein erstes Mal.

PARASITEN-ZOMBIE Es gibt parasitische Würmer und andere Organismen, die die Kontrolle über das Gehirn ihres Wirts übernehmen und ihn zu Selbsttötungshandlungen treiben, die Teil des Lebenszyklus des Parasiten sind. Der falsche Wurm in einer falschen Person könnte das Opfer dazu bringen, sich wie ein Zombie zu verhalten. Entwurmungsstrategien könnten helfen.

DROGEN-ZOMBIE Beim Drogen-Zombie handelt es sich um einen sehr realen Zustand, der durch selbstzugefügte Vergiftung auftritt. Die Droge, die als »Badesalz« bekannt ist, stand wohl hinter einem im Drogenwahn durchgeführten Akt des Kannibalismus in Miami im Jahr 2012, als ein Angreifer das Gesicht seines Opfers auffraß und beide Augen herausriss. Die Polizei musste fünf Schüsse auf den Angreifer abgeben, um ihn niederzustrecken. Finger weg von Drogen, Kinder.

VERSTRAHLTER ZOMBIE Das ist ziemlich weit hergeholt, denn Strahlung tötet im Normalfall. Sie mögen ja anderer Meinung sein, aber diese Möglichkeit finde ich noch weniger plausibel als die Erklärung mit übernatürlichen Kräften.

TECHNISCHER ZOMBIE Mit dem Fortschritt der Technik wachsen auch die Möglichkeiten, Mensch und Maschine zu verschmelzen – eventuell sogar tote Menschen. Wenn ein Cyborg versucht, Sie zu schnappen, zünden Sie ihn an, sodass Fleisch und Kabel in Flammen aufgehen.

NEUROGENESE-ZOMBIE Die Neurogenese ist ein Vorgang, bei dem Stammzellen möglicherweise dazu benutzt werden können, tote Zellen zu regenerieren. Das Problem liegt darin, eine tote Person »wiederzubeleben«. Das Gehirn stirbt von außen nach innen ab. An der Außenseite befindet sich der Cortex, der dafür zuständig ist, uns zu dem zu machen, der wir sind. Der Rest des Gehirns, der die grundlegende Motorik und primitive Instinkte kontrolliert, ist als einziges übrig. Gruselig. Erschießen.

Echte Zombies: Wahrheit oder Lüge?

Wir können das, was dem ganzen Zombie-Wahnsinn zugrunde liegt, nicht ignorieren: die übernatürliche Folklore in Haiti und West-Afrika. In diesen Traditionen ist ein Zombie ein kürzlich Verstorbener, der durch Mittel der Magie (Zauberei, Totenbeschwörung oder Hexerei) wieder zum Leben erweckt wird.

Viele Kulturen kennen Erzählungen von furchteinflößenden übernatürlichen Kreaturen, doch die Zombie-Geschichte wurde von einigen Experten ernsthaft untersucht, einschließlich der berühmten Romanautorin Zora Neale Hurston.

In der jüngeren Vergangenheit veröffentlichte Dr. Wade Davis, ein Ethnobotaniker aus Harvard, im Jahr 1983 einen Aufsatz (gefolgt von einem populären Buch), in dem er anbringt, dass ein zombieähnlicher Zustand durch starke bewusstseinsverändernde Neurotoxine und psychoaktive Pflanzenteile ausgelöst werden könnte.

Dabei handelt es sich zum einen um das Gift des Kugelfischs, das einen Menschen lähmen kann. Das zweite Gift beinhaltet pflanzliche Inhaltsstoffe, die Halluzinationen und einen komatösen Zustand auslösen können (der oft für den Tod gehalten wird). Addieren Sie dazu noch den Sauerstoffmangel und das psychische Trauma, wenn man lebendig begraben wird, und Sie erhalten ein plausibles Zombie-Rezept (oder zumindest ein hirntotes, lebendiges Opfer).

Andere Autoren haben diese Theorie später kritisiert, in erster Linie deshalb, weil es eine schwierige Aufgabe wäre, jemanden jahrelang so schwer vergiftet und versklavt am Leben zu halten.

Andere waren der Meinung, dass der kulturelle Hintergrund Landbewohner, denen die Zombie-Tradition bekannt war, dazu gebracht hat, Obdachlose, geistig Kranke und schwer lernbehinderte Menschen für Zombies zu halten, zum Teil sogar für verstorbene Verwandte.

Wie auch immer die wahre Geschichte dahinter ist, die Zombies von Haiti scheinen jedenfalls eher Teil einer eher tragischen als gespenstischen Tradition zu sein.

OHNE GEHT'S NICHT

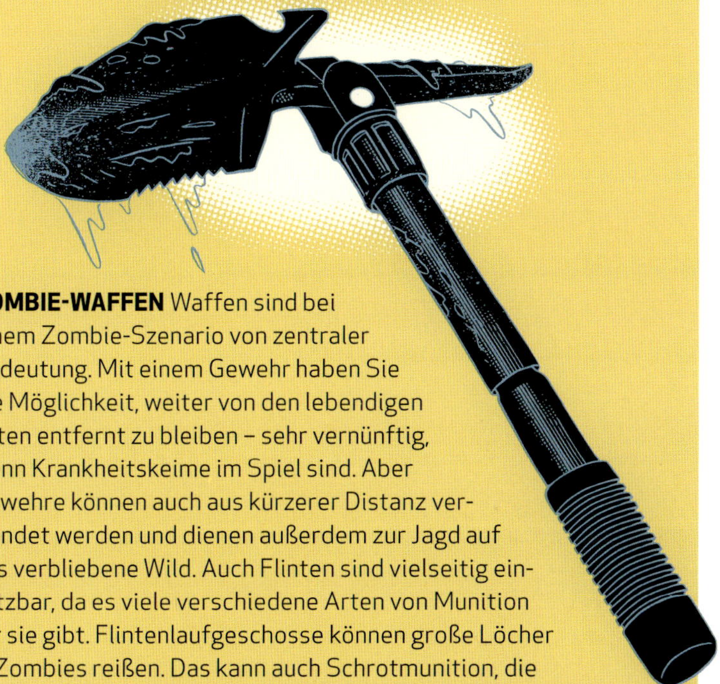

ZOMBIE-WAFFEN Waffen sind bei einem Zombie-Szenario von zentraler Bedeutung. Mit einem Gewehr haben Sie die Möglichkeit, weiter von den lebendigen Toten entfernt zu bleiben – sehr vernünftig, wenn Krankheitskeime im Spiel sind. Aber Gewehre können auch aus kürzerer Distanz verwendet werden und dienen außerdem zur Jagd auf das verbliebene Wild. Auch Flinten sind vielseitig einsetzbar, da es viele verschiedene Arten von Munition für sie gibt. Flintenlaufgeschosse können große Löcher in Zombies reißen. Das kann auch Schrotmunition, die Ihnen außerdem eine etwas größere Fehlertoleranz bietet. Auch Kurzwaffen funktionieren, aber erwarten Sie nicht, mit jedem abgegebenen Schuss einen Zombie in den Kopf zu treffen und zu töten. Das Gehirn ist ein recht kleines Ziel, und Sie müssten ein verdammt guter Schütze sein, um jedes Mal einen Treffer zu landen. Am häufigsten abgebildet sieht man wohl eine Art von Schlaggegenstand, der über einen stabilen Griff, eine Schneide zum Schädeleinschlagen und, bei ausgefeilteren Modellen, auch über extra Stacheln und Spitzen zum Pfählen verfügt. Sie wissen schließlich nie, was tatsächlich funktioniert.

die gute Einsehbarkeit sowie die leckeren Tiere oder Feldfrüchte. Verzweifelte Überlebende werden von Höfen angezogen werden, genauso wie Nicht-Überlebende.

Ein alleinstehendes Gebäude, im Idealfall mit möglichst wenigen Eingängen, hat das Potential zu einem überraschend guten Rückzugsort. Kleinere Hochhäuser, Bürogebäude und Lagerhallen sind normalerweise stabil gebaut und bieten einige Verteidigungsmöglichkeiten. Auch Ihre Nachbarn müssen dabei sein (falls das Gebäude ein Mehr-

W/F

EIN ZOMBIE-LEITFADEN DES GESUNDHEITSMINISTERIUMS?

WAHR 2012 hat das amerikanische Center for Disease Control (CDC) eine Informationskampagne über Vorgehensweisen und Vorräte gestartet, die benötigt werden, um einen Zombie-Ausbruch zu überleben. Scheinbar zielte dieser Leitfaden darauf, jüngere Menschen zur Vorbereitung auf Notfälle zu animieren, bevor eine Katastrophe eintritt. Diese Erziehungskampagne hat wohl ganz gut funktioniert, denn wir sprechen noch Jahre später darüber. Das war also eine augenzwinkernde Methode, um die Menschen dazu zu bringen, sich auf allgemeine Notfälle vorzubereiten. Oder weiß das CDC etwas, was wir nicht wissen? Die Zeit wird es zeigen.

WENN SIE VON EINEM ZOMBIE GEBISSEN WURDEN, DANN VERSCHWEIGEN SIE DAS NICHT UND HOFFEN, DASS ES EINFACH VORBEIGEHT. DAS WIRD ES NICHT, UND BALD SIND SIE VÖLLIG BEISSLUSTIG UND UNTOT, WAS NIEMANDEM GUT STEHT.

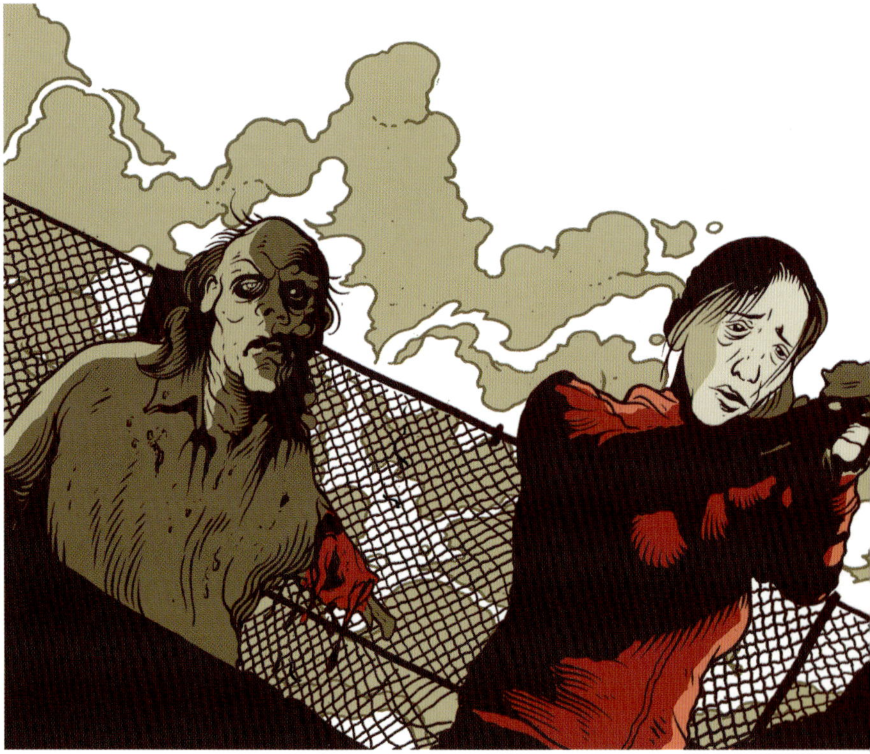

familienhaus ist). Sie müssen auch den ersten Stock abriegeln, denn jedes Fenster und jede Tür sind Einfallstore für Randalierer und untote Horden.

Die Achillesferse dieser Unterkunft ist die Wasserversorgung. Sie können sich nicht darauf verlassen, dass Sie genug Regenwasser für Ihre Gruppe sammeln können, und wenn der Strom ausfällt (was bei einem Zombie-Aufstand sicher der Fall wäre), funktionieren auch die Pumpen nicht mehr, die Wasser ins Gebäude transportieren. Einer meiner Freunde schwört auf die Idee, sich in einem Großhandelszentrum zu verschanzen. Keine Fenster, viel Essen und Wasser und jede Menge Waffenmaterial. Es lohnt sich sicher, darüber nachzudenken, auch wenn Sie vielleicht einige Konkurrenten haben werden.

HALTEN SIE IHREN UNTERSCHLUPF GEHEIM Der Aufmerksamkeit der anderen zu entgehen kann eine der wichtigsten Verteidigungsstrategien sein. Sie können einiges tun, um neugierige Eindringlinge und plündernde Monster abzuschrecken, indem Sie einige Methoden einsetzen, um Ihre Anwesenheit zu verschleiern. Sorgen Sie für Ruhe, tags wie nachts. Rufen, Schießen, Nägeleinschlagen und den Betrieb von Motoren und lauten Generatoren sollten Sie auf ein Minimum

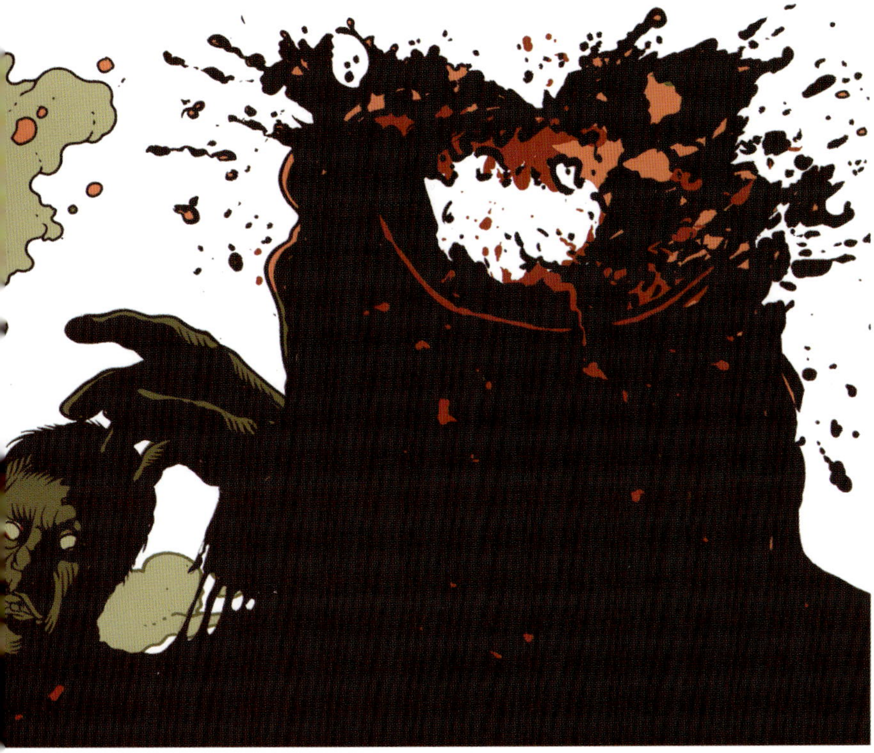

begrenzen. Dunkelheit ist auch wichtig. Wenn die Sonne untergeht, können Sie schwarze Müllsäcke oder dunklen Stoff einsetzen, um alle Fenster abzudecken, durch die man von außen den Lichtschein aus dem Gebäudeinneren sehen könnte. Denken Sie außerdem an Gerüche. Der Geruch von Zigaretten oder der Essenszubereitung kann sich draußen hunderte Meter weit verbreiten. Das könnte Passanten darauf aufmerksam machen, dass es in Ihrem Unterschlupf begehrenswerte Dinge zu holen gibt.

MACHEN SIE EINEN FLUCHTPLAN (ODER ZWEI) Falls es zu einem Brand, einer Belagerung oder durchbrochenen Verteidigungslinien kommt, brauchen Sie einen Ausweg – oder noch besser, mehrere Auswege. Planen Sie Ihre Exit-Strategien im Voraus und bestimmen Sie einige Treffpunkte, wo sich Ihre Gruppe wieder zusammenfinden kann, wenn Sie getrennt werden. Eventuell können Sie eine Strickleiter deponieren, um von hochgelegenen Stellen absteigen zu können. Halten Sie Werkzeug bereit, um im Erdgeschoss ein Fenster auszuschlagen, falls notwendig. Verriegeln Sie Ihre Festung so, dass nichts von außen hereinkommen kann – aber Sie an verschiedenen Stellen noch heraus können.

GUT ZU WISSEN

Wodurch auch immer die Zombies entstanden sind, es ist wichtig, ihr Verhalten, ihre Stärken und Schwächen zu entdecken. Bedenken Sie folgende Eigenschaften.

GESCHWINDIGKEIT Die furchteinflößendsten Film-Zombies sind die, die sich schnell bewegen. Die langsamen, schlurfenden Wiedergänger sind unheimlich, ja, aber sie sind auch schrecklich benebelt. Die Geschwindigkeit der schnellen Exemplare deutet darauf hin, dass in ihrem verrottenden Hirn noch einige schnelle Gedanken unterwegs sind, und das ist die größere Bedrohung.

ESSGEWOHNHEITEN Manche Filme haben sich auf Untote eingeschossen, die vor allem Gehirne fressen, was in den Filmen zwar erklärt wird, aber trotzdem keinen Sinn ergibt. Neuere Inkarnationen der Wiedergänger sind weniger wählerisch bei dem, was sie essen. Wenn Menschen wirklich anfangen würden, sich wie Zombies zu verhalten, hätten sie wahrscheinlich nur dann Erfolg, wenn sie das weiche Gewebe essen würden, und wären kaum in der Lage, den Schädel zu knacken, um an das leckere Hirn im Inneren zu gelangen.

INDEX

T

U

V

W

Z

ÜBER TIM MACWELCH

Tim MacWelch ist der Autor der Bücher *Prepare for Anything Survival Manual* und *Survival Manual für Jäger und Sammler*. Seit über 27 Jahren setzt er aktiv Survival- und Outdoor-Skills in die Praxis um. Seine Vorliebe für Outdoor-Aktivitäten begann schon im jungen Alter, als er auf einer Farm in Virginia aufwuchs, wo es zum Landleben dazugehörte, wilde Beeren zu essen, zu angeln und sich Wissen über die Tiere des Waldes anzueignen. Tim fing an, sich für Survival-Techniken und das Überleben in der Natur zu interessieren, als er als Jugendlicher viel mit dem Rucksack draußen unterwegs war – es erschien ihm ratsam, sich einige Fähigkeiten anzueignen, wenn er sich in entlegenen Gegenden aufhalten wollte. Der Großteil seines Trainings über die Jahre bestand darin, Survival-Skills auszuprobieren und neue zu entwickeln, aber den größten Sprung machte er durch seine Tätigkeit als Lehrer.

Tims Lehrerfahrungen sind reichhaltig und vielfältig, sie reichen von hunderten Stunden Freiwilligenarbeit bis zur Gründung seiner ganzjährig tätigen Survival-Schule vor 19 Jahren. Er hat mit Pfadfindern, Jugendgruppen, Ferienlagern und Erwachsenen aus allen Bereichen des Lebens gearbeitet und hat sein Wissen auch an zahlreiche Angehörige der Polizei, von Hilfsorganisationen, von allen Bereichen der U.S. Army, des Außenministeriums, des Justizministeriums und anderen Behörden weitergegeben. Tim und seine Schule waren schon Gegenstand von Beiträgen von *Good Morning America*, mehreren Programmen von *National Geographic* und vielen Veröffentlichungen in *Conde Nast Traveler*, *Washington Post* und dem *American Survival Guide*.

Seit 2010 hat Tim hunderte von Artikeln für *Outdoor Life* und andere Veröffentlichungen geschrieben. Tims aktuelle und ältere Artikel finden sich auf *www.outdoorlife.com*. Mehr über seine Survival-Schule erfahren Sie unter *www.advancedsurvivaltraining.com*.

ÜBER OUTDOOR LIFE

Seit seiner Gründung 1898 gibt *Oudoor Life* Survival-Tipps, vermittelt Wildnis-Fähigkeiten, testet Ausrüstung und liefert andere wichtige Informationen für unternehmungslustige Outdoor-Enthusiasten. Jede Ausgabe bietet fast einer Million Lesern Verhaltensratschläge ebenso wie wahre Geschichten, Ausrüstungstests, Tipps zum Jagen, Schießen und Angeln und mehr. Die Website, die Survival als Thema hat, deckt auch den Katastrophenschutz ab und zeigt die Fähigkeiten, die es braucht, um überall zu überleben – ob im Großstadtdschungel oder im Outback.

ÜBER TIM MCDONAGH

Tim McDonagh wuchs in einer ländlichen Gegend West-Virginias auf, wo er von Klapperschlangen und Schnappschildkröten umgeben war, was zu seiner Faszination für Tiere führte. Seine Illustrationen erstellt er traditionell mit Pinsel und Tusche und kolorierte sie dann dezent digital. Tim lebt und arbeitet mittlerweile in Großbritannien.

DANKSAGUNGEN

Dieses Buch möchte ich gern den Überlebenden aller möglichen Widrigkeiten widmen, den Menschen, die durch Hartnäckigkeit und Willensstärke die Schwierigkeiten überlebt haben, die sich ihnen in den Weg gestellt haben. Ob Sie eine Katastrophe überstanden haben, eine Schlacht oder häusliche Gewalt, Ihr Glaube und Ihr mutiger Geist haben es Ihnen ermöglicht zu überleben, auch als die Chancen schlecht für Sie standen. Ihr Triumph und Durchhaltewillen kann uns allen ein Beispiel bieten. Ich danke Ihnen dafür, dass Sie Ihre Geschichten erzählt haben und uns gezeigt haben, dass es immer Hoffnung gibt – auch in den dunkelsten Stunden.

Ich möchte auch meinen Kollegen bei Weldon Owen danken. Mariah Bear, meiner Lektorin, danke ich für das geschenkte Vertrauen. Ich weiß, dass du dir ein solches Buch schon lange gewünscht hast und es ein besonderes Projekt für dich war. Du hast mir genügend vertraut, um mich dafür zu begeistern und mich darauf loszulassen. Danke!

Danke an William Mack für sein gekonntes Design. Danke an Bridget Fitzgerald, Ian Cannon, Katie Moore und Larry Sweazy für ihre Hilfe, Ratschläge, Korrekturen, Ideen und Verschlagwortung. Zu guter Letzt ein großes Dankeschön am Tim McDonagh für die kunstvollen Zeichnungen in diesem Buch.

Vielen Dank auch an mein Team bei Outdoor Life. Ich bin sehr dankbar für die Zeit und den Input, die Andrew McKean und John Taranton in dieses Buch gesteckt haben. Es war mir eine Ehre, wieder mit euch zu arbeiten.

Und danke an alle Fans des Survival-Genres! Ich kann euch gar nicht genug dafür danken, dass euer unbändiges Interesse an diesem Thema ebenso groß ist wie meine Besessenheit!

-Tim MacWelch

BILDNACHWEIS

ILLUSTRATIONEN mit freundlicher Genehmigung von **TIM MCDONAGH** (Cover, 1, 2, 20, 22, 25, 28, 33, 34, 38, 43, 52, 54, 60, 62, 65, 67, 68, 72, 80, 82, 86, 90-91, 92, 99, 100, 103, 106, 112, 117, 120, 123, 127, 129, 130, 133, 136, 139, 142, 145, 148, 154, 156, 162, 168, 170, 173, 176, 181, 184, 188, 192, 194, 198, 203, 207, 210, 215, 218, 220-221, 224 and 230-231) und **CARL WEINS** (5, 6, 7, 15, 16, 26, 31, 37, 41, 49, 50, 51, 59, 66, 71, 75, 85, 89, 95, 98, 109, 115, 118, 124, 141, 151, 159, 165, 166, 169, 179, 183, 191, 197, 201, 213 and 229)

FOTOS mit freundlicher Genehmigung von **GRIFFITH & GRIFFITH** (32), **NASA** (105), **SHUTTERSTOCK** (61, 77, 97, 111, 119, 217). Die anderen Fotos sind public domain.

Dieses Buch ist im Original bei
Weldon Owen Inc., 1045 Sansome Street, Suite 100, San Francisco, CA 94111, USA
unter dem Titel »How to Survive Anything« erschienen.

EINBANDGESTALTUNG Luis dos Santos
BILDNACHWEIS siehe S. 255

DEUTSCHE FASSUNG Angela De Riese

ISBN:978-3-613-50829-3

Ein Unternehmen der Paul Pietsch Verlage GmbH & Co. KG

1. Auflage 2016

Sie finden uns im Internet unter www.pietsch-verlag.de

LEKTORAT Susanne Fischer
INNENGESTALTUNG tebitron GmbH, Gerlingen
DRUCK UND BINDUNG 1010 Printing International, China
Printed in China